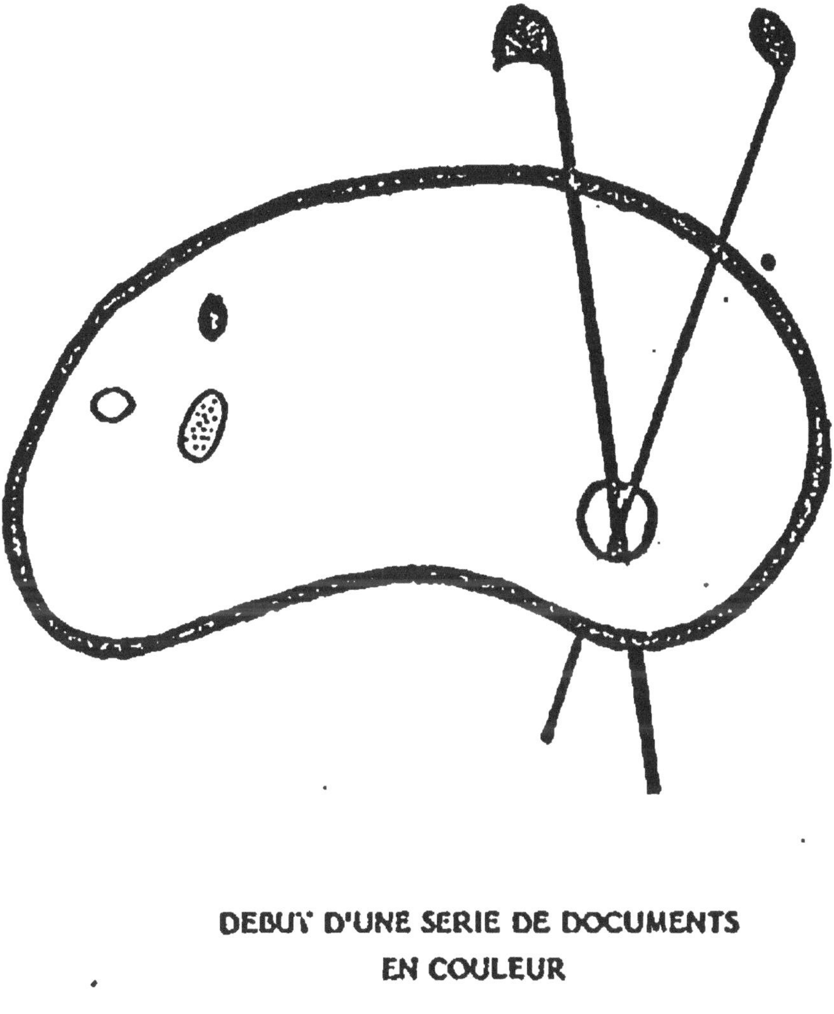

Dr G. Revault d'Allonnes
Agrégé de philosophie,
Docteur ès lettres.

L'Affaiblissement intellectuel chez les déments

LIBRAIRIE FÉLIX ALCAN

917-11. — Coulommiers. Imp. PAUL BRODARD. — 10-11.

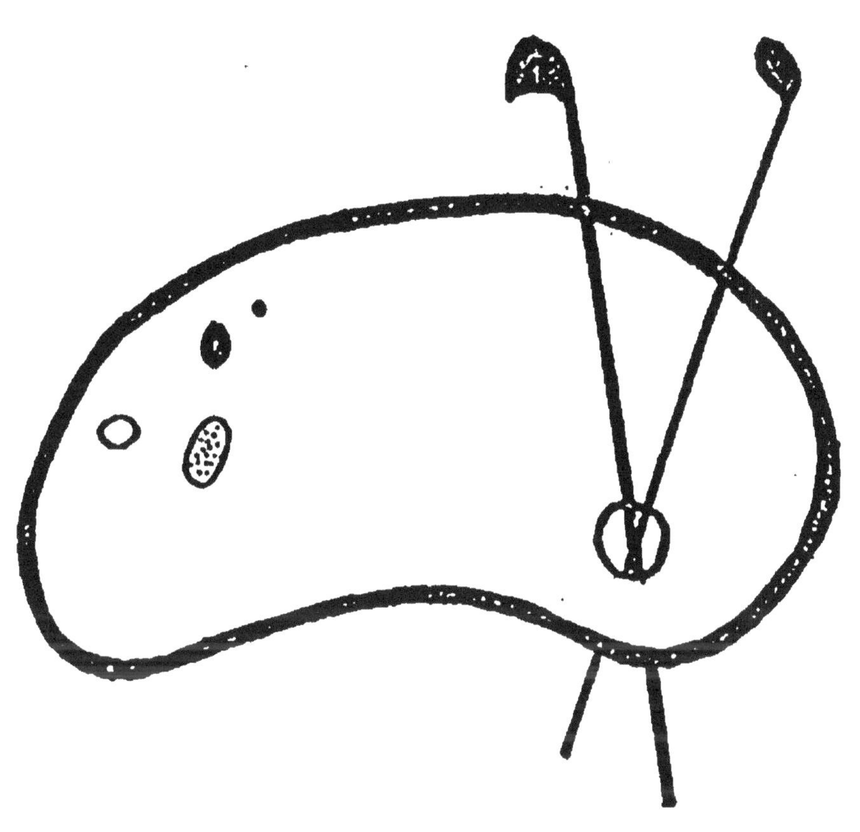

FIN D'UNE SERIE DE DOCUMENTS
EN COULEUR

L'AFFAIBLISSEMENT INTELLECTUEL

CHEZ LES DÉMENTS

DU MÊME AUTEUR

A LA MÊME LIBRAIRIE

Les Inclinations; leur rôle dans la psychologie des sentiments. 1 vol. in-8° de la *Bibliothèque de philosophie contemporaine*, 1908. 3 fr. 75

Psychologie d'une religion. 1 vol. in-8° de la *Bibliothèque de philosophie contemporaine*, 1908 . . . . 5 fr.

Psychologie appliquée à la morale et à l'éducation (en collabor. avec F. Rauh). 1 v. in-12, VIII-323 pp., Hachette, 1902, 3° éd. 1910.

Lamarck. 1 vol. in-12, 222 pp., Michaud, 1909.

1141-11. — Coulommiers. Imp. PAUL BRODARD. — 10-11.

L'AFFAIBLISSEMENT INTELLECTUEL

CHEZ LES DÉMENTS

PAR

LE Dr G. REVAULT D'ALLONNES

Docteur ès lettres, Agrégé de philosophie.

PARIS

LIBRAIRIE FÉLIX ALCAN

ANCIENNE LIBRAIRIE GERMER BAILLIÈRE ET Cie

108, BOULEVARD SAINT-GERMAIN, 108

1912

A MONSIEUR

LE PROFESSEUR GILBERT BALLET

PROFESSEUR DE CLINIQUE DES MALADIES MENTALES
MÉDECIN DES HÔPITAUX
CHEVALIER DE LA LÉGION D'HONNEUR

L'AFFAIBLISSEMENT INTELLECTUEL
CHEZ LES DÉMENTS

> Licet viae ad potentiam, atque ad scientiam humanam, conjunctissimae sint, et fere eaedem; tamen propter perniciosam et inveteratam consuetudinem versandi in abstractis, tutius omnino est, ordiri et excitare scientias ab iis fundamentis, quae in ordine sunt ad partem activam, atque ut illa ipsa partem contemplativam signet et determinet.
>
> FR. BACONI Nov. Organ. Scient. : II, *De interpretatione naturae et regno hominis*, IV.

INTRODUCTION

La démence est l'affaiblissement, profond ou léger, mais irrémédiable, de l'intelligence[1]. Nous nous proposons d'étudier le fonctionnement de la machine pensante détériorée. Pour essayer d'apercevoir, à la faveur des dégâts, quelque chose du mécanisme moteur, nous ferons porter nos recherches sur ce qui, dans la perception, la mémoire et l'idéation, peut être considéré comme le comportement plutôt que comme l'approvisionnement ou le matériel de la pensée active. D'autre part nous laisserons un peu en dehors de notre investigation ces troubles si souvent étudiés, amnésie, hallucination, délire, et nous chercherons à pénétrer vers les phénomènes psychiques déficitaires qui,

1. Cette acception du mot *démence* est celle qui tend à s'accréditer de plus en plus, et à remplacer l'acception ancienne de ruine totale.

parfois effets des précédents et plus souvent causes adjuvantes, peuvent constituer seuls la démence, exister sans notables perturbations de la mémoire, de la perception ni de l'imagination.

Nous examinerons les manifestations de l'invalidité intellectuelle dans le laisser-aller de la vie quotidienne et dans les épreuves artificieuses du laboratoire, dans le repos, dans le travail, dans la rêverie solitaire et dans l'interrogatoire méthodique.

L'activité spontanée des déments, considérée indépendamment de l'agitation, du délire, des hallucinations, est caractérisée surtout par l'inertie, le non-fonctionnement, les lacunes : phénomènes tout négatifs, qu'il est souvent malaisé de déceler.

Le travail peut être amoindri ou aboli chez un dément par autre chose que la démence : encore capable d'un service passable, l'outil achoppe sur des matériaux réfractaires ou dévie sous des impulsions disturbantes : il n'existe en ces cas aucune proportion entre la déchéance du travail et le déficit intellectuel proprement dit. Mais en d'autres cas, au contraire, l'outil émoussé fonctionne librement. Alors les reliquats du travail, les vestiges de capacités passées sont la valable mesure des avaries survenues, quelque apparence trompeuse d'extrême déchéance que puissent donner l'agitation, le délire, l'hallucination.

Pour déceler l'état de conservation et de destruction des mécanismes, il est prudent de les observer en premier lieu dans l'action modérée et dans l'exécution des productions les plus consacrées et les plus communes. Fuyant donc les questions à propos desquelles nous savons que le malade s'excite, qu'il a des idées délirantes, qu'il songe à ses hallucinations, nous dirigerons la conversation sur des notions objectives. Car nous cherchons, non pas ce qu'une intelligence atteinte et même une intelligence intacte peut parfois engendrer d'extravagance, mais, tout au contraire, ce qu'il reste de normal même en un aliéné, ce qu'il subsiste de valide en une intelligence qui est touchée.

Ainsi le travail d'une part et d'autre part la conversation objective fournissent sur les capacités résiduelles d'un dément les deux principaux ordres de données. Une fois en leur possession, c'est-à-dire en troisième lieu seulement, on peut s'engager dans le labyrinthe du délire, épier les hallucinations et les crises d'agitation, rechercher enfin dans l'action immodérée et dans l'exécution des productions aberrantes et subjectives les traces d'un affaiblissement intellectuel que, sans le fil conducteur fourni par les deux investigations précédentes, on risquerait d'exagérer grandement.

M. le Pr Gilbert Ballet voulut bien, en 1910, nous demander d'examiner au point de vue psychologique quelques déments de son service.

Observer le malade individuellement, pour lui-même, noter les singularités de chaque cas, plutôt que de chercher les caractères conformes à des schémas préalables, tel fut notre souci constant. D'autre part, pour aider à la mise en ordre des faits recueillis et à la confrontation des sujets, nous avons été amené à rédiger un tableau mnémotechnique des directions d'observation et des épreuves expérimentales qu'en cours de route la pratique même indiquait comme préférables. A mesure que des cas plus nombreux ont été dépouillés, ce plan s'est précisé, simplifié. C'est sans contredit par les suggestions et discussions directes des faits, que l'on peut espérer parvenir à une conception psycho-médicale pratique des fonctions intellectuelles, avec leurs dénominations et leur classification, ainsi qu'à la définition de degrés plus ou moins profonds d'insuffisance mentale; enfin, la psychologie de l'affaiblissement intellectuel peut apporter une contribution à l'étude des psychoses démentielles, à la conception de leurs diverses variétés, de leur étiologie, de leur pathogénie, de leur évolution. Le groupe des « Démences Précoces » fut en 1910 l'objet du cours magistral à la Clinique de la Faculté. Qu'il nous soit permis d'exprimer ici à M. le professeur Gilbert Ballet toute notre respectueuse reconnaissance. Il a bien voulu nous désigner, parmi ses malades, ceux dont il considère l'affaiblissement intellectuel comme intéressant soit par le degré, soit par la qualité, soit par la signification nosologique. Et c'est toujours vers un but clinique, vers la comparaison du malade avec lui-même, des malades entre eux, des variétés de démence entre elles, qu'il n'a cessé de nous encourager.

Voici la liste des déments que nous avons personnellement observés. Vingt-quatre appartiennent à la Clinique des Maladies mentales. Les dix plus anciens nous étaient déjà connus depuis neuf ans; à l'exception d'un petit nombre récemment entrés, et que nous avons suivis seulement quelques mois, tous ont été particulièrement examinés pendant un an en vue du présent ouvrage.

Pour compléter notre documentation sur les déments travailleurs, nous nous sommes adressé à M. le Dr Dagonet, qui en possède un grand nombre dans son service de femmes; il a eu la complaisance de rechercher, pour nous permettre de les examiner, les plus intéressantes par le contraste entre leur état mental et leur travail[1].

1. Nous désignons ces 9 malades par des astériques; leur examen, postérieur à celui des 24 autres, a pu sans inconvénient être plus sommaire, étant donné que nous voulions seulement voir si leur attention et leur capacité intellectuelle sont inadéquates à leur travail.

N° D'ORDRE [1]	NOM	AGE	DIAGNOSTIC	
I	* Marie Ous	59	DÉMENTS SÉNILES.	
II	Marie P., femme S.	60		
III	* Pauline Th., femme G.	64		
IV	Louis-Prosper G	65		
V	Adèle L., femme F.	67		
VI	Joachim R.	88		
VII	Edmond H.	14	DÉMENTS PARALYTIQUES.	
VIII	Jeanne R., femme F	35		
IX	Anne S., femme B.	44		
X	* Estelle M.	45		
XI	Alexandre M.	48		
XII	Georges S.	56		
XIII	Maurice M. (frères)	38	simples	DÉMENTS PRÉCOCES.
XIV	Théodore M. (frères)	47		
XV	André Th	20	hébéphréniques	
XVI	Sylvie M.	23		
XVII	Paul L.	27		
XVIII	Marthe-Lucie L.	29		
XIX	Gabrielle Ch.	30	hébéphréno-catatoniques	
XX	Lucie L.	32		
XXI	Jeanne M.	38		
XXII	Anna L., femme A.	38		
XXIII	Léon G.	41	paranoïdes	
XXIV	* Albertine F.	41		
XXV	Louis R.	45		
XXVI	* Célestine K.	46		
XXVII	Ernest P.	48		
XXVIII	Jean-Marie B.	50		
XXIX	Léonard B.	51		
XXX	Joseph Élie Ch.	51		
XXXI	* Julie D., femme M.	53		
XXXII	* Aline C., femme D.	60		
XXXIII	* Élisa H.	65		
XXXIV	* Annette D., femme B.	75	Paranoïde devenue sénile.	
XXXV	Esther N.	28	Maniaque.	TERMES DE COMPARAISON
XXXVI	Pauline B.	18	Agitée (maniaque? hébéphrénique? diagnostic en suspens.).	
XXXVII	Louise R.	53	Psychasténique.	

1. Ces numéros d'ordre, que nous conserverons, aideront à reconnaître chaque sujet à ses diverses apparitions.

La démence et les démences.

Le mot *démence* a deux significations, l'une large, c'est celle du langage populaire, et aussi du vocabulaire juridique; l'autre étroite, c'est l'acception médicale, et c'est celle que nous employons.

Au sens vulgaire et judiciaire, *démence* est le plus souvent synonyme de folie, d'aliénation mentale quelconque [1]. Et si d'aventure l'extension vient à être restreinte, c'est d'une manière non médicale [2].

En psychiâtrie il faut distinguer, d'une part l'expression générale *la démence*, d'autre part l'expression collective *les démences* ou l'expression particulière *une démence*.

La démence, terme général, signifie le plus communément la dégradation extrême, la dévastation ultime des « facultés intellectuelles et morales » : telle est l'acception ancienne et classique en France. Récemment, sous l'influence allemande, la notion a acquis plus de compréhension et signifie la déchéance des fonctions psychiques, quel qu'en soit le degré, qu'elle soit profonde, médiocre ou même très légère, pourvu qu'elle soit irrémissible. C'est en cette acception nouvelle que nous prendrons le terme général *la démence*.

La faiblesse mentale démentielle est acquise et chronique. Acquise, la démence se distingue de l'idiotie, qui est congénitale [3]. Chronique [4], elle se distingue d'états

1. Code pénal, art. 64 : « Il n'y a ni crime ni délit lorsque le prévenu était en état de démence au temps de l'action, ou lorsqu'il a été contraint par une force à laquelle il n'a pu résister. »

2. Code civil, art. 489 : « Le majeur qui est dans un état habituel d'imbécilité, de démence ou de fureur doit être interdit, même lorsque cet état présente des intervalles lucides. »

3. Esquirol, 1838, *Des maladies mentales, considérées sous les rapports médical, hygiénique et médico-légal*, p. 283 : « La démence et l'idiotie diffèrent essentiellement, ou bien les principes de toute classification sont illusoires... L'homme en démence est privé des biens dont il jouissait autrefois, c'est

aigus non sans analogie psychologique, mais bien différents par l'évolution, par le pronostic.

Nous n'entreprenons pas d'étudier ici, dans la démence, la décadence des fonctions affectives, mais seulement, dans la mesure où ces points de vue sont indépendants, la décadence extrême, moyenne ou minime des fonctions intellectuelles.

Quant à l'expression collective *les démences* et à l'expression particulière *une démence*, elles désignent l'ensemble des psychoses démentielles ou l'une d'elles, c'est-à-dire les maladies ou l'une des maladies où s'observe la déchéance psychique irrémissible.

La classification des démences est, comme il arrive souvent et nécessairement en médecine, une classification à plusieurs principes directeurs successifs, avec, par suite, des chevauchements partiels : à vrai dire, il n'y a pas une classification des démences, mais trois, engrenées l'une dans l'autre, et faisant, sur bien des points, double et triple emploi.

1° On commence par classer les démences d'après la lésion du cerveau; et les cas qui se prêtent à cette exigence,

un riche devenu pauvre; l'idiot a toujours été dans l'infortune et la misère. L'état de l'homme en démence peut varier, celui de l'idiot est toujours le même. Celui-ci a beaucoup de traits de l'enfance, celui-là conserve beaucoup de la physionomie de l'homme fait. Chez l'un et chez l'autre, les sensations sont presque nulles; mais l'homme en démence montre, dans son organisation et même dans son intelligence, quelque chose de sa perfection passée; l'idiot est ce qu'il a toujours été, il est tout ce qu'il peut être, relativement à son organisation primitive. »

1. Ball et Chambard, 1882, Démence, *Dict. de Dechambre*, p. 562 : « La démence, au point de vue médical, n'est donc ni une entité clinique, ni une affection primitive. C'est l'expression clinique, variable suivant les circonstances qui la déterminent, d'une déchéance progressive des fonctions de la vie psychique. La chronicité et l'incurabilité en sont les deux caractères principaux. Dans les processus dégénératifs d'ailleurs, la démence ne représente qu'une partie des pertes que subit l'économie. A côté de cet affaiblissement graduel et inexorable de l'intelligence, on assiste à la ruine généralement plus lente des forces physiques et de la vie de nutrition, en sorte que l'on serait autorisé à regarder la démence comme l'une des faces de la décadence intellectuelle, morale et physique de l'individu. »

qui présentent des altérations macroscopiques ou microscopiques définies, constituent un premier groupe, celui des *démences organiques;* selon la lésion, elles sont dites en foyer, ou diffuses; apoplectiques; scléreuses; etc.

2° Ce principe ne permettant pas à lui seul, en l'état actuel de nos connaissances, de classer tous les cas, on en fait alors jouer un second. Quand il n'y a pas de lésion définie, il arrive du moins qu'il existe un agent de détérioration connu. De ce chef se constitue le groupe des *démences infectieuses et toxiques.* Infectieuses : syphilitique, tuberculeuse, pellagreuse, etc.; toxiques : alcoolique, saturnine, morphinique, diabétique, etc. Ce second groupe est partiellement distinct du précédent, mais, inévitablement, le recouvre en partie, car une lésion par ramollissement, thrombose, embolus, etc., peut résulter d'une infection ou d'une intoxication.

3° Enfin, là où les deux principes précédents se trouvent en défaut en l'état présent de la science, on avance un troisième moyen d'ordination : classification des démences d'après les syndromes concomitants. De ce chef on distingue des *démences psychonévrosiques* (épileptique, choréique[1], etc.) des *démences psychosiques* (démences des délires chroniques, démence des psychoses périodiques, etc.), des *démences séniles* (simple, turbulente, presbyophrénie, etc.), des *démences précoces* (simple, hébéphrénique, catatonique, paranoïde). Il est clair que ce troisième groupe fait sur

1. Esquirol, 1814, Démence, *Dict. d. sc. méd.*, 8, 202; 1838, *Des maladies mentales...*, 2, 64 a émis la locution « démence aigüe » pour désigner l'affaiblissement ou l'abolition des facultés intellectuelles quand il est lié à une encéphalopathie aigüe, avec possibilité de guérison et de récupération de facultés. Cette expression ne s'est pas accréditée; elle a été remplacée par les termes stupidité, stupeur (Georget, Ferrus, Dagonet), confusion hallucinatoire (Delasiauve), torpeur cérébrale (Ball), hallucinatorischer Wahnsinn (Krafft-Ebing), amentia (Meynert-Serbsky), mania hallucinatoria (Mendel), acute confusional insanity (Conolly Norman), paranoia dissociativa (Ziehen), confusion mentale primitive (Chaslin).

bien des points double et triple emploi avec les deux précédents; mais les classifications de fortune, à principes successifs chevauchants, sont souvent celles des études en voie de progrès : avec leur caractère provisoire éclatant aux yeux, combien valent-elles mieux qu'une rigueur forcée et prématurée!

Le diagnostic de l'affaiblissement intellectuel.

Le diagnostic de l'affaiblissement intellectuel comporte trois discussions :

I. Y a-t-il affaiblissement intellectuel?

II. Cet affaiblissement intellectuel est-il démentiel?

III. Quel en est le degré?

I. — *Y a-t-il affaiblissement intellectuel?*

Certains phénomènes mentaux peuvent donner le change. L'entrain, l'exubérance, l'euphorie et au contraire la préoccupation, la dépression, l'obsession, peuvent en imposer, car ils entravent les réactions du sujet aux sollicitations étrangères, et peuvent simuler un affaiblissement de l'intelligence du Ier, du IIe, du IIIe degrés, selon notre échelle[1]. Le parti-pris, la volonté de ne pas répondre et de ne pas réagir, la réticence, l'humeur récalcitrante, l'inhibition mentale, une idée délirante aboutissant à l'immobilité et au mutisme, peuvent être pris à tort pour un affaiblissement de l'intelligence allant au Ve, même au VIe degrés. C'est l'examen général, médical et psychologique, du sujet, qui permet d'éviter ces erreurs, et de poser le diagnostic d'insuffisance intellectuelle. L'interrogation de la famille et de l'entourage, la connaissance des antécédents psychiques et psychopathiques, tout un ensemble de trou-

1. Voir ci-dessous, p. 209.

bles encadrant ceux de l'intellection, le début et l'évolution d'une affection mentale déterminée, voilà les repères.

II. — *Cet affaiblissement intellectuel est-il démentiel?*

Une fois le syndrome affaiblissement intellectuel considéré comme authentique, reste à en discuter la nature démentielle. Ce diagnostic est double :

1° Y a-t-il affaiblissement intellectuel vrai, avec ou sans confusion mentale superposée?

2° S'il y a affaiblissement intellectuel vrai, est-il transitoire, non démentiel? ou perpétuel, démentiel?

Classification des variétés de l'affaiblissement intellectuel.

Affaiblissement intellectuel.	NON DÉMENTIEL, suivi de retour ad integrum.	CONFUS la Confusion mentale	se dissipe et ne laisse après elle aucun affaiblissement intellectuel, même transitoire.
			se dissipe la première, laissant un affaiblissement intellectuel vrai, qui finit par se dissiper à son tour.
		VRAI	parfois psychologiquement identiques au début; différents nosologiquement par la curabilité et l'incurabilité.
	DÉMENTIEL, non suivi de retour ad integrum.	VRAI	
		CONFUS la Confusion mentale	se dissipe finalement, la démence reste seule.
			se perpétue, superposée à la démence.

Une des principales formes de l'affaiblissement intellectuel transitoire, non démentiel, a été définie par Esquirol (Démence aiguë) et par Ferrus (Stupidité) :

> Par le mot *stupidité*, on doit entendre l'abolition ou plutôt la suspension rapide apyrétique et curable de toutes les facultés cérébrales [1].

1. Ferrus, 1838, *Cours sur les maladies mentales.*

L'activité intellectuelle des sujets atteints de Stupidité ou Confusion mentale aigüe présente souvent des degrés profonds d'insuffisance, allant jusqu'aux derniers de notre échelle. L'affaiblissement confusionnel se distingue de l'affaiblissement vrai, ou non confusionnel, par des caractères propres : l'hébétude mêlée d'étonnement, l' « ahurissement »[1], la désorientation.

Qu'il soit ou non accompagné de confusion, l'affaiblissement intellectuel démentiel peut être psychologiquement identique, au début, avec l'affaiblissement intellectuel non démentiel. C'est alors que, pour établir le diagnostic, la psychologie et la nosologie collaborent étroitement. Nombreuses sont les maladies apyrétiques et curables qui occasionnent un considérable déficit passager de l'intelligence : l'ivresse alcoolique et généralement l'ivresse de toutes les intoxications aigües; certaines localisations d'une irritation à la fois mécanique et infectieuse, par exemple l'obstruction du rhinopharynx[2]. D'autre part, un affaiblissement intellectuel non démentiel se rencontre dans les psychopathies telles que l'hystérie et la psychasténie. Enfin certaines psychoses comportent dans leurs accès une insuffisance intellectuelle non démentielle parfois extrême : la manie, la mélancolie, la psychose périodique. Acquis, l'affaiblissement démentiel se distingue de l'idiotie, qui est native; chronique, des affaiblissements transitoires; continu, des affaiblissements intermittents.

1. Chaslin, 1895, *La Confusion mentale primitive*, 1 vol. 12°, 264 pages, Paris, Asselin et Houzeau.

2. Guye, 1899, Un cas d'aprosexie pure sans complication du côté de l'acuité auditive, *Ann. d. mal. de l'or.* — Raulin, V., 1890, Le cancre d'origine nasale, *Rev. de laryngol., rhin., ot.* — Royet, 1893, De la forme la plus habituelle des modifications de l'intelligence et du caractère qui peuvent résulter des maladies du nez et du cavum. *Communic. au Congr. des méd. alién. et neurolog.*, Bruxelles. — Titeff, St., 1896, *Contribution à l'ét. de l'aprosexie chez les enfants*, Genève. — Delagrange, B., 1911, *L'aprosexie d'origine nasale.*

III. — *Quel en est le degré?*

Ball et Chambard ont signalé des démences « discrètes », longtemps inaperçues[1] ou estimées beaucoup moindres qu'elles ne sont en réalité[2]. Le cas inverse est peut-être plus fréquent encore. Certains troubles non démentiels, concomitants à la démence, font sur l'observateur une impression désavantageuse; de là l'étonnement qu'occasionnent le bon travail d'un aliéné réputé plus dément qu'il ne l'est au juste[3]. Nous tenterons de dégager l'affaiblissement intellectuel proprement dit des troubles contingents qui peuvent parfois le masquer, plus souvent en exagérer l'aspect. Avec ou sans manifestations délirantes, hallucinatoires, agitées, dépressives ou, enfin, confusionnelles, il faudrait arriver à mesurer approximativement l'importance de la décadence intellectuelle proprement dite. Nous avons essayé de réaliser une échelle clinique des degrés de l'affaiblissement démentiel de l'intelligence. Pour y parvenir, nous avons commencé par classer, selon un ordre peu discutable d'insuffisance intellectuelle, ceux de nos déments les plus familièrement connus par des mois d'observations et de réflexions assidues. Dès lors, les caractéristiques saillantes de chaque groupe nous ont semblé apparaître comme d'elles-mêmes.

1. Ball et Chambard, 1882, Démence, *Dict. de Dechambre*, p. 598 : « Rien de plus délicat que de saisir chez les aliénés les premières traces de la démence, à quelque position sociale qu'ils appartiennent. Les uns, en effet, possèdent un fonds d'idées devenues courantes, un acquis déjà ancien, un pouvoir d'expression devenu automatique, qui masquent les premiers ravages que leur intelligence a eus à subir; chez les autres, l'état normal est si voisin de la démence, les idées sont d'ordinaire si peu cohérentes, si illogiquement entraînées, l'imagination est si pauvre et la mémoire si peu meublée, qu'un peu de bêtise en plus n'est pas fait pour provoquer de la part de l'observateur un grand étonnement. »

2. Voir ci-dessous, p. 190, note.

3. Voir ci-dessous, p. 201.

PREMIÈRE PARTIE

L'OBSERVATION EXPÉRIMENTALE DE L'ACTIVITÉ INTELLECTUELLE

CHAPITRE I

L'OBSERVATION GUIDÉE ET ARMÉE EN PSYCHOPATHOLOGIE

Trois règles de méthode ont régi notre étude de l'activité intellectuelle chez les déments. La valeur de la première nous a été confirmée lorsque nous l'avons reconnue, revêtue d'une forme plus générale, parmi les préceptes édictés en 1864 par J. P. Falret pour « la direction à imprimer à l'observation des maladies mentales ». Quant aux deux dernières, elles expriment ce fait, que, postérieurement à Falret, l'observation psychopathologique s'est adjoint l'expérimentation comme auxiliaire.

Ire RÈGLE : LA RECHERCHE DES FAITS NÉGATIFS. — *Parmi tous les phénomènes présentés par les affaiblis intellectuels, il faut s'efforcer de démêler, de définir et de mesurer des phénomènes d'insuffisance.*

La démence, entendue au sens propre, peut être accompagnée de toutes sortes de productions hallucinatoires, passionnelles, délirantes ou motrices; elle est même une condition favorable à l'éclosion de tels phénomènes. Mais la démence n'est pas la perturbation des facultés, elle en est, avec ou sans perturbation, l'amoindrissement; et maint malade, de qui l'affaiblissement démentiel est profond, ne présente plus ou n'a jamais présenté de dérangement sensoriel, sensitif, idéationnel ni moteur. C'est par delà les manifestations positives d'une perversion fonctionnelle, quand elle existe, c'est même en l'absence de toute manifestation positive quelconque, qu'il faut aller chercher, pour diagnostiquer la démence, des symptômes tout négatifs. Ce qui saute aux yeux d'abord, ce ne sont pas les signes de démence; c'est le surcroît morbide souvent surajouté par la folie. Le fond démentiel n'en est parfois que plus caché. Pour le sonder, il faut déceler, sous le surcroît, un manque, une pauvreté, une absence. Telle est la particulière difficulté inhérente à l'étude des déments. Les signes capitaux, significatifs de démence, sont négatifs. La première règle de l'observation expérimentale des déments, c'est de rechercher les faits négatifs. Cette règle a été formulée par J. P. Falret, à propos, non des déments, mais des aliénés en général :

Enfin, chose la plus importante de toutes, il est impossible de connaître exactement la situation mentale d'un aliéné, si l'on ne joint pas l'observation des *faits négatifs* à celle des faits positifs; si l'on ne signale pas les lacunes, les omissions, les absences de manifestations, en même temps que les actes accomplis ou les paroles prononcées par ces malades. On ne saurait trop le répéter, en effet, leur état se caractérise beaucoup plus par ses contrastes avec celui de l'homme sain d'esprit dans les mêmes conditions, que par des manifestations positives tout à fait déraisonnables. Constater qu'un aliéné parle, agit, ou s'abstient d'agir, autrement que ne le ferait tout autre homme placé dans les mêmes circonstances, c'est fournir à l'observation de ces malades les données les plus précieuses, ce qui permet le mieux de différencier l'aliéné de l'homme raisonnable, et de distinguer les aliénés les uns des autres dans les différentes formes, ou aux diverses périodes de leur affection. Négliger l'examen de ces faits négatifs chez les aliénés (comme on le fait presque toujours), c'est laisser de côté la partie la plus importante de leur étude, la véritable caractéristique de leur état maladif; c'est se priver de la source la plus féconde de renseignements pour la connaissance complète de l'état mental du malade qu'on a sous les yeux[1]!

1. Falret, J. P., *Les maladies mentales*, Introd., pages XIV-XVI.

Plus que jamais, quand c'est sur des faits négatifs qu'elle porte, l'observation a besoin d'être guidée. Ici comme partout, et même davantage, il lui faut des cadres généraux, assez souples pour être indéfiniment révisibles et perfectibles, assez adaptés au réel pour jouer le rôle de la clef que l'on applique sur un cryptogramme. Pour tracer ces repères, pour faciliter la recherche des faits négatifs présentés par l'intelligence des déments, nous avons imaginé un cadre, une clef. Notre conception des formes et du comportement de l'intelligence, notre classification et nos dénominations consécutives des symptômes, ont pour but d'illustrer par un exemple et de contribuer à rendre pratique le précepte général de J. P. Falret.

IIe RÈGLE : LA CONCEPTION DES SITUATIONS MENTALES. — *Pour démêler un état d'insuffisance, les sondages isolés et momentanés par la méthode expérimentale des « tests » ne sauraient réussir; il faut d'abord, par la méthode d'observation guidée et armée, analyser tout le bilan mental du sujet.*

La vie spontanée du dément, son activité *proprio motu*, à l'abri des interventions habiles d'un homme de l'art, sa pensée, sa sensibilité et sa conduite dans sa famille et, pendant les mois et les années d'asile, au dortoir, au réfectoire, à la cour, à la salle commune, au parloir, à l'atelier, s'il y va : voilà les sources principales pour l'étude de son activité intellectuelle. C'est à la lumière de ces données primordiales, que l'on doit juger et interpréter un autre ordre de documents, non négligeables assurément, mais secondaires, subordonnés : les observations exceptionnellement suscitées par les artifices d'un spécialiste.

Tout opposée est la méthode que voudraient accréditer quelques psychologues. On fait venir un malade; en quelques séances, on le fait passer par toute une série d'épreuves; d'après les résultats de cet examen expérimental, on se fait une idée de ses capacités. Quant aux documents sur la vie spontanée, sur l'activité générale *proprio motu*, c'est en seconde ligne qu'on les compulse. Et voici à quelle illusion on est dès lors exposé. L'optimum passager et artificiel étant pris pour mesure, on s'imagine que les facultés du dément sont presque conservées; et pour expliquer son habituelle insuffisance, on fait une hypothèse : conservées, elles n'agissent pas, elles sont comme une machine prête à fonctionner mais qui serait laissée oisive sous sa housse.

Nous admettons provisoirement, que nos malades restent virtuellement en possession de toute leur intelligence, mais qu'ils ont de la difficulté à s'en servir; la lésion porterait sur le fonctionnement; il y aurait embarras, difficulté, lenteur, et souvent même impossibilité à exercer les fonctions existantes, à appliquer les connaissances acquises, bref à faire jouer la machine[1].

Théoriquement, ce dément doit être considéré comme un homme intelligent qui ne peut plus se servir de son intelligence, et que son intelligence trahit à chaque instant[2].

On s'est ainsi laissé entraîner en pleine fiction. Quoi de plus obscur que ce postulat, d'une conservation virtuelle, latente, de la fonction ? Renversons l'ordre des opérations, commençons par l'observation et finissons par le test. L'observation dénuée de tout artifice crie que la fonction est lésée. Si un dément reste des heures dans l'immobilité intellectuelle et matérielle, dans le mutisme mental et physique, concluons tout droitement que ses fonctions psychiques sont atteintes, que ses capacités sont amoindries, que, s'il ne fait pas plus, c'est qu'il ne peut pas faire plus. Consultons, en second lieu, l'expérimentation. Vingt essais pour susciter une réaction adéquate n'aboutissent à rien qui vaille. Notons ces vingt échecs; et tenons en grand compte : ils viennent confirmer la désintégration de la fonction. Mais voici que, tout-à-coup, par une réussite fugitive, ce qui est désorganisé se recompose passagèrement; notre dément, une fois en pas-

1. Binet et Simon, 1909, Nouvelle théorie psychologique et clinique de la démence, *Année Psychol.*, 15, 184.
2. *Ibid.*, 241.

sant, s'est comporté presque comme un normal. Cette restauration rare et instable d'une capacité fonctionnelle irrémédiablement déchue ne saurait nous faire illusion. Ce qui définit la démence, c'est la situation mentale moyenne, et peu importent les hauts et les bas de la courbe, tant que ces oscillations demeurent espacées. Le dément se surpasse parfois, et parfois il est inférieur à lui-même : accidents de fonctionnement; la diminution de la fonction est à mi-côte. Moindre capacité habituelle, voilà l'état chronique, la situation mentale du dément. Récupérations fugaces, voilà le phénomène accessoire qui a égaré M. Binet, lorsqu'il a supposé que, « le fonctionnement » étant intermittent, « la fonction » demeure constamment et secrètement intacte.

Notre seconde règle de l'observation expérimentale des déments se retrouve moins textuellement que la première chez J. P. Falret. N'est-elle pas, toutefois, un légitime corollaire de ce précepte du grand aliéniste?

Ne jamais séparer un fait de son entourage[1].

L'expérimentalisme psychologique, en ne recourant à l'observation que comme à un auxiliaire, donne un relief factice au petit succès de laboratoire ou d'interrogatoire; la psychologie par les « tests » isole un fait de son entourage.

1. Falret, *Des maladies mentales*, p. 126. Cf. p. xv : « Pour observer les aliénés d'une manière complète, il ne suffit pas de faire l'histoire des idées délirantes, il faut faire l'histoire des individus délirants. Au lieu d'écrire l'observation sous la dictée des aliénés; au lieu de se constituer le secrétaire de ces malades, et de noter seulement les faits les plus saillants que remarquent tous ceux qui sont en rapport avec eux, il faut pénétrer plus avant dans l'intimité de leur nature intellectuelle et morale; il faut étudier les dispositions générales de l'esprit et du cœur, qui servent de fondement à ces idées ou à ces sentiments prédominants; il faut remonter dans le passé des aliénés, suivre leur affection dans son développement, depuis son origine la plus reculée jusqu'à la période à laquelle on les observe; il faut fixer son attention sur la marche de la maladie, sur les diverses phases qu'elle traverse, sur les oscillations et les alternatives qu'elle présente; il faut observer, en un mot, l'ensemble des symptômes physiques et moraux et leur ordre de succession, au lieu de concentrer son attention sur les faits que l'on peut constater directement en interrogeant un aliéné à un moment donné. »

IIIe RÈGLE : SUBORDINATION DE L'EXPÉRIMENTATION A L'OBSERVATION EN PSYCHOPATHOLOGIE. — L'examen mental d'un sujet nous paraît être une affaire avant tout d'observation, bien plus que d'expérimentation. Telle est la fondamentale notion de doctrine sur laquelle nous sommes séparés radicalement de l'école psychologique strictement expérimentale. L'expérimentation, en dépit de leurs nécessaires concessions, reste pour MM. Alfred Binet, le Dr Toulouse et leurs élèves, la méthode maîtresse de la psychologie, et l'observation demeure, à leurs yeux, la méthode auxiliaire[1]. Cet ordre de subordination, nous le contestons, nous le retournons. C'est la vie passée et présente de l'individu, qu'il faut principalement reconstituer et regarder; c'est le jeu libre de son activité, qu'il importe surtout de saisir et de comprendre, alors que, livré à son propre mouvement, hors des artifices d'une expérience, il est véritablement lui-même. Expérimentation secondée par l'observation : telle est la formule qu'en psychologie nous refusons d'accepter; observation secondée par l'expérimentation, telle est celle que nous adoptons. A la « psychologie expérimentale », nous opposons une *psychologie d'observation armée*[2], ou *psychologie d'observation expérimentale*.

Dans un des manifestes de l'école psychologique expérimentale française, nous relevons un passage qui, à première vue, pourrait être interprété comme favorable à la méthode que nous préconisons :

1. Cet ordre de dépendance : expérimentation, méthode principale; observation, méthode auxiliaire, est valable pour les sciences *expérimentales* (chimie, physiologie, etc.). Mais la psychologie n'est pas, à notre avis, une science expérimentale; elle est, ce qui est fort différent, une science *d'observation expérimentale* (comme la minéralogie, la botanique, la zoologie), à mi-chemin entre les sciences expérimentales et les sciences *d'observation* (astronomie, anatomie, etc.).

2. *Observation armée*, cette locution nous paraît indiquer à la fois la puissance de l'auxiliaire expérimental, et pourtant la prééminence de l'observation en psychologie. La célèbre expression baconienne *expérience lettrée*, experientia litterata, opposée à *expérience errante*, experientia vaga, ne rendrait pas aussi exactement notre idée, puisque le mot *expérience* y englobe tout à la fois observation et expérimentation. (Bacon, *De dignitate...*, V, II, 5.)

La psychologie — nous l'avons déjà dit souvent — ne doit pas se confiner dans les expériences toujours un peu artificielles, mais se rapprocher autant que possible de la réalité vivante[1].

Ne nous y trompons pas : l'auteur entend par là que l'expérimentation, méthode souveraine, a tout avantage à faire appel à l'observation, sa vassale. Ailleurs il écrit :

... la psychologie expérimentale ne consiste pas essentiellement dans l'emploi des appareils, et peut se passer de laboratoires, sans cesser d'être exacte[2].

Ne prenons pas le change; lisons le contexte : cette phrase signifie que la crise des laboratoires de psychologie expérimentale marque seulement la clôture des temps héroïques; que, sans local aménagé et sans apparat, on peut, à l'aide de « tests» simples, et sur des personnes de sa famille, expérimenter à domicile. L'observation reste une servante de l'expérimentation, un pis-aller trop souvent inévitable; et l'on continue à espérer que les progrès futurs de la science tendront à éliminer cette méthode encore indispensable mais inférieure, pour restituer enfin à l'expérimentation tout le territoire qu'elle s'était un peu prématurément adjugé :

Notre psychologie n'est pas encore assez avancée pour que nous ayons le droit de dédaigner toutes les sources de renseignements qui nous proviennent d'ailleurs que des expériences[3].

C'est, à notre avis, le point faible du si ingénieux manuel de MM. Toulouse, Vaschide et Piéron[4], le côté par où déjà il date, que de n'être qu'un manuel de psychologie *expérimentale* pour l'examen des sujets, au lieu d'être, plus largement, un manuel de *psychologie* pour l'examen des sujets. L'observation n'est, à leurs yeux aussi, qu'une préparation et un complément de l'expérimentation. Voici quelques déclarations caractéristiques :

1. Binet, 1894, *Introd. à la psychol. expérim.*, p. 71.
2. Binet, 1903, *L'étude expérimentale de l'intelligence*, p. 9.
3. *Id., ibid.*, p. 300.
4. V. ci-dessous, *Bibliogr.*, p. 274.

Or l'expérience[1] ne peut atteindre à la connaissance complète de la spécificité interne d'un individu. L'observation doit donc la compléter et prendre place dans la science.

L'observation n'est qu'une

méthode complémentaire qui peut partiellement suppléer à l'expérience[2].

Organiser cette méthode complémentaire, établir un plan précis d'observation psychologique, est une tentative malaisée; comme d'ailleurs, d'après ces auteurs, c'est une tâche accessoire, ils ont cru s'en pouvoir dispenser. Et voici avec quel véritable sans-façon ils s'excusent d'omettre, dans un manuel pratique, la plus importante méthode de l'investigation psychologique, c'est-à-dire, selon nous, l'observation :

Nous n'avons pas pu proposer ici quelque chose de définitif[3]. Aussi préférons-nous ne rien donner, plutôt que d'apporter une ébauche encore trop incomplète et insuffisamment éprouvée[4].

Contrairement à cette école psychologique, pourtant encore très en vogue, nous donnons en psychologie, et en particulier en psychopathologie, le pas à l'observation sur l'expérimentation. Et nous nous efforçons d'établir, pour l'étude des diverses fonctions mentales, un plan détaillé où le premier rang revient à l'observation, et où l'expérimentation n'intervient qu'en sous-ordre, comme l'une des principales ressources auxiliaires dont l'observation psychologique dispose.

Les rapports de l'observation à l'expérimentation sont en psychopathologie ce qu'ils sont dans les autres branches de la médecine. Que voyons-nous à l'Asile, comme dans tous les

1. Le mot *expérience* est pris ici comme synonyme d'*expérimentation*, et non pas dans le sens large usité par Bacon, et qui englobe à la fois expérimentation et observation, ainsi que nous l'avons vu tout à l'heure.

2. *Id.*

3. Il est bien entendu pourtant que les procédés expérimentaux proposés ne le sont pas comme définitifs.

4. Pages 230-241.

services hospitaliers? C'est avant tout au lit du malade et à l'amphithéâtre que la science se fait, par les méthodes classiques, éternelles, lentement accrues et améliorées, de l'observation clinique expérimentale. Le laboratoire médical n'est qu'une annexe de la salle d'hôpital et de la salle d'autopsie. C'est à ce prix seulement, c'est à la condition de rester, en principe, un auxiliaire subordonné, n'ayant pas plus que voix consultative, qu'il s'élève passagèrement à la dignité d'éclaireur et de guide. A l'Asile, l'observation psychologique se promène dans les préaux, les cours, les ateliers. Et si elle s'assied au laboratoire de psychologie pathologique, c'est pour mieux écouter et surprendre la vie spontanée des sujets. Un plan ou programme d'investigation sert à éviter trop d'omissions, de tâtonnements, de temps perdu et cherche à rendre possible une comparaison éclairée des malades. Mais les idées générales qui l'ordonnent, la définition des symptômes à scruter, le choix des objets de conversation à avancer et des épreuves expérimentales à consulter, tout cela, c'est l'observation qui l'inspire et qui le régit. A considérer l'ensemble des sciences, il est possible que l'expérimentation soit plus rapide, plus pénétrante, plus instructive, plus féconde que l'observation; c'est du moins ce que proclamait Fr. Bacon, le prophète de la science moderne : « La nature se décèle mieux par les tourments que l'art lui fait subir, que lorsqu'elle est abandonnée à elle-même et laissée dans toute sa liberté[1]. » Mais si c'est là une vérité générale, elle comporte, croyons-nous, de fréquentes exceptions dans certaines sciences d'observation. En psychologie et en psychopathologie, c'est l'observation qui ouvre les voies, qui fournit les notions directrices, les interprétations, les contrôles.

Rendons toutefois hommage à l'effort scientifique de l'expérimentalisme psychologique en France. De toutes les leçons qu'il s'est appliqué à donner, pas une ne valait celle

1. Fr. Bacon, *Instauratio magna*. Edit. Panthéon litt., 13, b.

d'adaptation qu'en ce moment, plus ou moins consciemment, il donne. Nous avons en son temps[1] signalé le mouvement par lequel il commençait, obéissant à la force des choses, mais aussi à une discipline de sincérité, à infléchir son idéal et sa méthode. Depuis lors, il n'a cessé d'accorder à l'observation une place de plus en plus légitime. Il ne lui reste que peu à faire pour y subordonner enfin l'expérimentation. Une psychologie nouvelle s'établit aujourd'hui en France, ou plutôt une psychologie ancienne et nouvelle à la fois, car c'est celle de la grande école médico-psychologique française, celle des Leuret, des Esquirol, des J. P. Falret, des Calmeil, des Morel, des Moreau, pour ne citer que les disparus. Toujours la science médico-psychologique s'est considérée comme fondée sur l'observation et assistée par l'expérimentation. Les écoles psychiâtrique, psycho-neurologique, l'école médico-philosophique groupée autour de M. Th. Ribot, en sont les ramifications bien vivantes. A ses côtés et dans son ombre a essayé de s'élever, pendant quelque temps, la psychologie « expérimentale » en un sens étroit de ce mot. Mais voici que cet expérimentalisme, quelque peu outrancier d'abord, achève de s'assagir. Il s'est vu contraint bientôt de recourir à l'observation, et en particulier à l'observation clinique. Il est en train d'entrer dans la tradition psycho-médicale. La *psychologie expérimentale*, élargissant le sens strict de ce terme, tend, même chez ceux qui voudraient résister, à devenir une *pshychologie d'observation expérimentale.*

1. *J. de Psycholog. norm. et patholog.*, 2, 1905, 518.

CHAPITRE II

CLASSIFICATION PRATIQUE DES FORMES, DU COMPORTEMENT, DES OPÉRATIONS DE L'ACTIVITÉ INTELLECTUELLE

L'observation expérimentale a besoin d'être éclairée par des définitions. Il faut à l'investigation objective quelques notions générales, qui fournissent des directions, des pistes. Sur le rôle des conceptions théoriques dans les sciences, Claude Bernard a écrit des pages valables pour toute méthode d'observation comme d'expérimentation. Aux « idées fixes », aux « superstitions scientifiques », il oppose les théories utilisables. Pour faire partie de ces dernières, il importe que

> « toutes nos idées ne soient que des prétextes à instituer des expériences nouvelles », et soient « des instruments intellectuels qui nous servent à pénétrer dans les phénomènes [1]. »

Où nous procurer les idées directrices pour l'étude de l'intellection chez les déments? La revue de la littérature tant médicale que philosophique procure, sur la question, mainte notion, mainte distinction, mainte systématisation, souvent issues d'une heureuse collaboration entre l'art d'observer les faits et celui d'analyser les idées. Pourtant nous devons avouer n'avoir pas rencontré, dans cet ensemble imposant d'hypothèses et de vérités, de quoi guider pratiquement l'analyse de l'activité intellectuelle. Par exemple, Ribot a posé, comme axe de toute sa doctrine de l'attention, la division suivante :

1. Bernard, *Introd. à l'étude de la médecine expérimentale*, I, II, 3.

Il y a deux formes bien distinctes d'attention : l'une spontanée, naturelle; l'autre volontaire, artificielle [1].

Or nous apercevons mal le moyen d'utiliser d'emblée, à titre de direction première, cette distinction devenue classique, non plus que toute autre proposée par aucun auteur. Force nous est donc de nous en tenir, sur ce point, à nos seules ressources, et de n'avoir recours qu'à nos propres inspirations.

Nous proposons comme pratique, c'est-à-dire comme appropriée à l'examen individuel des sujets et à la comparaison des résultats, la classification suivante des formes, du comportement et des opérations de l'activité intellectuelle.

L'activité intellectuelle [2].

Formes générales.	ACTIVITÉ	*Momentanée* *Prolongée*	*Propio motu.* *Provoquée.*
Comportement.	ALLURE	*Commande*	Mobilisation. Direction. Frénation.
		Dépense	Entrain. Fatigue. Récupération.
	PRODUCTION	*Qualité*	Progrès. Niveau. Exactitude.
		Quantité	Fréquence. Productivité. Durée.
Opérations.	*ATTENTION*	*Simple.* *Conjuguée.*	
	PERCEPTION	Sensorielle. Cénesthétique.	
	MÉMOIRE	Acquisition. Évocation.	
	IDÉATION	Imagination. Association. Jugement. Raisonnement.	

1. Ribot, Th. 1889, *Psychologie de l'attention*, 1 v. 18°, 182 pp., Paris, Alcan. — P. 3.

2. Les termes en italique dans ce tableau sont définis dans les pages

Formes cliniques[1]. ACTIVITÉ { Laborieuse. Verbale objective. Subjective.

I. — Formes générales de l'activité intellectuelle

1. — *Activité momentanée et activité prolongée.* — Attribuer une importance primordiale à la distinction entre l'effort bref et l'effort soutenu n'est point arbitraire. Cette opposition s'est imposée et règne partout où l'on a affaire à l'effort non pas envisagé *in abstracto* et en notion, mais pris sur le vif et en action, en ses conditions non logiques, mais biologiques. Dans les sports en particulier, et jusque dans les courses de chevaux, la nécessité est reconnue de considérer le travail bref et le travail de longue haleine comme deux espèces physiologiques nettement distinctes et souvent contraires. La capacité pour les épreuves d'effort momentané (coup de poing au dynamomètre, courses de vitesse, etc.), est ordinairement exclusive de la capacité pour les « épreuves de fond », et réciproquement. A la même loi est soumis l'effort mental. Les qualités de l'attention momentanée d'un individu ne préjugent en rien les qualités de l'attention prolongée du même individu. Bien plus, on peut posséder une attention momentanée assez bonne, et être dépourvu de toute capacité d'attention prolongée.

2. — *Activité proprio motu et activité provoquée.* — L'activité *proprio motu* est celle que l'individu déploie alors qu'il est livré à lui-même et qu'il se comporte par sa seule initiative, sans être ni contraint, ni assisté. Nous serions tentés de donner à cette forme d'activité le nom de *spontanée*, au sens *sponte sua, proprio motu*, si M. Ribot n'avait accrédité la locution « attention spontanée » en un sens différent, comme synonyme d' « attention naturelle » et opposée à « attention artificielle ».

qui suivent. Quant aux autres, leur signification ressortira suffisamment plus bas, IIe partie.

1. Voir l'explication, ci-dessous, p. 216.

L'observation pure, silencieuse du dément, sans qu'il se sente épié, l'interrogation des personnes de son entourage, famille, gardiens, chefs d'atelier dans le cas où il travaille professionnellement, voilà une première source de renseignements sur son activité *proprio motu*. L'examen de ses écrits spontanés en est une seconde. La conversation avec le sujet, en fuyant, dans les cas où c'est utile, les apparences d'un interrogatoire, en voilà une troisième. Quand le dément n'appartient pas à la catégorie des défiants, on peut généralement écrire en sa présence, et tout en le faisant parler. Il en résulte une lenteur de la conversation, qui est fort avantageuse avec les ralentis. S'il quitte la question que l'on voudrait mettre sur le tapis, loin de couper court, et de ramener notre interlocuteur, nous devons nous en féliciter : voici que le sujet exhibe quelque chose de son idéation spontanée. Il faut suivre les détours de sa parole, la noter, la remettre en train si elle s'arrête. C'est seulement après avoir percé à jour cette pensée ou cette divagation, que le psychologue, revenant à son but, essaie de compléter les renseignements qu'il attend de l'observation expérimentale.

Nous considérons le travail professionnel libre, consenti, réclamé, comme la plus importante de toutes les manifestations de l'activité *proprio motu*. La valeur ouvrière du dément est un élément de diagnostic habituellement invoqué [1] ; mais, à notre avis, bien autre est le parti que l'on doit tirer d'un tel symptôme. Nous proposerons ci-dessous de le tenir pour principal dans la détermination du niveau mental des déments.

Quant à l'activité provoquée, elle n'est point aussi signifi-

1. Bouché, G., 1900, *Démence épileptique*, [dans :] *L'épilepsie essentielle*, p. 38 : « Il a de moins en moins d'idées, comprend de moins en moins les rapports des choses. Un homme jadis capable de diriger avec succès une entreprise commerciale difficile, n'a même plus assez de lucidité pour casser du bois à brûler, et le directeur de l'asile est forcé de lui chercher quelque besogne plus simple, plus mécanique, comme, par exemple, balancer une machine à lessiver. » V. ci-dessous, p. 102.

cative, à notre avis, que l'activité *proprio motu*[1], pour qui veut connaître la vie psychique des sujets; elle peut pourtant apporter à l'investigateur de précieuses données auxiliaires. Cette forme moins importante cliniquement est pourtant la seule dont la psychologie expérimentale se préoccupe, car le propre de la psychologie expérimentale est de s'intéresser en premier lieu à l'artificiel, et seulement en second lieu, et comme à son corps défendant, au naturel.

Un esprit profondément inerte, un dément apathique, qui, sans penser à rien, passe ses journées immobile dans un coin, a une activité *proprio motu* réduite à la plus extrême insuffisance. Le même individu, conduit au laboratoire, sollicité par la conversation, aiguillonné et soutenu, pressé de questions, soumis aux instruments et aux « tests », peut parfois donner des réactions d'attention provoquée peu en rapport avec le délabrement incurable de sa spontanéité.

L'expérimentation sur l'activité intellectuelle des sujets ne saurait donc être qu'un moyen accessoire pour connaître l'état réel de leur intelligence. Et voici ce que l'on en peut attendre. Savoir ce dont un individu est capable à la rigueur et passagèrement quand il est soumis à des expériences et habilement dirigé, cela est d'un intérêt psychologique secondaire, mais non douteux. L'expérimentation psychologique fournit deux ordres de renseignements :

1° Elle révèle le maximum absolu accessible à chacun. De même qu'un acteur pathétique tirerait, selon une locution proverbiale, des larmes d'un rocher, ainsi un expérimentateur ingénieux obtient attention et travail d'individus habituellement inattentifs et inertes. Il se propose de forcer l'inattention et l'inertie de chaque sujet jusqu'au minimum irréductible, de déceler la part individuelle incoercible de lenteur, d'instabilité, d'inadaptation, de stérilité, d'incompréhension, d'erreur, d'inconstance, de raideur.

2° Elle permet de mesurer la distance entre ce que le sujet,

1. Pour la justification de cette opinion, V. ci-dessous, p. 209.

bien sollicité et conduit, peut faire pendant les expériences, et ce qu'il fait en réalité, hors des expériences, dans sa vie spontanée. Au cours des recherches sur les normaux, et bien plus encore sur les faibles ou sur les affaiblis, on est constamment surpris de l'écart, parfois presque incroyable, qu'il y a entre l'activité *proprio motu* des sujets, et leurs secrètes et momentanées capacités. Telle est, en quelques cas, cette différence, que des déchéances intellectuelles profondes, irrémédiables par les moyens connus, ne semblent guère porter que sur l'activité spontanée, alors que l'activité fugitivement provocable se montre, de temps en temps, analogue, en apparence, à la normale[1].

L'intérêt médico-psychologique de l'expérimentation est donc étroitement subordonné à l'observation de l'activité spontanée des sujets. Nous devons en premier lieu, rompant avec les errements de l'école psychologique expérimentale, réaliser et appliquer une technique d'observation. Les auteurs plus haut cités se sont peut-être exagéré la difficulté de cette entreprise. N'est-elle pas toute préparée par la tradition médicale, par les directions non arbitraires mais nécessaires qui sont généralement suivies pour l'observation des malades mentaux? La tâche qui nous incombe se borne à choisir et à mettre en ordre ce qui est exubérant et en désordre dans l'empirisme anonyme des salles d'asile et des cabinets médicaux, trésor riche, et comme amassé par la nature même.

II. — Comportement de l'activité intellectuelle.

L'étude du comportement de l'intelligence consiste à caractériser, d'une part l'allure de la fonction; d'autre part, la production résultant de son fonctionnement.

Allure. — L'allure de l'intelligence nous paraît définie par deux groupes de caractéristiques : la *Commande* (Mobi-

1. V. p. 10.

lisation, Direction, Frénation) et la *Dépense* (Entrain, Fatigue, Récupération).

1° Par *Commande*, nous entendons la facilité ou la difficulté, la rapidité ou la lenteur de la mise en jeu et de la mise à l'arrêt, qu'il s'agisse de passer de l'inattention à l'attention, ou d'un objet d'application à un autre, ou d'un degré à un autre dans la dépense, dans la qualité de production, dans la quantité de production.

2° Par *Dépense*, nous entendons le bilan énergétique, la consommation de force, occasionnée soit par la commande, soit par la production, et le rapport de cette consommation à la réserve disponible et à l'économie possible.

Production. — Il n'est pas moins important de caractériser les produits du fonctionnement, que l'allure de la fonction. Nous distinguons la *qualité* et la *quantité* de la production.

3° *Qualité.* — La qualité de la production prête à trois ordres de considérations : Progrès, Niveau, Exactitude.

Par *Progrès*, nous entendons l'évolution, vers le mieux ou vers le pire, de l'allure et de la production, au cours du fonctionnement de l'intelligence. Cyclique et transitoire dans l'usage momentané et dans l'usage passagèrement prolongé de la fonction, le progrès laisse toutefois un résidu permanent si l'on envisage de très longues périodes : amélioration fonctionnelle durable, capable de résister à la fatigue et à l'inaction, usure fonctionnelle irréparable, dissimulable mais passagèrement par l'entrain, non guérissable par le repos.

Tout acte de l'intelligence, momentané ou prolongé, comprend trois phases : commencer d'agir, continuer, cesser. Sur les graphiques d'attention et de travail intellectuel, ces périodes correspondent, la première à l'ascension de la courbe, la seconde au sommet ou au plateau, la troisième à la descente. *Début et augment; acmé; déclin* : cette terminologie, usitée pour la température dans les affections fébriles cycliques, est applicable à tout tracé d'une variation qui naît, atteint un maximum passager ou durable, puis décroît et cesse. *Démarrage et mise en train; activité optima; ralentissement et arrêt :* cette terminologie est également acceptable.

Quand il s'agit d'un exercice intellectuel prolongé, la vague totale est composée d'un grand nombre d'ondulations dont chacune représente un acte élémentaire particulier. De même, le profil général qui figure l'évolution thermique d'une pyrexie est la résultante d'oscillations quotidiennes. De même et mieux encore, le travail d'un moteur à va-et-vient, entre une mise en marche et un arrêt, se traduit par une grande onde, sur laquelle chaque effort partiel s'inscrit par une petite onde. Dans l'attention prolongée, ou travail de longue haleine, se retrouve ainsi l'attention momentanée, ou travail bref.

Par l'expression *Niveau* de l'acte, nous voudrions signifier son degré de difficulté. Par exemple, la multiplication est d'un niveau supérieur à l'addition; la multiplication et l'addition avec retenues sont d'un niveau supérieur à la multiplication et à l'addition sans retenues; notre test d'attention « conjuguée [2] » est d'un niveau supérieur aux tests classiques des réactions « simples » et même des réactions « de choix »; le travail de l'ingénieur, de l'officier, du médecin est d'un niveau supérieur à celui du manœuvre, du soldat, de l'infirmier. Le niveau d'une activité est proportionné à sa complexité, à la variété des connaissances, à l'étendue des vues d'ensemble, et surtout à l'habileté et à l'initiative dans les décisions particulières.

Exactitude : c'est la qualité de l'exécution d'un travail, quel qu'en soit le niveau. C'est la précision, la mise au point, la finesse du rendu. Elle est inversement proportionnelle au nombre et à la gravité des erreurs, omissions et écarts.

1. Parfois un troisième ordre de fluctuations apparaissent, intermédiaires aux deux précédentes, et dont le rythme ne paraît pas intéresser notre présente recherche.

2. V. p. 81.

Dans les graphiques d'attention, le profil général des moyennes représente le niveau. Quant à l'exactitude, c'est le plus ou moins de flou constitué, autour de cette moyenne, par l'aberrance des réactions particulières, et aussi par le nombre des réactions anticipées et des « ratés », qui devraient figurer sur les tracés.

4° *Quantité.* — La quantité de la production comporte les trois coefficients : Fréquence, Productivité, Durée.

Par *Fréquence,* nous entendons la multiplicité en un temps considéré, la rareté, l'absence presque totale ou l'absence totale des actes intellectuels momentanés ou prolongés, *proprio motu* ou provoqués.

Par *Productivité,* nous entendons (les questions de qualité mises à part), la quantité de travail fourni par unité de temps, c'est-à-dire la vitesse de production.

Enfin par *Durée,* nous entendons le nombre d'unités de temps pendant lesquelles le travail continue à s'exécuter (quelle que soit la productivité par unité de temps), sans que l'épuisement, la douleur, l'ennui, la distraction ou toute autre cause y mette terme.

Cette classification des caractéristiques de l'activité intellectuelle est conçue dans le dessein de présenter des notions applicables à l'observation, à la recherche empirique. Elle n'a pas la prétention d'être une analyse et une synthèse dialectiques à l'usage des métaphysiciens; elle ne cherche que des cadres utilisables par les psychologues et par les cliniciens. L'investigation médico-psychologique se contente de notions prochaines, et les préfère aux systématisations trop purement théoriques pour rester applicables[1].

1. Voici comment un puissant scrutateur de la pensée, Emmanuel Kant, définit les degrés de la connaissance. Cette construction est dialectique, imaginée en vue de l'épuration et de la subordination rigoureuses des notions. Peut-être cependant n'est-elle pas exempte de lacunes, de chevauchements, de postulats arbitraires. Mais quand bien même elle figurerait fidèlement la hiérarchie logique des formes et des opérations de la pensée, elle ne paraît pas susceptible d'usage pratique. Comment, par exemple, s'assurer, fût-ce approximativement, si un homme ou un animal est en train

III. — L'ATTENTION.

Nous avons admis comme classement pratiquement suffisant des opérations intellectuelles la distinction entre Attention, Perception, Mémoire, Idéation. Il est bien entendu que ces quatre notions s'impliquent inextricablement[1]. C'est pourquoi nous emprunterons ci-dessous notre plan aux *formes* et au *comportement*, non aux opérations.

de connaître avec ou sans conscience, en vertu de concepts ou autrement, par l'entendement ou par la raison, sans dépasser la simple comparaison ou en parvenant jusqu'à la compréhension?

1° *Vorstellen*, se représenter.

2° *Percipere*, se représenter avec conscience, percevoir.

3° *Noscere*, connaître par comparaison (identité — diversité). Les animaux en sont capables.

4° *Cognoscere*, connaître avec conscience (les animaux connaissent, mais sans conscience) (?).

5° *Intelligere*, verstehen, entendre, connaître avec conscience par l'entendement en vertu de concepts : concevoir : on peut concevoir beaucoup de choses, sans les comprendre. Par exemple, le mouvement perpétuel. Intellection = Verstehens.

6° *Perspicere*, erkennen, apercevoir, distinguer ou pénétrer, einsehen, par la raison. « Nous ne parvenons jusque là que dans un petit nombre de choses ».

7° *Comprehendere*, begreifen, comprendre, « connaître par la raison ce qui suffit à nos fins. Car tout notre comprendre n'est que *relatif*, c'est-à-dire suffisant pour une certaine fin; *absolument* nous ne comprenons rien. » Ex. : toutes les lignes dans un cercle sont proportionnelles. La démonstration mathématique le fait comprendre relativement. Le champ du Begreifens (Raison, Compréhension) est beaucoup plus étroit que celui du Verstehens (Kant, *Logique et Mélange*, Introd. — Trad. Tissot, 1840, p. 90).

1. Falret, J. P., 1864. *Des maladies mentales et des asiles d'aliénés, leçons cliniques et considérations générales*, p. 144 : « La fragmentation de l'intelligence et du caractère en plusieurs aspects ou plusieurs facultés est, en effet, indispensable pour l'étude; elle est surtout nécessaire lorsqu'on fait de la pathologie générale, qui consiste à abstraire de l'ensemble complexe de la maladie des phénomènes généraux, pour les considérer isolément. Mais il sera bien entendu que, pour nous, rien n'est isolé dans l'intelligence humaine, à l'état normal comme à l'état maladif; que toutes les facultés agissent synergiquement, et ne peuvent être rigoureusement séparées l'une de l'autre, comme unités distinctes. Ainsi, par exemple, tout en admettant la distinction établie dans l'âme humaine entre la sensibilité et l'intelligence, nous ne croyons pas que l'une puisse être lésée sans l'autre dans les maladies mentales. Toutes nos facultés se tiennent et s'enchaînent, et ce n'est que par suite d'une abstraction destinée à faciliter l'étude, que nous pourrons décrire des lésions isolées de la sensibilité et de l'intelligence, qui n'existent pas comme telles dans la nature. »

Nous observerons et nous susciterons l'attention, la perception, la mémoire, l'idéation chez les déments. Mais c'est surtout l'attention, sa forme et son comportement, que nous aurons en vue dans les opérations perceptives, mnémoniques, idéatives. En effet, nous ne prenons pas l'expression *activité intellectuelle* au sens large de vie intellectuelle, ou somme des processus mentaux, mais plutôt au sens étroit d'intellect actif, d'effort mental, ou capacité personnelle, d' « être actif intellectuellement », de diriger et de contrôler sa perception, sa mémoire, son idéation.

On niera avec raison pour les déments, comme on l'a fait pour les idiots [1], que la mesure de l'attention puisse suffire à mesurer l'intelligence : on ne contestera pas qu'elle n'y puisse grandement contribuer. Pour qui veut étudier la psychologie des déments, un objet de choix est leur attention [2]. Inversement, pour qui veut étudier l'attention, des sujets de choix sont les déments. Attention et démence sont termes assez antithétiques pour que chacun jette sur l'autre de la clarté. S'il est vrai que la pathologie aide à comprendre la physiologie par le conflit et l'abolition des fonctions, il y a autant d'avantages à étudier l'attention chez les déments, que le raisonnement chez les délirants et la perception chez les hallucinés.

M. Ribot déclarait, en 1889, qu'il n'était pas temps d'aborder l'étude des affaiblissements de l'attention :

Les formes faibles de l'attention ne peuvent rien nous apprendre : en tous cas, ce n'est pas par elles qu'il faut commencer notre étude. Tant qu'on n'a pas tracé les grandes

1. Binet et Simon, *Année Psycholog.*, 11, 1905, 163-190.

2. Esquirol, 1838, *Des maladies mentales considérées sous les rapports médical, hygiénique et médico-légal*, t. 1, 21, allait jusqu'à considérer l'état de l'attention comme le fait primordial en toute espèce d'aliénation : « Si une sensation forte, agréable, pénible ou inattendue fixe l'attention du *maniaque*, ou détourne l'attention du *monomaniaque*; si une violente commotion réveille l'attention de celui qui est en *démence*, aussitôt l'aliéné devient raisonnable, et ce retour à la raison dure aussi longtemps que l'effet de la sensation, c'est-à-dire aussi longtemps que le malade reste maître de diriger et de soutenir son attention. »

lignes, il est oiseux de noter des nuances et de s'attarder aux subtilités[1].

M. Ribot n'a pas peu contribué à rendre possible aujourd'hui la recherche qu'il jugeait alors prématurée. Pourtant, dans toute la littérature que son initiative a suscitée, nous n'avons pas pu ou pas su trouver « les grandes lignes ». Nous avons dû nous risquer à les tracer nous-même, et esquisser une conception pratique des formes et du comportement de l'intelligence, afin de pouvoir, par cet instrument, chercher, dénommer et classer les symptômes de l'intelligence et en particulier de l'attention démentielle, mesurer les degrés, définir les syndromes psychologiques de chaque variété clinique.

Mais que doit-on entendre par attention?

Pour qu'il y ait attention, il faut que l'hégémonie d'une donnée s'établisse non par la force seule de cette donnée ou par la faiblesse seule des autres, mais par un ajustement à un but. Le fond mental; ce qui prend relief par rapport à ce fond; enfin quelque notion ou quelque sentiment d'une situation présente, à l'égard de laquelle cette dénivellation psychique soit un moyen d'adaptation : voilà trois facteurs dont le concours est nécessaire pour qu'ait lieu un acte d'attention simple. Quant à l'attention conjuguée, elle diffère de la simple en ce que deux ou plusieurs trios, conformes à la description qui vient d'être faite, se constituent et se subordonnent, de manière que les uns servent de moyens et les autres de fins.

Pour qu'il y ait attention, il ne suffit donc pas qu'il y ait prévalence, momentanée ou durable, d'un élément psychique sur tous les autres. La fascination n'est pas le prototype de l'attention, elle en est la caricature. M. Ribot[2] a surtout

1. Ribot, Th., 1889, *Psychologie de l'attention*, p. 2.

2. Ribot, Th., 1889, *Psychol. de l'attention* : « L'attention est un état fixe. » — « La marche vers l'unité de conscience, qui est le fond même de l'attention, se montre mieux encore dans les cas franchement morbides que nous étudierons plus tard, sous leur forme chronique qui est l'idée fixe, et sous

considéré, dans l'attention, l'unification, la synthèse, l'immobilité : nous pensons au contraire que l'essentiel de l'attention est la comparaison, l'analyse, le progrès. Les actes d'attention sont, pour moitié, analytiques, c'est-à-dire consistent à diversifier un tout en ses éléments, ou une loi en ses applications : c'est vers une multiplicité croissante que, sans aller bien entendu jusqu'à rompre l'unité, est dirigée en ces cas la tendance. Par contre, les actes d'attention sont, pour moitié, synthétiques; ils aspirent alors à l'unité d'un tout ou d'une loi : mais c'est en partant de la pluralité, et à travers la pluralité. Par quel mécanisme prêtons-nous à une question littéraire ou scientifique une attention soutenue et intense? qu'est-ce en ce cas, qu'augmenter et activer son attention? L'énergie et l'efficacité de l'attention s'accroît à mesure que s'accroît non pas l'unité, mais le nombre et la diversité des évocations défilant derrière le verre coloré de la donnée principale; plus sont variés les rapports que j'aperçois et plus mon attention est puissante. Il y a des gens qui ne savent pas réfléchir. Un écolier malhabile, ayant à composer un développement, confond volontiers attention et monoïdéisme : il séjourne sur l'énoncé, il ne trouve rien, parce qu'il cherche mal. Un plus habile fait surgir et laisse surgir de son imagination et de sa mémoire le plus possible d'éléments, pour que chacun vienne se confronter avec le thème proposé. L'attention est ici un polypsychisme, distinct, analysé, en même temps que synthétisé, qu'organisé par une dominante.

Désignez de l'index un objet éloigné : un chien, et même un enfant de trois ans, regardent votre main tendue et ne savent pas qu'il faut aller chercher et considérer, comme à travers le geste, un autre terme à l'égard duquel le geste est subordonné. Un connaisseur remarque la forme et le com-

leur forme aiguë qui est l'extase (p. 4). » — « *C'est un monoïdéisme intellectuel avec adaptation spontanée ou artificielle de l'individu.* Si l'on préfère une autre formule : *L'attention consiste en un état intellectuel, exclusif ou prédominant, avec adaptation spontanée ou artificielle de l'individu* (p. 6). »

portement d'un cheval et de son cavalier séparément et dans leur connexion. Un mathématicien tient sous son attention une formule complexe, et y discerne plus spécialement une ou plusieurs relations parmi toutes les autres.

Dire que ces actes sont des synthèses mentales, qu'ils sont l'unification d'une multiplicité, définir l'attention un état de monoïdéisme, ou une tendance au monoïdéisme, c'est ne montrer que l'une des faces de la question. S'il est des cas où faire attention consiste à unifier une diversité proposée, il en est aussi où l'attention diversifie une unité. On montrerait les deux côtés du problème en définissant l'attention un passage tantôt du monoïdéisme au polyidéisme, tantôt du polyidéisme au monoïdéisme [1].

Parfois on hésite entre deux partis dont ni l'un ni l'autre ne parvient à prédominer. Cette oscillation de l'esprit, ce tiraillement entre des attractions divergentes, n'est pas un fait de distraction : déjà il est attention, bien mieux que le monoïdéisme. La prévalence de l'un des deux termes, dans tel autre cas d'attention double, ne doit pas être interprétée comme répression d'un subordonné aberrant, mais comme

1. L'attention multiple a surtout été étudiée sous ses formes asynergiques :

1° la *distraction* : Swift, 1892-3, Disturbance of attention during simple mental process, *Am. J. of Psychol.*, 1-10. — Hirth, 1895, Les localisations cérébrales en psychologie : pourquoi sommes-nous distraits? *trad. par* L. Arréat. — Moyer, F. E., 1897, A study of certain Methods of distracting Attention, *Am. J. of Psychol.*, 8, 405. — Birch, Distraction by odors, *Am. J. of Psychol.*, 9, 45. — Toulouse et Vaschide, 1899, Attention et distraction, *C. R. Soc. de Biolog.*, 964. — Laborde, 1901, *Acad. de Méd.* (La méthode de Dossner : musique pendant l'anesthésie par le protoxyde d'azote). — Binet, 1902, *Les distraits*, 1 v. 8°, Paris, Schleicher. — Jastrow, 1908, *La Subconscience*.

2° L'*attention multiple parallèle :* Jules César dictant à la fois dix lettres à dix secrétaires; les joueurs d'échecs capables de conduire plusieurs parties simultanées indépendantes : Jastrow, *La Subconscience*, p. 30-31, cite Miss Cobbe et Robert Houdin : « Deux lignes différentes d'hiéroglyphes doivent être lues en même temps, et la main droite doit être guidée de façon à s'occuper d'une de ces lignes, la main gauche de façon à s'occuper de l'autre ligne. Les dix doigts doivent exécuter avec toute la vitesse dont ils sont capables la tâche qui leur est assignée. L'esprit ou quelque chose qui fait fonction d'esprit, interprétant des vingtaines de *la dièse*, de *si bémol* et de *do naturels*, voit en eux des touches d'ivoire noir et d'ivoire blanc; il se reconnaît instantanément dans la complication des noires, des croches, intervention d'un auxiliaire qui perdrait son utilité s'il perdait sa personnalité. Effacer ou omettre la graduation d'un thermomètre ne permet pas de faire mieux attention à la montée et à la descente du mercure : l'attention est ici plus facile en même temps que plus précise si elle porte sur deux termes que sur un seul. Bien plus, elle est radicalement impossible sur un seul terme : l'échelle supprimée, le regard prend d'autres repères : l'attention à un seul terme n'existe pas. Tout acte d'attention est au moins un acte d'attention double, plus souvent d'attention multiple. Et voici le mécanisme de cet acte. L'une des représentations, par l'intervention de conditions psychiques et organiques, arrive à se maintenir, pendant même que les autres sont envisagées; si bien que les nouvelles représentations ne puissent plus être aperçues toutes seules, mais soient vues désormais à travers la première, qui leur prête sa coloration, leur forme un premier plan de perspective, et les rejette en arrière-plan. *Des données ne sont pas perçues ou conçues pour elles-mêmes, mais seulement dans leur relation avec une autre :* voilà qui est essentiel, pour qu'il y ait attention. L'attention est toujours

des triples croches et d'autres choses encore. Les pieds ne sont pas oisifs; ils manœuvrent les pédales... Et pendant tout ce temps, l'exécutante, qui est *consciente* de son exécution, s'abandonne au ravissement que lui causent les résultats de son énorme travail, à moins qu'elle ne flirte avec le monsieur qui lui tourne les pages et auquel elle est persuadée, à juste titre, qu'elle donne toute son âme. » Robert Houdin lisait en jonglant : « s'étant rendu complètement maître, après un mois d'exercice, de l'art de maintenir en l'air *quatre* balles à la fois, il mit un livre devant lui, et, pendant que les balles montaient et descendaient, il s'accoutuma à lire sans hésitation » ... « trente ans plus tard [continue Jastrow], sans presque s'y être exercé dans l'intervalle, il pouvait lire tout en maintenant en l'air *trois* balles ».

Mais l' « *attention conjuguée* » n'a guère été étudiée. Condillac, 1754, *Extrait raisonné du Traité des Sensations*, définit la Comparaison une attention double : « Dès qu'il y a double attention, il y a comparaison; car être attentif à deux idées ou les comparer, c'est la même chose. » A peine trouve-t-on quelques fugitives allusions de ce genre à ce que nous appelons l'*attention conjuguée* dans des travaux tels que les suivants : Exner, 1875, (Audition de deux sons), *Pflüger's Archiv*. — Tanner et Anderson, 1896, Simultaneous Sense-Stimulations, *Psych. Rev.*, 3, 378. — Dissard, 1898, Les synergies visuelles et l'unité de la conscience, *Rev. Philos.*, 307. — Hylan, 1903, The Distribution of attention, *Psychol. Rev.*, 10, 373-403; 498-533. — Farelli, Anna, 1910, Contributo alla metodica per lo studio dell'attenzione molteplice, *Riv. di Psicol. applicata*, 5, 476-489.

un rapport entre deux termes au minimum, et souvent entre plus de deux termes, détachés en relief sur la trame de la conscience. Cherchons un exemple d'attention aussi près que possible du monoïdéisme : toujours nous verrons sans peine que c'est encore à du polyidéisme que nous avons affaire, et à tout le moins à du bi-idéisme. Un dormeur est réveillé par un bruit; accordons que sa conscience soit, pendant un court instant, tout entière occupée par une donnée claire, unique, faisant saillie sur un fond indistinct d'impressions et d'évocations obscures. Cet homme ne peut encore être dit faire ou prêter attention. Il éprouve une sensation. Pour qu'il fasse ou prête attention, il est nécessaire qu'au moins une autre donnée de ses sens ou de son esprit fasse saillie sur le fond commun, et vienne se confronter avec la sensation de bruit; par exemple, cette idée : est-ce mon réveille-matin? ou celle-ci, moins déterminée : qu'est-ce?

L'attention nécessite donc la synergie de deux termes attentionnels au moins, se détachant également ou inégalement sur le fond mental.

Voici une belle expérience de M. Yves Delage où l'on aperçoit clairement que l'attention est, non un monoïdéisme, mais une synergie entre des facteurs restés distincts.

J'ai souvent présenté à mon chien un morceau de sucre sur une table sous un verre à boire cylindrique. Il voit le sucre, veut le prendre et pousse le verre avec sa patte; mais le verre poussé près de sa surface de contact avec la table glisse entraînant le morceau de sucre. Quand, par un faux mouvement, il pousse le verre plus haut, celui-ci bascule au lieu de glisser et le chien peut prendre le sucre. Je recommence immédiatement; mais cette expérience n'a servi de rien; le chien continue à faire glisser le verre, parce qu'avec sa patte il cherche non à écarter le verre, mais à toucher le sucre. Alors je fais la chose à sa place : je pousse le verre par le bas, il glisse et entraîne le sucre qui reste couvert; je le pousse par le haut, il bascule et dégage le morceau de sucre. Je fais ces deux manœuvres trois fois de suite alternativement. Peine perdue, le chien n'y comprend rien et recommence toujours le même geste bête. La seule chose qu'il comprenne, c'est que je suis plus habile que lui et il m'implore en me regardant et en gémissant [1].

Ce chien n'accomplit qu'un acte d'attention trop simple en un cas où il faudrait un acte d'attention plus complexe. Pour tirer parti soit de la réussite accidentelle, soit de l'enseignement, il faut faire attention non seulement au sucre, mais aussi au verre, à son renversement s'il est poussé en haut, à son glissement s'il est poussé en bas; il faut réaliser corrélativement deux actes attentionnels en subordonnant l'un à l'autre. Mais d'ailleurs, incapable de l'acte d'attention multiple systématisée dont on lui donne l'exemple, le chien de M. Delage y supplée par un autre acte, pour lui plus facile, d'attention multiple systématisée : ne sachant appliquer la statique et la physique, c'est la morale qu'il fait jouer : il supplie, il surveille tout ensemble l'objet de sa convoitise, et l'effet produit par sa prière sur celui qui détient le secret. Son attention, quoique trop simple, est déjà fort complexe, car elle est à la fois sensorielle, intellectuelle, sentimentale.

En bien des actes d'attention, c'est un intérêt affectif, un attrait ou une impulsion émotionnelle, qui fournit la direction, sans qu'interviennent des idées, c'est-à-dire des représentations abstraites et symboliques. On ne saurait, en ces cas, parler avec propriété ni de mono-, ni de poly-*idéisme*. Pour éviter cette impropriété, nous proposons le terme d'*attention polyergique*, et nous avançons que toute attention est polyergique; que, pour étudier l'attention de sujets normaux ou anormaux, il faut examiner des actes d'attention polyergique définie.

La chronométrie de l'attention à l'aide des méthodes de Hipp et de d'Arsonval est aujourd'hui tombée dans un discrédit mérité. On ne sait jamais si l'on a affaire à des réactions d'attention, ou au contraire à des réactions auto-

1. Yves Delage, 1911, Comment pensent les bêtes, *Bullet. Instit. gén. psycholog.*, 11, 42.

matiques. Pour obvier à ce vice capital, il suffit, à notre avis, d'interposer, entre le signal et la réplique, une petite opération intellectuelle excluant l'automatisme[1].

Déjà les réactions dites « simples » sont en réalité polyergiques. Deux représentations, tout à la fois mnémoniques et anticipantes, se recherchent pour se combiner; deux directrices associées tendent vers la réplique, en s'isolant, couple fermé, de toutes irruptions perturbatrices : d'une part, la notion de la petite pression manuelle à exercer, d'autre part, la représentation du signal attendu. Un des inconvénients de cette méthode est de faire appel à deux synergiques d'ordre par trop différent : l'une en effet est sensorielle, l'excitation auditive, ou tactile, ou visuelle; l'autre est la préparation d'un acte moteur[2].

Nous pensons que, pour les mesures pratiques, cliniques, et peut-être même pour les recherches de psychologie spéculative, il vaut mieux s'adresser à un acte d'attention dont le couple conjugué soit plus homogène. Un signal perceptif et une réaction motrice sont assurément indispensables toujours. Mais le tort de la méthode classique est de prendre ce signal même et cette réaction même comme couple attentionnel principal. Mieux vaut peut-être ne les faire intervenir que comme cadre, et intercaler entre le signal et la réplique un autre couple, qui sera l'objet essentiel de la mesure.

En dehors de tout artifice expérimental, le thème directeur, dans les actes d'attention, est le plus souvent lui-même, non un terme simple, mais une relation, un rapport. Deux ou

1. Celle dont nous faisons usage (voir ci-dessous, p. 81) exclut l'automatisme chez les normaux et mieux encore chez les anormaux, du moins pendant un nombre suffisant de mesures.

2. Pilzecker, A., 1879, *Die Lehre von der sinnlichen Aufmerksamkeit.* — Lange, N., 1888, Beiträge zur Theorie der sinnlichen Aufmerksamkeit und der activen Apperception, *Phil. Stud.*, 4, 390-442. — Marillier, L., 1889, Le mécanisme de l'attention, *Rev. Philos.*, 567. — Baldwin, J. M. et Shew, W. J., 1895, Types of reaction, *Psycholog. Rev.*, 259. — Flournoy, Th., 1896, *Observations sur quelques types de réaction simple.* — Delabarre, Logan et Reed, 1897, The force and rapidity of reaction movement, *Psychol. Rev.*, 615-631. — Binet et Vaschide, 1898, Epreuves de vitesse, *Année Psychol.*

plusieurs données parfois subordonnées l'une à l'autre, mais d'autres fois coordonnées, de rang égal, jouent simultanément le rôle de fondamentales ou de directrices, en fonction composée desquelles une ou diverses opérations sont requises. Que l'on veuille bien se reporter ci-dessous à la page 81, on verra un exemple d'attention conjuguée bien définie et à la portée de la plupart des déments [1].

Étudier l'attention d'un sujet, c'est étudier son activité psychique polyergique dans les divers actes d'adaptation mentale, adaptation perceptive à une sollicitation externe ou organique, adaptation cogitative à un thème idéationnel directeur, adaptation pratique à un thème d'acte bref ou de travail prolongé : c'est sous ces divers aspects que nous observerons l'attention démentielle.

De même que l'attention n'est point à elle seule une caractéristique suffisante de l'intelligence, la durée des temps de réaction n'est point à elle seule une caractéristique suffisante de l'attention. Chez les normaux, n'y a-t-il pas des attentions vives, mais instables, superficielles, bornées; et

1. Nous venons de définir l'attention en tant qu'opération logique et psychologique : c'est, pour notre recherche, le côté intéressant de la question. Mais on peut, d'autre part, définir l'attention en termes anatomo-physiologiques. Voici un exemple d'une telle définition : Bouchard et Roger, 1900, Les causes des réactions nerveuses, dans : *Traité de pathol. génér.*, 3, 428 : « Il peut même se faire que le réflexe soit arrêté et que l'excitation ne se traduise par aucune manifestation réactionnelle apparente. La volonté n'est pas autre chose : c'est le pouvoir que possèdent les centres psychiques les plus élevés d'atténuer ou d'arrêter la mise en activité d'autres centres. C'est une puissance inhibitoire, qui arrive à suspendre la plupart des actes réflexes, même les actes vaso-moteurs; si elle est suffisamment énergique, elle empêche de pâlir ou de rougir sous l'influence des émotions les plus violentes. Mais, chez un grand nombre de personnes, ce résultat ne peut être obtenu que par la mise en action de divers centres moteurs ou sensitifs : pour ne pas se mettre en colère, pour ne pas crier, pour maîtriser une émotion, on se serre les mains, on s'enfonce les ongles dans la chair, on se mord les lèvres ; dans les cas de ce genre, les centres inhibitoires de la volonté, incapables d'arrêter complètement les réflexes, doivent faire entrer en jeu l'activité d'autres centres... Les réactions nerveuses peuvent encore être modifiées par l'intervention d'une autre manifestation psychique, comparable à la volonté, l'attention. Son siège paraît être dans les lobes frontaux (Ferrier); quand elle entre en jeu, elle inhibe les autres centres et prend pour elle toute l'activité nerveuse, c'est de l'isolement. »

des attentions lentes, mais méthodiques, pénétrantes, compréhensives? Aux mesures chronométriques, épurées de l'automatisme, nous superposerons donc, et nous préférerons en cas de non-concordance, l'observation de la pensée en action ou en inaction, dans la vie quotidienne, dans la conversation, dans le laisser-aller, dans l'effort.

CHAPITRE III

PROGRAMME POUR L'OBSERVATION EXPÉRIMENTALE DE L'ACTIVITÉ INTELLECTUELLE

I. — ACTIVITÉ SPONTANÉE : OBSERVATION.

Caractéristiques de l'activité *proprio motu*, alors que le sujet est livré à lui-même, qu'il se comporte par sa seule initiative, qu'il n'est ni contraint, ni assisté.

		Voir
1. Se livre-t-il à quelque espèce d'activité prolongée.	oui	2
	non	6
2. Accomplit-il un travail professionnel?. .	oui	3
	non	4

3. Caractéristiques de ce travail professionnel :

Commande, Dépense, Qualité, Quantité[1] } Voir ci-dessous, ch. IV, *Symptomatologie*.

4. Accomplit-il un travail non professionnel?	oui	5 et 6
	non	7

5. Nature de ce travail non professionnel :

Occupations ménagères.
Écriture : notes, mémoires, lettres?
Lecture : journaux, livres?
Couture.
Dessin, musique, jeux.
Promenades.

1. V. le détail, ci-dessus, pp. 28-32.

6. Caractéristiques de ce travail non professionnel :

Commande, Dépense, Qualité, Quantité — Voir ci-dessous, ch. IV, *Symptomatologie*.

7. A-t-il une activité spontanée momentanée? { oui 8 / non 9 }

8. Nature de cette activité momentanée *proprio motu* :

Mange-t-il seul?
Va-t-il à la selle?
S'habille-t-il seul?
Fait-il son lit?
Fait-il sa toilette?
Range-t-il ses vêtements et objets personnels?
Orientation dans l'espace : sait-il où il est (maison, ville)?
Perception : remarque-t-il les locaux, meubles, objets, personnes?
Orientation dans le temps : sait-il si c'est le matin ou le soir? l'heure? le jour de la semaine? la saison, le mois? le quantième? l'année?
Orientation d'action : n'étant pas amnésique, sait-il où il a couché la nuit dernière? le détail de sa journée précédente?
Adaptation sociale : A-t-il des conversations? Songe-t-il aux siens après leurs visites? A-t-il connaissance de quelques événements publics retentissants?

II. — Activité provoquée : expérimentation.

Caractéristiques de l'activité artificiellement sollicitée, assistée ou contrainte.

		Voir
9. Est-il capable d'un travail nouveau imposé, tel qu'un travail prolongé de laboratoire?	oui	10 et 11
	non	12

10. Épreuves :

A, calculs écrits en série;
B, problèmes mentaux en série.

11. Interprétation des résultats :

Commande Dépense Qualité Quantité.	Voir ci-dessous, ch. IV, *Symptomatologie.*

12. Est-il capable d'activité provoquée momentanée?	oui	13 et 14
	non	0

13. Épreuves :

C, vitesse motrice;
D, Dénominations;
E, Temps d'attention conjuguée;
F, Énumérations;
G, Numération de jetons;
H, Commissions multiples.
I, Images mentales.
J, Tests de mémoire.
K, Tests d'association.
L, Tests de jugement.
M, Tests de raisonnement.

14. Interprétation des résultats :

Commande Dépense Qualité Quantité.	Voir ci-dessous, ch. IV, *Symptomatologie.*

III. — Détail des épreuves pour l'expérimentation sur l'activité provoquée.

1° *ÉPREUVES DE TRAVAIL PROLONGÉ*

A. Calculs écrits. — On a préparé une fois pour toutes de longues séries de calculs à faire, sur des feuilles où le sujet n'a qu'à inscrire les résultats :

1° additions, soustractions, multiplications, divisions sans retenues;

2° additions, soustractions, multiplications, divisions avec retenues ;

3° calculs (écrits ou mentaux) de 3 chiffres sans retenues :

Ex. : $3 - 2 + 5 =$
$9 - 7 + 3 =$

4° calculs (écrits ou mentaux) de 3 chiffres avec retenues :

Ex. : $2 - 3 + 5 =$
$7 - 9 + 3 =$

B. Problèmes mentaux. — Séries de problèmes, d'un même degré de difficulté à peu près dans chaque série. Voici par exemple le début de cinq séries représentant cinq degrés de difficulté :

1° problèmes très faciles :

Compter à reculons en partant d'un nombre donné ;
Dire les nombres de 3 en 3 ;
A l'énoncé d'une série de nombres, ajouter 5 à chacun ;...

2° problèmes faciles :

Si l'on partage 30 f. en trois parts égales, de combien est chaque part?

3° problèmes assez faciles :

Sur une somme de 30 f., on donne 10 f. à Pierre, 15 fr. à Paul : combien reste-t-il ?

4° problèmes de difficulté moyenne :

A une somme de 30 f., on ajoute un jour 10 f. ; le lendemain, on en retire 15. Combien reste-t-il?

5° problèmes difficiles :

Comment partager une somme de 35 f. entre trois personnes, de manière que la seconde reçoive deux fois plus que la première, et la troisième deux fois plus que la seconde?

a) A l'aide de quelques essais (épreuve M ci-dessous), on cherche par tâtonnement laquelle de ces séries correspond à la difficulté maxima accessible au sujet. Ceci fait, on lui fait exécuter :

b) soit la plus grande quantité de travail qu'il pourra dans un temps long fixe (1 heure, 1/2 heure, 1/4 d'heure);

c) soit une quantité grande et déterminée de travail (500 additions; 50 problèmes...) en un temps *ad libitum*, le plus court que le sujet pourra.

2° *ÉPREUVES D'ACTIVITÉ MOMENTANÉE*

C. Vitesse motrice. — Sur un papier, avec un crayon, le sujet doit tracer le plus vite possible des points. Dès qu'il donne son optimum, c'est-à-dire après quelques secondes, l'expérimentateur, armé d'un chronomètre et d'un crayon de couleur, marque, sans déranger le sujet et près du crayon du sujet, trois repères, les deux premiers délimitant une durée de 3 secondes, les deux derniers, d'une seconde. On arrête le sujet, on compte combien il peut faire de points par seconde.

D. Dénominations. — Dans une boîte sont divers objets que le sujet ne voit pas. L'opérateur tient son chronomètre. Il tire de la boîte et montre les objets un à un en disant : « Qu'est-ce que c'est que ça ? ». Il s'arrange de manière à découvrir l'objet et mettre en marche le chronomètre au moment du dernier mot: « ça? » Aussitôt qu'un son sort de la bouche du sujet, il arrête le chronomètre. Exemple (Joachim R., quatre-vingt huit ans, dément sénile) :

OBJETS	TEMPS 1re fois.	2e fois.	3e fois.
Bouchon	3",6	2	3,2
Canif	6	2	mesure manquée
Cigarette	3	2	1,4
Crayon	3	1,6	2,8
Clef	4	1,2	1,6
Flacon	1 ,6	1,4	1
Sou	2	1,2	1,6
Moyennes	3 ,3	1,6	1,9

Ne pas présenter les objets les trois fois dans le même ordre.

E. Temps d'attention conjuguée. — L'explication de ce procédé et les résultats se trouvent ci-dessous, p. 80.

F. Énumérations, — Difficulté graduée :

Dites les mois de l'année;
Dites tous les vêtements que vous portez en ce moment;
Dites tous les objets qui sont dans cette salle;
Dites toutes les pièces de monnaie, en commençant par celle de 5 c.;
Dites tous les outils, matériaux, etc., de votre profession;
Dites toutes les nations : Français, Anglais, etc.

A la fin de la question, l'opérateur met en marche le chronomètre; sans plus parler au sujet, il écrit tout ce que celui-ci énumère. Si le sujet dévie de l'idée directrice, on note le moment à la plume, sur le verre du chronocospe, et sans arrêter ni l'instrument, ni le sujet.

G. Numération de jetons. — Un certain nombre de jetons (20, 30) étant disposés sur une table en ligne droite, à des intervalles de 2 cm., on demande au sujet de les compter en les laissant en place. On note : 1° le temps qu'il met à compter chaque groupe de 5, ou de 10 (suivant la rapidité du sujet); 2° les arrêts, achoppements; 3° les recommencements, tentatives de correction ou de contrôle; 4° les erreurs : omissions, actes de compter plus d'une fois un jeton.

H. Commissions multiples, données simultanément. — Trois commissions données à la fois :

Voici trois jetons, un rouge, un vert, un blanc. Vous mettrez le rouge sur cette table, le vert dans votre poche, et vous me donnerez le blanc, dans ma main.

Quatre :

Voici quatre jetons, un rouge, un vert, un jaune, un blanc. Vous mettrez le rouge sur ce journal, le vert sur la table, le jaune sur ce portefeuille, le blanc sur cette montre.

L'opérateur met les jetons ensemble dans la main du sujet, et dit : « Allez ! » après avoir bien fait comprendre.

I. Images mentales. — *a*) *Visuelles.*

1° Décrivez comment est faite :	2° Dessinez ici :

Une rose; une feuille d'arbre; une tasse à café; une fourchette; un arc de triomphe.

3° Connaissez-vous telle personne? Donnez son signalement.

b) *Auditives.*

1. Comment est le chant du coq?
2. Quel bruit fait une automobile?
3. Quel est l'air de *la Marseillaise?* de *Au clair de la lune?*

Qu'est-ce que je siffle? (*Marseillaise, Au clair de la lune*, dans le cas où le sujet ne répondrait pas à la question 3).

c) *Tactiles.*

1. Quel effet cela fait-il, quand on touche du velours; un carreau de vitre; un morceau de craie; de la gomme à effacer?
2. Qu'est-ce que je vous fais toucher? (les yeux du sujet fermés, ou sa main hors de ses regards : velours, verre, craie, gomme).

d) *Olfactives.*

1° Vous rappelez-vous l'odeur de : Rhum; Camphre; Benjoin; Ail; Anis; Menthe.	2° Quelle est l'odeur de ce papier? Six morceaux de papier ont été imprégnés des odeurs ci-contre. Il s'agit de les identifier.

J. Tests de mémoire. — *a*) *Évocation provoquée*, par la conversation :

1° Souvenirs personnels : d'enfance; de la vie avant l'hospitalisation; depuis l'hospitalisation.

2° Souvenirs demi-personnels : noms, âges de personnes de la famille; reconnaissance, noms d'objets usuels, professionnels; connaissances techniques apprises.

3° Souvenirs impersonnels : personnages, événements contemporains.

b) *Acquisition provoquée* :

1° Répétition immédiate de syllabes, chiffres, phrases, et commissions multiples (test II ci-dessus).

2° Apprendre par cœur un texte et le réciter séance tenante.

3° Apprendre une date, un chiffre, un fait et le savoir après plusieurs jours (Voir ci-dessous, épreuve M, 3° et 4°.)

K. Tests d'association. — 1° *Association simple, ou d'évocation.*

Écoutez. Je vais dire un mot. Et tout de suite, vous répondrez un autre mot. Par exemple, si je dis *lampe*, vous répondez *mèche*, le plus vite que vous pouvez. Si je dis *rire*, vous répondez *comique*, le plus vite que vous pouvez. Attention, je commence. (Vérifier d'abord par quelques essais que le sujet a bien compris).

Mots signaux : Vanille. — Route. — Peur. — Craquement. — Honneur. — Fusil. — Dieu. — Partir. — Bouteille. — Semaine. — Kilomètre. — Chercher. — Orage. — Souvenir. — Planche. Pourquoi? — Lourd. — Diable. — Homme. — Bateau. — Casser. — Triste. — Cambrioleur. — Perdre. — Folie.

α) *Rapidité* d'évocation. — Mettre en marche le chronomètre au moment où on dit la dernière syllabe du mot signal. Noter par un point à l'encre, sur le verre, où est l'aiguille des secondes à chaque phase intéressante de la réponse faite par le sujet. Écrire cette réponse.

Les 25 réponses étant obtenues, indiquer le temps maximum, le temps minimum, le temps de valeur médiane.

β) *Qualité des évocations.* — Classement des réponses :

a) attribution précise, classification, liaison rationnelle;

b) visualisation d'un objet, ou d'une scène vivante;

c) synonymie, analogie;

d) contraste;

e) juxtaposition, assonance, lien indéterminable ou vague, répétition textuelle, absence d'évocation.

γ) *Quantité ou fécondité d'évocation.*

Épreuve I. — Je vais poser un objet sur la table. Vous le regarderez, et, sur ce papier, vous écrirez tous les mots que cela vous fera penser. Vous irez le plus vite possible. Je vous arrêterai au bout de cinq minutes.

(Objet : une montre).

Épreuve II. — Dire un *mot*, et essayer de mettre en train une série d'associations. Si cela réussit, noter les paroles du sujet, avec les intervalles de temps, sans nouvelle intervention, jusqu'à ce qu'il s'arrête de lui-même.

Cette épreuve se fait à propos des mots-signaux ci-dessus.

2° *Association complexe, ou de combinaison*; *imagination.*

a) Faire une phrase avec 3 mots.

Je vais vous donner 3 mots. Avec ces 3 mots, vous ferez une phrase. Par exemple, voici trois mots : *boîte, papier, table.* Vous répondez : *Il y a une boîte à papiers sur la table.* Répondez le plus vite que vous pourrez. Attention, nous allons commencer. (Ex : Cheval. Arbre. Corde. — Homme. Chaise. Chambre. — Ouvrier. Échelle. Mur. — Mer. Filet. Poisson. — Oiseau. Toit. Chat.)

b) Imaginer une narration sur un thème spontané ou donné : lettre, voyage réel ou fictif, etc.

L. Tests de jugement. — L'observation clinique a fait connaître comment le sujet juge sa personne, sa situation actuelle, passée, future; s'il oscille entre des idées saines et des idées délirantes ; si ces idées délirantes sont constantes, en pleine activité; si elles sont passées actuellement à l'arrière-plan et ne surgissent qu'occasionnellement; si elles sont nombreuses, développées, ou rares, pauvres; très, assez, peu ou très peu cohérentes. L'expérimentation peut maintenant renseigner sur l'état du jugement en dehors du délire, lorsqu'il porte sur des objets ou rapports indifférents, objectifs.

1° Définir par l'usage.

a) « A quoi ceci sert-il? » Objets montrés : crayon, ciseaux, montre, papier, couteau, lorgnon, table, cuiller, chaise, allumette, journal, clef, chapeau, flacon, bouton de gilet, épingle, bouchon, photographie, sou, main.

b) « Qu'est-ce qu'on fait avec...? » Mots cités : maison, mouchoir, omnibus, casserole, église, lit, fleur, parapluie, jardin, manteau, bicyclette, pâtissier, boue, dentelle, violon, yeux, oreilles, fourchette, mer, nuages.

c) « Que faut-il faire quand..? » (Binet) :

On a manqué le train. — On a été frappé par quelqu'un sans qu'il l'ait fait exprès. — On a cassé un objet qui ne vous appartient pas. — On est en retard pour arriver. — On a une affaire grave à décider. — On est interrogé sur une personne qu'on connaît peu. — On est obligé d'apprécier la gravité d'une faute.

M. Tests de raisonnement. — 1° *Opérations sur des jetons.*

Voici 30 jetons que vous venez de compter, partagez-les en trois parts égales.

Voici 35 jetons. Partagez-les en trois parts inégales, de manière que la deuxième soit double de la première, et la troisième double de la deuxième.

2° — *Opérations sur des nombres.* Calculs écrits et mentaux, problèmes écrits et mentaux, comme pour l'épreuve A ci-dessus.

3° — *Résumer un fait-divers* qu'on vient de lire dans un journal.

4° — *Comprendre et répéter* l'explication d'une vérité que l'on ignorait : définition du triangle rectangle, isoscèle, équilatéral, du mammifère, de la baleine, de la chauve-souris.

SECONDE PARTIE

SÉMÉIOLOGIE DE L'ACTIVITÉ INTELLECTUELLE CHEZ LES DÉMENTS

Les symptômes et les syndromes.

Sous le titre d'*affaiblissement intellectuel chez les déments*[1], nous n'entreprenons pas d'étudier ici l'amnésie, ni l'hallucination, ni le délire.

L'amnésie démentielle est une *démence partielle*, pouvant exister, légère ou profonde, sans démence globale; notre malade n° V, Adèle L., femme F., est atteinte d'un extrême affaiblissement de la mémoire d'acquisition et de la mémoire d'évocation : il en résulte toute une série d'insuffisances psychiques, mais à cela se borne sa démence ; seule la mémoire est touchée directement; les autres fonctions ne le sont que dans la mesure où elles ont besoin de la mémoire[2]. Inversement, il peut exister un état démentiel global avancé de l'intelligence, sans que la mémoire soit vraiment intéressée : notre malade XXV, Louis R., en est un exemple; il peut se souvenir, il peut apprendre par cœur, quoique sa déchéance intellectuelle soit extrême. Nous nous proposons d'étudier l'affaiblissement intellectuel indépendamment du déficit de la mémoire.

Quant à l'hallucination et au délire, nous les considérons, chez les déments, comme des perturbations ou phénomènes

1. Voir ci-dessus, *Introd.*
2. Cette observation ne rentrant pas dans notre cadre actuel, nous ne l'analyserons pas ici dans le détail.

paradémentiels, peut-être causes adjuvantes de la démence, peut-être effets dont la démence est l'une des conditions causales, plus vraisemblablement causes et effets occasionnels tout à la fois.

Laissant ici de côté les problèmes particuliers soulevés par les démences partielles et par les perturbations psychosensorielles et délirantes, nous voudrions apercevoir le fonctionnement démentiel de la pensée en ses opérations quelconques, discerner ce qui, avec ou sans hallucinations, avec ou sans délire, comme aussi avec ou sans agitation, est flanchement, résistance, mauvais rendement, inaptitude, oisiveté d'une machine usée ou abîmée.

Pour nous orienter dans le dédale des symptômes, nous aurons recours à notre *Classification pratique des caractéristiques de l'intelligence*[1]. Elle fournit un cadre où viennent prendre place d'une manière naturelle, à côté des étiquettes consacrées, quelques dénominations et définitions nouvelles, que nous proposons.

Troubles de la Commande.

Par *Commande* de l'intelligence, nous entendons l'ensemble des caractéristiques suivantes :

Commande
- Mobilisation
  - stabilité.
  - vitesse de réaction.
- Direction.
- Frénation.

Les *troubles de la Commande* que nous avons observés chez les déments sont les suivants :

1° Insuffisance de stabilité : *Instabilité mentale;*

2° Excès de stabilité : *Lourdeur mentale;*

3° *Lenteur des réactions;*

4° *Défaillances de la direction;*

5° Excès de frénation : *Inhibition mentale;*

6° Insuffisance de frénation : *Incontinence mentale.*

1. Voir ci-dessus, p. 23.

Troubles de la dépense.

Par *Dépense* intellectuelle, nous entendons l'ensemble des caractéristiques suivantes :

Dépense { Entrain.
Fatigue.
Récupération.

Les *troubles de la Dépense* que nous avons observés chez les déments sont les suivants; nous les numérotons à la suite des symptômes précédents :

7° Excès d'entrain : *Profusion mentale;*
8° Insuffisance d'entrain : *Vide mental;*
9° *Excès de fatigabilité;*
10° *Insuffisance du sentiment de fatigue;* [1]
11° *Insuffisance de la récupération par le repos.*

Insuffisance de qualité de la production.

Par *Qualité* des produits de l'activité intellectuelle, nous entendons l'ensemble des caractéristiques suivantes :

Qualité { Progrès.
Niveau.
Exactitude { précision.
distinction.

Par *précision*, nous entendons le degré d'approximation, de finesse, de rigueur dans la perception, dans la copie et le rendu, dans la supputation, le raisonnement, le calcul;

1. Griesinger, 1845 (2° éd., 1860), *Pathologie und Therapie der psychischen Krankheiten* : « Les maniaques peuvent faire pendant un temps parfois très long une dépense de force musculaire, à laquelle un homme sain ne suffirait pas. On les voit passer des semaines ou des mois entiers presque sans sommeil, en proie à une fureur violente, et la seule explication de cette énorme dépense musculaire semble celle-ci : par suite d'une anomalie de la sensibilité des muscles, ces malades n'ont pas le sentiment de la fatigue. » On en peut dire autant des déments agités, et peut-être aussi de quelques-uns de ces bons travailleurs, piliers d'atelier, qu'on est obligé d'arracher à leur ouvrage. Mais nous n'avons pas recueilli, sur ce point, d'observation personnelle intéressante.

l'insuffisance de la précision, c'est le *vague*. Par *distinction*, nous entendons le degré de pureté des produits, l'absence de mélange intempestif avec des produits hétérogènes; l'insuffisance de la distinction, c'est la *confusion*.

Les *insuffisances de qualité de la production* que nous avons observées chez les déments sont les suivantes; nous les numérotons à la suite des symptômes précédents :

12° *Absence de progrès;*

13° *Recul :* perte de progrès antérieurs;

14° *Niveau insuffisant;*

15° *Vague :* insuffisance de précision;

16° *Confus :* insuffisance de distinction.

Insuffisance de quantité de la production.

Par *quantité* de la production intellectuelle, nous entendons l'ensemble des caractéristiques suivantes, que nous avons définies ci-dessus :

Quantité { Fréquence des actes; Productivité par unité de temps; Durée des séances de travail effectif.

Les *insuffisances de quantité de la production* que nous avons observées chez les déments sont les suivantes; nous les numérotons à la suite des symptômes précédents :

17° *Insuffisance de fréquence des actes intellectuels;*

18° *Insuffisance de la productivité;*

19° *Insuffisance de la durée du travail.*

Les symptômes précédents s'unissent et se combinent en syndromes. Par exemple, le syndrome *Mobilité mentale* est la résultante des composantes suivantes, dont une ou plusieurs peuvent manquer : Instabilité mentale; Incontinence mentale; Profusion mentale; Insuffisance du sentiment de fatigue. Le syndrome *Viscosité mentale* est la résultante des symptômes composants : Lourdeur mentale; Lenteur des réactions; Vide mental.

Nous étudierons particulièrement tour à tour les syndromes et symptômes suivants :

1° Mobilité mentale;

2° Viscosité mentale;

3° Lenteur des réactions;

4° Défaillances de la direction;

5° Incontinence mentale;

6° Inhibition mentale;

7° Insuffisance et conservation démentielle du travail.

CHAPITRE IV

LA MOBILITÉ MENTALE DÉMENTIELLE

La mobilité mentale présente plusieurs variétés, dont certaines seulement sont démentielles; de plus, parmi ces dernières, il faut distinguer la mobilité avec démence et la mobilité par démence. Voici la classification que nous proposons.

Classification des variétés de la mobilité mentale.

Mobilité mentale	AVEC AGITATION	*sans démence*	Manie. Manie avec confusion.
		avec démence légère ou profonde	Agitation hébéphrénique. Agitation paranoïde. Agitation de la paralysie générale. Turbulence sénile.
	SANS AGITATION : *par démence profonde :* Oscillation instable entre des thèmes stéréotypés.		

LA MOBILITÉ MENTALE NON DÉMENTIELLE DANS LA MANIE AIGUË.

M. le Professeur Gilbert Ballet se sert d'une comparaison pour aider à comprendre la différence entre l'agitation maniaque et l'agitation démentielle. Avec un bâton, on frappe à coups redoublés sur le clavier d'un bon piano : il se produit des sons discordants, mais élémentairement normaux par leur qualité et leur gamme; l'agitation maniaque tient en action, brutalement et sans harmonie, un cerveau valide[1]. Si l'on frappe maintenant sur un piano en ruines,

1. Esquirol, 1838, *Des maladies mentales*, t. 2, 47 : « Mais qu'on vienne à agir puissamment sur l'esprit d'un maniaque, qu'un événement imprévu

privé de mainte note, faux, dont les sons restants pèchent par le timbre, l'intensité, la hauteur, on a l'image de l'agitation d'un cerveau invalide. Indifférence émotionnelle, indifférence aux impressions sensorielles, monotonie, absurdité des réactions élémentaires, voilà les lacunes et les fausses notes démentielles. Mais au début de l'hébéphrénie, si l'affaiblissement intellectuel est très léger ou même encore nul, si les données que l'on possède sur les prodromes et l'invasion sont insuffisantes ou ambigües, un diagnostic d'un intérêt pratique capital peut quelque temps demeurer en suspens[1]. Autant la turbulence des séniles en ruine porte avec évidence le cachet démentiel, autant les traces d'affaiblissement sont parfois fugitives chez l'agité hébéphrénique, indiscernables même. Lors donc que c'est par l'agitation qu'un sujet entre dans la psychose, on peut longtemps ignorer si l'on est devant un incurable, ou devant un simple maniaque, destiné à recouvrer ses facultés.

La mobilité mentale, dans la crise de manie, résulte tout à la fois d'une accélération du cours des idées, de pertes et changements fréquents de direction, d'une insuffisance de la frénation, soit primitive, soit secondaire à la profusion idéationnelle[2]. Parmi toutes ces conditions de la mobilité maniaque, il en est deux sur lesquelles nous avons des remarques particulières à présenter :

1° *Dans la crise maniaque, l'accélération du cours des idées s'accompagne d'un ralentissement des réactions attentionnelles;*

2° *Dans la crise maniaque, l'instabilité idéationnelle s'accompagne d'instabilité émotionnelle.*

1° *Ralentissement des réactions élémentaires dans la crise*

arrête son attention, et tout à coup le voilà raisonnable et la raison se soutient aussi longtemps que l'impression conserve assez de puissance pour fixer l'attention. »

1. Gilbert Ballet, 1911, *Cours sur les maladies mentales.*

2. Falret, J. P., 1864, *Les maladies mentales et les asiles d'aliénés*, p. 172 : « Impuissant à en faire le triage et à les coordonner, l'esprit les laisse se produire et disparaître sans réaction; aussi cette abondance d'idées est-elle ordinairement frappée de stérilité : c'est un désordre et un pêle-mêle qui attristent l'observateur. »

maniaque. — Nos observations chronométriques tendent à établir que ce qui est rapide, dans l'agitation maniaque, ce n'est pas l'acte élémentaire d'attention. Si paradoxal que cela puisse paraître, la réaction attentionnelle est, dans tout état d'agitation morbide y compris la manie, non pas accélérée, mais ralentie. C'est autre chose, qui est rapide chez les maniaques : c'est le courant général de la pensée, le flux de la conscience; un état émotionnel euphorique et entreprenant, l'inaptitude à achever presque aucune des opérations commencées, le besoin d'agir et l'incapacité de persévérer, donnent lieu à un nombre extraordinaire d'actions mentales, pour la plupart incomplètes; mais dans chacun de ces essais avortés, le maniaque n'atteint pas plus la vitesse que la persévérance normales. Une multitude de réactions ralenties aux impressions externes et internes pullulent en peu de temps, et quoique chacune soit réellement lente et de peu de durée, elles produisent un torrent total rapide et perpétuel [1].

2° *Instabilité émotionnelle dans la crise maniaque.* — Faire de la manie la psychose émotive joyeuse et de la mélancolie la psychose émotive triste est une conception ingénieuse, qui entre des mains expertes a donné de beaux résultats [2]. Mais cette opposition ne doit pas devenir trop schématique. Il ne faut pas attribuer à la tonalité affective une constance exagérée. La joie maniaque est une joie instable; toutes sortes de nuances émotionnelles s'y mêlent [3].

1. Voir ci-dessous le chapitre sur la lenteur des réactions.

2. Dumas, G., 1900, *La tristesse et la joie*, Paris, F. Alcan.

3. Séglas, 1903, dans : *Traité de pathol. ment.* de Gilbert Ballet, 170 : « Pour séduisante que puisse paraître cette interprétation, à cause de sa simplicité même, elle comporte cependant certaines restrictions.

En opposant l'état cénesthétique agréable de la manie à l'état cénesthétique pénible de la mélancolie, il importe de faire remarquer qu'il ne constitue pas la modification absolument primitive, mais ne se produit que lorsque l'affection s'est nettement installée. En réalité, l'état cénesthétique primitif semble être, chez les maniaques comme chez les mélancoliques, un état pénible de tristesse, de malaise moral (Griesinger, Kahlbaum, Arndt). Plus tard seulement apparaissent, avec le développement des symptômes de la maladie, les modifications que nous avons indiquées, réali. .nt à ce moment les conditions propres à faire naître la satisfaction, la gaîté...

Schuele et d'autres auteurs ont encore fait remarquer que la modifica-

La mobilité mentale du maniaque en crise est tellement profonde, que, par-delà le clapotis intellectuel, elle intéresse jusqu'aux sentiments. *Développements instables sur thèmes idéationnels instables, avec substrats émotionnels instables :* ainsi peut-on la définir.

Obs. XXXV. — Mme Esther N., vingt-huit ans, est arrivée à la Clinique à la fin du mois d'avril 1910, dans un état caractérisé d'excitation maniaque, avec une fièvre légère. Son bavardage intarissable laissait apparaître quelques idées de persécution et de richesse. Depuis lors, l'agitation, la fuite des idées, l'impulsivité n'ont fait que s'accroître. Le 20 mai après-midi, elle est dans un bain depuis une heure. A travers la porte, on entend sa voix infatigable. L'ouverture de la porte n'arrête pas ce torrent de mots peu articulés et pressés, et il est difficile d'entendre si quelques syllabes témoignent qu'elle a remarqué l'arrivée d'un étranger. De la baignoire, sur laquelle est tendue une forte toile, la tête seule émerge, par une petite ouverture. Le cou est entouré d'une serviette. Une infirmière surveille de près la malade, qui s'agite, donne des coups de genoux et de pieds dans la toile.

D. — Madame!

R. — (Pas de réponse : continuation des paroles inarticulées).

D. — (Plus fort) Madame!

R. — (Elle se tait).

D. — (Très fort) Madame!

R. — (Elle continue à se taire et tourne sa figure vers le mur, la cachant autant que possible dans la serviette).

D. — (Très fort) Madame N.!

R. — (Syllabes insaisissables parmi lesquelles je crois entendre :) elle est morte. (Elle s'agite très fort dans son bain et dit :) Trois fois j'ai demandé à sortir du bain, ça fait quatre fois. (Elle me mouille, le voit, rit).

D. — Regardez-moi. (Je lui touche la tête).

R. — (Elle me regarde).

D. — Vous me connaissez?

R. — Je ne vous ai jamais tant vu. (C'est en effet la première

tion émotionnelle dans la manie était loin d'être permanente et que l'on constatait au contraire des changements d'humeur les plus variés, passant de l'euphorie au malaise général, de l'expansion à l'apathie. Le vrai maniaque parcourait ainsi la gamme émotionnelle avec la plus grande rapidité. »

fois qu'elle me voit. Elle continue à parler indistinctement et à se débattre dans son bain).

D. — Qu'est-ce que cela? (Une pièce de cinq centimes, placée en plein soleil, à bonne distance de ses yeux).

R. — Deux sous. (Elle continue à parler indistinctement).

D. — Qu'est-ce que cela? (Une pièce de dix centimes).

R. — Dix centimes. (Elle reprend sa parole indistincte).

D. — Cela? (Une pièce de cinq centimes).

R. — Cinq centimes. Les infirmiers... (Elle continue à parler indistinctement).

D. — Combien cela fait-il? (Je montre à la fois une pièce de cinq centimes et une de dix).

R. — Quinze centimes. C'est à Villeneuve que ça passe, Villa-viciosa, j'ai compris. Henri IV. Sur le dos. Patati, patata... (Elle s'agite).

D. — Ça? (Pièce de dix centimes).

R. — Dix centimes! on ne m'achète pas! Qu'est-ce qu'il y a, dans les Vosges, un chichi! Te Deum. Qu'est-ce qui passe au speculum? Hein! j'ai fait la vache, pour la sauver, ma mère! Allez-y donc... (suivent des paroles inarticulées et rapides).

D. — (Très fort) Deux fois deux?

R. — Deux fois deux? non, pas fort, l'échantillon! (Suivent des mots incompréhensibles, elle parle un patois). Je ne sais pas!...

D. — 5 fois 6?

R. — 5 fois 6, 30, hein, pas besoin de savon... ce qu'il y a chez nous... pas besoin de voler... savez pas ça...

D. — 7 fois 8?

R. — 42. C'est la médecine, celle-là, qui vous répond, médicastre; ça va très bien. Calomel! Calomel! (Le flux de paroles continue).

D. — (Toujours très fort). Quel est le chef-lieu de la Creuse?

R. — (Elle arrête brusquement sa fuite d'idées). Qu'est-ce qu'il y a?

D. — Quel est le chef-lieu du département de la Creuse?

R. — ... Un grand médecin. — Je l'ai oublié. Je vous dis que je l'ai oublié depuis. Châteauroux! Châteauroux. Vous parlez espagnol? (Elle dit une phrase en espagnol). Esperanto? (Elle parle en esperanto. Elle continue en patois d'Auvergne).

D. — Le chef-lieu de la Dordogne?

R. — Tu l'as dit.

D. — La Dordogne, chef-lieu Périgueux. Dites les sous-préfectures!

R. — (Elle rit et se calme). J'ai oublié. (Elle rit). Capitale, Atcha! (Flux de paroles).

D. — 3 fois 7?

R. — Ça fera 21. (Le flux de paroles continue. Les réponses adéquates s'y insèrent sans le rompre).

D. — Quelle heure est-il?

R. — Quanta hora... Quelle heure as-tu? Belon, Belon. Vingt-quatre heures. Le temps passé... A giorno...

D. — (Sachant qu'elle est couturière, je lui demande :) Qu'est-qu'une couture rabattue?

R. — Coutura, la couturière. (Le flux de paroles continue).

D. — (Très fort). Une couture rabattue! qu'est-ce qu'une couture rabattue?

R. — Tenez, en voici une, là. (Le flux de paroles continue. Elle a désigné, du regard et par un mouvement de tête, sur la serviette tordue sous son menton, une couture : l'infirmière confirme que c'est une couture rabattue).

D. — Combien coûte un quart de beurre?

R. — Un quart de beurre, quand il y a du sublimé dedans?

D. — Non, un quart de bon beurre.

R. — Ah! je n'en sais rien.

D. — Quand vous alliez au marché...

R. — Oh, j'allais chez Maggi. La savane, la savane. Et je le collerai. (Elle s'agite très fort).

Modalités diverses de la mobilité mentale chez une D. P. hébéphrénique.

Obs. XVI. — Mlle Sylvie M. [1], vingt-trois ans en 1910, internée depuis deux ans, est une précieuse de qui la toilette, le geste, la posture, la démarche, le sourire, le regard, le port de tête, le son de voix, le vocabulaire, les pensées et les actes sont gracieux, non sans recherche. Elle a fait une poétique tentative de suicide : un soir, elle a effeuillé des violettes sur sa poitrine, puis elle y a enfoncé une longue épingle à chapeau, et ce n'est que le lendemain qu'on a vu sur sa peau la tête de l'épingle. Parfaitement orientée dans l'espace et dans le temps, elle lit des romans, elle déclame des vers avec goût, elle peint des médaillons, elle brode. Sur un mouchoir qu'elle a donné à sa sœur jumelle, elle a brodé : « Souvenir d'une martyre ». Elle habille

1. Voir ci-dessous, d'autres observations sur cette même malade, p. 108.

une poupée, elle se farde, elle est mutine, elle se fâche, elle veut mourir, elle veut être riche et aimée, elle est enjouée, elle babille comme une enfant. Elle « fabule », elle mêle des histoires imaginaires aux histoires vraies. Elle est malicieuse, elle est sérieuse, elle est philosophe; elle parle comme une fée, avec des métaphores, des paraboles, du mystère.

Suivant l'humeur du moment, cette jeune personne passe par tous les degrés de mobilité de l'attention, depuis la stabilité normale jusqu'aux approches de l'instabilité maniaque extrême.

1° Voici en premier lieu un exemple de conversation posée et suivie (26 juin 1910); on peut porter ici l'appréciation : *Stabilité normale : développement stable sur thème stable.*

D. — Que faisiez-vous à quatorze ans?

Q. — On a mis papa ici (à Sainte-Anne) quand j'avais quatorze ans (exact). Maman a soutenu qu'il perdait la raison. Il a fallu que je gagne ma vie. J'avais passé mon certificat d'études à onze ans et demi. Après l'internement de mon père, on m'a retirée de classe.

D. — Et alors?

R. — Alors, j'ai été modiste.

D. — En atelier?

R. — Oui, six mois.

D. — Où?

R. — Un mois chez Mme V. S., 7, boulevard Saint-Martin.

D. — Vous étiez apprentie?

R. — Oui, un mois. Mais ma mère trouvait que ce n'était pas assez. Alors, on m'a mise quatre mois rue R., chez Mme H., modiste... Je ne gagnais que 1 f. par jour. Après, je me suis placée 75 rue T., chez une dame seule, Mme B., modiste : elle me donnait 1 f. 75 par jour. Après cela, chez L.-B., 86 rue des Petits-Champs. Chaque fois que je rentrais, ma mère me grondait, me donnait des claques, me reprochait de ne pas gagner assez, me menaçait, si jamais je fréquentais des jeunes gens. Alors, comme j'étais moins bien mise que les autres, j'ai voulu gagner davantage. Je me suis mise à apprendre l'anglais toute seule, dans des livres. Je suis allée à Avignon. C'est la maison L.-B. qui m'y a envoyée, chez une modiste cliente; j'y suis restée deux mois, en plein hiver.

D. — Pourquoi pas plus?

R. — Parce que l'engagement était signé pour deux mois. Puis, je suis revenue chez L.-B., trois mois. C'est alors que je suis allée, seule, en Angleterre, pour apprendre l'anglais.

D. — Comment avez-vous fait ce voyage?

R. — Une personne m'attendait, Mme P., habitant Londres, à qui on m'avait recommandée. Son mari était cuisinier.

[Ici une interruption : un visiteur est introduit; conversation avec le visiteur, en présence de la malade, pendant plusieurs minutes. Le visiteur parti, je renoue l'entretien à l'aide de ces simples mots :]

D. — Et alors?

R. — Alors, du samedi au lundi elle voulait me faire payer 50 f. Non, je me trompe. Le lundi, je me suis engagée, j'ai travaillé. J'ai habité trois semaines chez cette femme-là. Puis, comme elle voulait me faire payer trop cher, alors j'ai demandé au patron, qui était modiste, de me coucher et nourrir comme d'autres employées : j'y suis restée trois mois et demi; je suis arrivée en France le 14 juillet.

D. — Qu'est-ce que c'était que cette maison de Mme P.?

R. — Un hôtel. »

2° Voici, en second lieu, l'exemple d'une tirade humoristique et verveuse, où la malade voltige d'objet en objet, conservant un même thème général : interprétation symbolique des physionomies (8 déc. 1908); notre appréciation sera, cette fois : *Développement instable sur thème stable.*

Spontanément, à un interne blond à barbe en pointe : « Vous, vous êtes Jésus-Christ. Je vous ai connu en Écosse. »

Puis, elle montre diverses malades :

« Celle-ci, c'est la Religion (une obsédée déprimée).

D. — Pourquoi?

R. — Parce qu'elle est simple, fidèle à son mari. Celle-ci, c'est Paris (une démente précoce maniérée).

D. — Pourquoi?

R. — Parce qu'elle est coquette, fine... Celle-ci, c'est le Commerce (mélancolique obséquieuse).

D. — Pourquoi?

R. — Parce qu'elle parle doucement, qu'elle se met bien avec tout le monde. Celle-ci, c'est la République (persécutée à profil et coiffure classiques).

D. — Pourquoi?

R. — Parce qu'elle est vieille : c'est Marianne. Celle-ci, c'est la Mort (délirante interprétante à l'air sévère).

D. — Pourquoi ?

R. — Parce qu'elle est méchante. Celle-ci, c'est la Royauté (démente précoce à l'air grave).

D. — Pourquoi ?

R. — Parce qu'elle est fière. Celle-ci, c'est la Prostitution (paralytique générale).

D. — Pourquoi ?

R. — Parce qu'elle va et vient : on l'appelle Loulou. Celle-ci, c'est celle qui n'a rien vu (démente précoce du nom de Virien)[1].

3° Voici, en troisième lieu, la transcription de la sténographie d'une divagation rapide et peu cohérente ; la malade a les yeux brillants, le teint animé, le geste vif (3 juillet 1910) ; notre appréciation sera cette fois : *Développement instable sur thème idéationnel peu stable, sous-tendu par un substrat émotionnel stable.*

Je suis venue ici dans un monde nouveau. J'ai appris des choses neuves. Par exemple, *surface* peut être compris : *sûr*, pas frais ; et *face*, physionomie. Mais pour moi, surface, c'est l'idée géométrique. Il y a en moi deux individus : l'individu ancien, qui était comme un livre, ma vie n'était qu'une pensée. La seconde personne est venue très tard. De ce canevas, de ce plan qu'était ma première idée, on a refait d'autres idées, et l'affaire a évolué, évolué, et le volume a vieilli, a jauni, est resté en place à la bibliothèque. Et d'autres volumes ont été faits, plus nouveaux, nombreux. Et le premier, d'où ils ont été tirés, jure, maintenant, avec les nouveaux. La reliure est plus solide, le papier est meilleur, les caractères sont plus pleins, mais enfin, il donne une idée de vieux, et sa place n'est pas avec les nouveaux. Il faut l'enlever. On en fera ce qu'on voudra. C'est à la personne instruite, au directeur de la bibliothèque, à décider. S'il y a plusieurs directeurs, il y aura des contradictions, l'un voudra disposer d'une façon, l'autre d'une autre. Il faudrait qu'il y en ait un ayant plus de jugement et dirigeant[2].

4° Voici, enfin, une crise qui se rapproche de l'excitation maniaque (12 juillet 1910). Nous proposons cette fois l'appré-

1. Nous tenons à remercier M. Benon, qui a recueilli par écrit cette scene des physionomies.
2. Voir ci-dessous, p. 251, une observation analogue.

ciation suivante : *Développement instable sur thème idéationnel très instable, mais sous-tendu par une tonalité émotionnelle à peu près stable.*

On introduit la malade au laboratoire; l'infirmière est priée de dégrafer le corsage de Mlle Sylvie M., afin de placer le pneumographe. Mais indocile à cette intervention, effrayée par l'appareil, Sylvie proteste, élève le ton, se met en colère. Ses cheveux se dénouent, elle se dresse, gesticule, vocifère. Au bout de quelques secondes, elle ne paraît plus songer du tout au pneumographe, elle s'excite sur des sujets multiples et successifs, elle parle de mourir, elle frappe sur les tables, puis elle rit, elle monte sur une table, s'agite, tombe à terre, se relève, proférant des paroles véhémentes et dont la suite est d'une logique peu sévère. L'idée du pneumographe semble réapparaître ou n'être pas disparue tout à fait, car Sylvie se plaint de sa mère, qui autrefois l'a obligée à porter un corset. La notation exacte des propos n'a pas été possible, la tentative de faire donner quelques réactions d'attention conjuguée n'a pas été acceptée, et comme elle menaçait de tout casser, on a dû l'emmener, toujours criant, toujours brodant, sur un fond émotionnel de colère et de crainte, des idées bariolées et des mots désordonnés. La crise a duré jusqu'au soir.

Nous avons essayé de définir par quatre formules les degrés de stabilité mentale décroissante que l'observation vient de nous révéler. A travers des états de plus en plus éloignés de la stabilité normale, Mlle Sylvie M. s'approche peu à peu de notre point de repère, de l'instabilité typique présentée par Mme Esther N. dans la crise aiguë de manie essentielle. Pourtant on ne peut dire qu'elle y atteigne tout à fait, même dans son accès de colère avec incohérence. Le thème idéationnel est des plus fugaces : c'est la ceinture pneumographique où elle a failli être emprisonnée. Ce thème s'éclipse, et ne réapparaît qu'à peine. Mais quand il est éclipsé, une tonalité sentimentale à peu près constante subsiste. Pendant cette longue crise de plusieurs heures, les déclamations peu cohérentes n'ont guère cessé d'être des déclamations coléreuses, indignées, les protestations d'une opprimée, d'une « martyre », selon l'inscription qu'un jour elle broda sur un mouchoir. Au contraire, l'instabilité plus profonde de la maniaque en crise pourrait se formuler : *Développement instable sur thèmes idéationnels et émotionnels fugaces* : tantôt un mouvement sentimental d'euphorie ou de verve caustique sert, dans la manie, de substrat fugitif à quelques fusées hétéroclites d'idées et de mots, tantôt inversement c'est une représentation, une image, une assonance, qui joue le rôle de texte passager à des variations émotives d'ironie, de colère, d'inspiration.

Parallèle entre la mobilité mentale dans l'agitation maniaque et dans l'agitation hébéphrénique

Lucie L. est une hébéphrénique, très difficilement abordable. Les infirmières même hésitent à lui parler et sont obligées de se réunir à plusieurs pour la conduire. Elle a à chaque minute des hallucinations; elle a des idées de persécution, de substitution de personnes, de grandeur. Ancienne sage-femme en chef dans un service parisien d'accouchements, elle renie sa personnalité et sa profession, elle se fâche si on l'appelle par son nom de famille, et même simplement si on lui adresse la parole. Pour peu que l'on insiste, elle en arrive à une véritable crise, où elle n'est plus maîtresse de ses pensées, ni de ses paroles, ni de ses actes; elle se met à divaguer, elle devient violente; et la rapidité de ses associations d'idées à bâtons rompus appelle alors la comparaison avec la crise maniaque. Lucie L. va nous apparaître d'un degré plus instable que ne l'était Sylvie M. en son accès de colère : l'instabilité émotionnelle va devenir presque aussi complète que l'instabilité idéationnelle. Seul le matériel mobilisé permettra peut-être d'établir une nuance diagnostique à l'égard de la manie.

Obs. XVIII. — Lucie L. est assise dans le jardin, sur un banc solitaire; elle brode. D'un air hostile elle me regarde m'engager dans son allée et m'approcher en faisant le tour de la pelouse.

D. — « Mademoiselle Lucie !

R. — Zut ! je n'ai rien à vous dire.

D. — Comme vous êtes aimable !

R. — Et puis, en voilà assez. Je ne vous connais pas. D'abord, vous n'êtes pas un médecin.

D. — Si.

R. — Vous ne l'avez pas écrit sur le nez, peut-être ! Est-ce que je sais, moi?

D. — Pas tant de mauvaise humeur, s'il vous plaît !

R. — Quoi? ah, bien, il en a, une audace. Assassin ! vous devez être un assassin.

D. — Oh, qu'elle est grognon ! qu'elle est impolie. La première fois qu'elle me voit, elle m'appelle assassin.

R. — Espèce de satyre ! vous voudriez me violer !

D. — Vous voilà bien, petite horreur, grincheuse, injurieuse, toujours en colère.

R. — (Elle continue à broder : elle brode très bien). Médicastre, j'en ai assez, de servir de sujet ! sale type, allez-vous-en.

D. — Non, je ne m'en irai pas, et je vous empêcherai de broder. (Je porte la main sur sa broderie. Elle s'y cramponne. Elle se fâche tout à fait, me lance des invectives. Je suis obligé de prendre le large, et de cesser un instant de prendre des notes, car elle brandit ses ciseaux et profère des menaces précises).

R. — Vous ne me faites pas peur, allez, tyran, satyre.

D. — Voilà : on m'avait dit que vous deveniez furieuse sans raison; je ne le croyais pas.

R. — Ah, on se bat, on se massacre, au Portugal. Et vous êtes soldat de Lorraine? (sa voix devient éclatante et rapide).

D. — Vous devenez incohérente. (Elle a cessé de broder et s'agite).

R. — Incohérente, moi? allez, je n'aime pas la Lorraine. Je vous dis que c'est Marie-Amélie de Portugal. Et je me fous pas mal de votre Savoie, de votre Emmanuel de Savoie et de tous vos cochons ! j'en vois assez, des femmes qui séduisent, des femmes qui font je ne sais quoi, qui disent je ne sais quoi aux hommes. Mais moi, vous ne m'aurez pas ! Je ne sais pas faire votre compte. On m'a piqué du microbe. Je ne sais pas où c'est. Et je suis tombée à l'hôpital. J'ai acheté tous les hôpitaux. Et je les démolirai ! Saint-Lazare ! Je suis énorme, moi. Ma mère était énorme, je suis énorme. Je vous dis qu'on se battait du côté du

Portugal! J'étais au Portugal. Je ne sais comment je suis venue ici. On m'aura fait entrer par le côté chemin de fer. Mon père était Bourgogne, cardinal de Bourgogne. Je suis la fille de Mgr de Bourgogne! J'étais à l'archevêché d'Aix, et il y avait là Mgr Hélioglobal.

D. — Hélioglobal, ou Héliogabal?

R. — (Elle rit). Il y avait là, ce matin (elle montre un massif d'arbres) des créanciers.

D. — Enfin, elle a ri! cela ne doit pas vous arriver souvent, de rire!

R. — Oh, bien, vous me dites que je suis sage-femme! (je n'y ai fait aucune allusion); vous m'appelez L. (elle renie son nom et se fâche quand on le lui donne). Vous me faites une horrible scène! (elle se met à pleurer) Oh! oh! oh! (Les larmes coulent avec abondance). Puisque je ne peux pas vous tuer, sans quoi... Je me déteste, quoi! Vous avez l'air de vous intéresser à mon corps, vous me dégoûtez, quoi! Je n'ai jamais vu de derrière. (Elle se mouche et ne pleure plus). Le premier derrière que j'aie vu, c'est celui de Blanche, l'autre jour : elle prenait son bain. Oui. Vous me prenez pour une sage-femme; eh bien! c'est le premier derrière de femme que j'aie vu. Nous nous en foutons, des Savoie et des Château-Chinon! »

Tout cela est dit avec une volubilité extrême. Elle se remet à pleurer à torrents.

D. — « Allons, allons, quel gros chagrin!

R. — Je ne suis qu'une petite enfant.

D. — Ne pleurez plus! (Je me risque à lui taper sur les joues).

R. — Vous n'avez pas seulement touché ma tête, là (loin de s'indigner, elle prend ma main et la pose sur le sommet de sa tête). Voyez comme elle est creuse! Vous venez me faire une scène, je suis malheureuse! (Elle sanglotte). Cette femme mon Dieu! oh! oh! oh! C'est Petit, qui est méchante, là! (Elle ne pleure plus mais regarde avec colère du côté des fenêtres de la surveillante en chef, Mme Petit). Puisque c'est Pandore qui m'a élevée en nourrice. Tout le monde connaît l'accoucheur Pandore. (De nouveau elle se tourne vers les fenêtres de Mme Petit). Sale bête! sale horreur! ma mère est une sale horreur! (Elle rit aux éclats). Au Portugal, j'ai porté des manchons de dentelles (Elle se tord de rire. Me regardant :) Oh, qu'il est laid, qu'il est laid! Je vous dis que je suis creux. C'est vilain, de m'avoir appelée comme ça. Coupez-moi la tête, là! j'aime mieux avoir la tête coupée. Oh, oh! (elle pleure) j'étais heureuse; c'est ça, qu'ils ne veulent pas croire! (Elle se tourne vers la Clinique, et, d'une voix tout à coup calme :) Mais je ferai du mal. Ah, bien, oui! Méchante comme ça? oui! Vous m'habilleriez de soie que ce serait la même chose. Parce qu'elle est pâle? je crois bien, qu'elle est pâle! Vous m'appelez Lucie, vous êtes un voleur! (Le ton est redevenu violent). C'est les chauve-souris, qui m'ont abîmé les dents. On ne peut pas m'arracher les dents après les chauve-souris. Saint-Esprit. On m'a fait entrer par une porte mystérieuse. La ressemblance? je m'en fous bien, de la ressemblance! et puis, merde pour ma mère. Je m'en fous. Oh! oh! je suis sûre qu'on m'a amenée à Paris par le chemin de fer. Mais tant pis pour les Sabbats, pour le pape, pour Alphonse XIII. Je ferai casser les gueules. Et tout sautera. Les boutiques, le Louvre, le Bon Marché, tout ça sautera! Il y aura de quoi remplir les hôpitaux! Boucicaut et Jaluzot, tout ça sautera! »

Cherchons maintenant s'il existe des caractères permettant de différencier la mobilité mentale, d'une part dans la manie idiopathique, d'autre part dans la crise à laquelle nous venons d'assister chez une hébéphrénique.

1° *La durée des réactions attentionnelles ne paraît pas fournir de signe différentiel.* — Pas un instant nous n'avons pu songer à obtenir de Lucie L. des mesures sur la rapidité de ses réactions attentionnelles. Nous admettons pourtant qu'elles se fussent montrées lentes, tout aussi bien que chez la maniaque Esther N., et en dépit de la rapidité générale du cours des idées. Rien ne permet de supposer ici une différence.

2° *La rapidité du flux des idées est égale dans les deux cas.* — La volubilité de Lucie L. était très grande, et malgré notre habitude de noter les paroles fuyantes des agités, nous avons eu beaucoup de peine à fixer celles qu'on vient de lire. On peut appliquer à Lucie L. le texte, plus haut cité, de Kraepelin sur la mobilité maniaque, ou celui-ci, de Pinel, qui ne distinguait pas l'agitation maniaque de l'agitation hébéphrénique.

> ... il semble être entraîné par un roulement perpétuel d'idées et d'affections morales décousues qui disparaissent et tombent dans le néant aussitôt qu'elles se sont produites [1].

1. Pinel, *Traité médico-philosophique sur l'aliénation mentale*, p. 170.

3° *Y-a-t-il, chez le dément précoce excité, un substrat sentimental qui manque au maniaque?* — On a bien l'impression générale que les déments précoces, dans leur crise d'excitation, sous la bigarrure de leurs associations d'idées, ont un substrat sentimental, en particulier coléreux, plus constant, moins fragile, moins instable. Maintes fois, au cours de sa crise, Lucie L. a changé brusquement d'émotion; la colère a fait place à l'attendrissement, au rire, pour réapparaître et disparaître tour à tour. Au total, l'ensemble est pourtant une crise de colère. Mais on en observe de toutes semblables chez les maniaques. Ce signe différentiel n'a pas une très grande valeur pratique, si on le sépare du suivant; il en acquiert une beaucoup plus grande, si on les unit.

4° *Y-a-t-il, chez le dément précoce excité, moins d'impressionnalité sensorielle?* — Le maniaque est « tout au dehors », selon la formule de Magnan[1]; il est en contact perpétuel avec le monde extérieur; c'est dans les données de la vue, de l'ouïe, des sens externes, qu'il puise un grand nombre de ses thèmes à divagations; il est avant tout un sensoriel. Au contraire, le dément précoce dans une crise d'excitation n'est ni plus ni moins ouvert aux perceptions sensorielles qu'en dehors de ses crises, c'est-à-dire, il l'est généralement moins qu'un normal. Voilà le signe différentiel le meilleur : quoiqu'elle retournât à son vague désir de sortir du bain et au déroulement de ses calembredaines mnémoniques, Esther N. était accessible aux sollicitations visuelles, auditives, comme à des sensations détachées, indépendantes, ayant chacune son intérêt propre. Au contraire, Lucie L. ne regardait les arbres du parc que pour y supposer ses ennemis embusqués, le mur que pour parler du chemin de fer qui l'aurait amenée du Portugal; le pavillon, que pour maudire la surveillante. Parmi les objets sur lesquels papillonne l'instabilité du maniaque idiopathique, les données sensorielles figurent pour une part importante; l'instabilité du

1. Anglade, dans : *Traité de Pathol. Ment.* de Gilbert Ballet, 274.

dément précoce agité voltige sur des évocations plus intérieures. La différence est dans les objets. Mais le degré d'instabilité, la vitesse du flux de l'idéation, le nombre et la brusquerie des changements de direction, la lenteur réelle des réactions, dissimulée par la rapidité de l'idéorrhée, rien de tout cela n'est différentiel : l'allure de l'attention, ou plutôt de l'inattention, est commune; le matériel sur lequel elle s'exerce est seul différent peut-être [1].

Mobilité mentale non agitée chez une démente paralytique

Voici maintenant une démente paralytique non agitée. Elle nous présente encore une autre modalité d'instabilité, différente de toutes les précédentes; et, par confrontation mutuelle, l'analyse va progresser, chaque formule va être mieux éclairée par chaque autre.

Obs. IX. — Mme Anne St., femme B., âgée de quarante quatre ans, syphilitique, a d'abord eu des accidents d'artérite cérébrale, puis est devenue très rapidement paralytique générale. Le 15 avril 1911, une infirmière l'introduit. La malade s'assied, sourit. L'infirmière donne les renseignements suivants : Mme St. a besoin d'être surveillée, on la laisse donc souvent au lit. On la fait s'habiller et descendre à la salle commune deux ou trois fois par semaine. Elle ne gâte pas. Elle mange seule, plus ou moins proprement. Ici la malade proteste, jure qu'elle ne laisse jamais tomber une miette. Elle n'a pas d'ordre; ses vêtements et objets personnels forment un fouillis; elle dérange son lit, défait son drap. Elle travaille pour elle au crochet, au tricot; mais ce qu'elle fait, elle le défait, et cela n'aboutit à rien d'utilisable. Ici de nouveau la malade proteste : elle montre une pèlerine en laine faite par elle avant son entrée. Mais depuis son

1. Sur l'extériorisation des processus psychiques chez le maniaque et sur son impressionnabilité aux données sensibles, voir, ci-dessous, le passage sur la *turbulence démentielle*, p. 100. Voir, d'autre part, p. 253, l'observation d'une démente précoce hébéphréno-catatonique qui, en un état d'instabilité mentale avec excitation légère, se montre accessible à toutes les impressions sensorielles; et, p. 88, l'observation d'une agitée très impressionnable sensoriellement, et pour laquelle le diagnostic demeure hésitant entre manie et hébéphrénie.

admission, qui date du 9 mars 1911, elle n'a rien fait qui vaille. On ne peut l'employer à rien. Elle trace sur des papiers d'informes crayonnages.

D. — Quel est votre nom?

R. — St.; Madame St.

D. — Votre petit nom?

R. — Anna.

D. — Votre âge?

R. — Vingt-cinq ans, Monsieur.

D. — Vous en paraissez davantage.

R. — Ah, non, Monsieur. C'est que j'ai été longtemps malade, vous savez. Et puis, me voici pas bien habillée. Si j'étais habillée en reine! Et puis artiste à l'Opéra, vous savez! Et puis j'ai été malade deux ans; on disait que c'était un cancer à l'estomac. Mon mari avait mal au pied, un ulcère variqueux, ça devenait cancéreux. On lui a mis de la pommade mercurielle, et un pharmacien l'a guéri en huit jours. Nous avons vu Charcot, Landouzy et tous les grands médecins. Aujourd'hui, on vient me chercher pour une ouverture : je joue à l'Opéra. Enfin, maintenant, je vais bien. Je n'ai plus de pa-pa-ralysie. Si, voyez, dans les doigts. J'ai une petite fille de trois ans. et deux de cinq ans : eh bien, Monsieur, elles travaillent bien. Les infirmières me disent, ici : l'Opéra, tu le feras dans ton lit, tu es folle.

D. — Quelle est la date de votre naissance?

R. — Le 19 décembre.

D. — De quelle année?

R. — En 66. [Silence prolongé. Puis, spontanément] : Nous avons 500 millions à l'Opéra, Monsieur. Vous comprenez que c'est bon pour les travailleurs! J'ai gagné cela en deux ans. Nous avons des hôpitaux et trois châteaux. Mais les hôpitaux sont défectueux.

D. — Quelle est la date de votre naissance?

R. — Je vous ai dit 19 décembre 1866.

D. — Alors, vous avez quel âge?

R. — Eh bien, en 66.

D. — Cela fait combien?

R. — Cela fait vingt-cinq ans : Nous sommes plus en 1910?

D. — Non, nous sommes en 1911 (15 avril).

R. — Eh bien, cela fait vingt-cinq ans.

D. — Comment vous sentez-vous?

R. — Oh, très bien, Monsieur; voyez : j'ai la parole; et puis tout, tout, tout. Je n'ai ni ennui, et puis les nerfs très forts. J'ai eu des paralysies, et puis le nez, la gorge, et puis les janjlions au cerveau, tenez, les mains (elle avance les mains).

D. — Quelle est cette maison, ici?

R. — Conservatoire; et puis, Asile Sainte-Anne.

D. — Qu'est-ce que l'Asile Sainte-Anne?

R. — Eh bien, une maison... une prison... faite pour les maladies nerveuses; et vous savez, je suis intelligente, en tout, en tout; un cerveau qui sait tout. A trois ans je suis allée à l'école. Ensuite, j'ai fait le certificat à dix ans; après, le brevet à dix ans: après, à onze ans, j'ai eu mon brevet; un an après, la Normale; après, mon bachot à quatorze ans. La préfecture m'avait émancipée pour ne pas attendre dix-sept ans. Après, on m'a appris à faire l'étudiant, la science et la médecine. Et puis juger aux assises. Faire la banque. Ministre des finances. Vous verrez ça à la présidence. Ah, vous savez, je suis instruite! j'ai un cerveau! La Sainte-Vierge m'a donné une bonne nature. Je suis belle, enfin, je suis jolie, j'ai la beauté. Un péché de Vénus. Et puis un Bohême en fleurs, un cristal en fleur. On me disait ça quand j'étais reine. A la présidence: et puis, les portraits de tous les rois. Les applaudissements que j'ai eus dans la rue, Monsieur! Oh, que tu es belle, femme de la Vierge, du Christ! On m'a fait descendre chez Marguery, Monsieur. Et on a joué Lucie de Lamermoor, et puis Manon. »

Ce qui nous intéresse actuellement dans ces divagations ambitieuses, c'est la mobilité mentale. Cette malade est, en effet, une instable. Ni les questions qu'on lui pose, ni les idées spontanées qui lui viennent ne réussissent à fixer son attention d'une manière tant soit peu soutenue. *Oscillation perpétuelle instable entre un petit nombre de thèmes favoris* (d'ailleurs délirants) : voilà en quoi consiste, chez Mme Anne St., la mobilité pathologique de l'attention. Elle a vingt-cinq ans; elle est cantatrice à l'Opéra; elle a une maladie chronique; elle possède des châteaux; elle a du génie; on la dit folle; elle soulève l'enthousiasme des foules; son mari a été soigné au mercure; elle est d'une beauté surhumaine : quelque question que vous lui posiez, elle a tôt fait de retomber sur l'un de ces morceaux de son répertoire; et d'autre part, elle est incapable de s'y tenir; bien vite elle glisse à un autre, il suffit de patienter quelques minutes, pour qu'elle les ait tous effleurés. Les transitions sont brutales, elle n'y met aucune logique, elle ne remarque pas les plus criardes contradictions. On a cherché, dans des propos analogues de paralytiques généraux, le jeu de l'association mécanique des idées, l'analogie, le contraste, la juxtaposition habituelle : mais ces attractions illogiques mêmes nous paraissent jouer ici un rôle extrêmement effacé. Mme Anne St. a cinq ou six thèmes, toujours les mêmes, à sa disposition. Ils sont stables, mais elle est instable. Si vous la voyez passer de l'un à l'autre, n'allez pas croire que c'est en vertu d'une association. C'est seulement parce qu'elle est agitée et mobile. Sa pensée bouge. Et comme cette pensée est très pauvre, elle ne peut bouger que de l'un de ses thèmes familiers à un autre de ses thèmes familiers. Un dé à jouer roule sur une pente; chacune des six faces peut, selon un tour de rôle fortuit, marquer un fugitif temps d'arrêt dans la chute. Ainsi l'ordre dans lequel les cinq ou six idées de Mme Anne St. défilent n'est pas régi par des lois internes, il dépend seulement de conditions de rencontre.

Si grandes que soient les différences qui séparent Mme Esther N., maniaque ultérieurement guérie, de Mlle Sylvie M., hébéphrénique désormais incurable, la distance est encore bien plus considérable entre ces deux agitées d'une part, et Mme Anne St., démente profonde non agitée. C'est dans l'exécution d'actes intellectuels relativement supérieurs, que la maniaque et que l'hébéphrénique se montraient instables. Instabilité dans l'interprétation originale, animée, fine, érudite, intellectuellement et émotionnellement nuancée de l'expérience externe et interne en son infini détail : voilà l'instabilité maniaque. Instabilité dans l'exploitation prétentieuse, maniérée, souvent gracieuse et poétique de sa propre vie et de sa propre personne : voilà l'instabilité hébéphrénique. Quant à l'instabilité paralytique, c'est en l'absence de telles activités intellectuelles, qu'elle se manifeste, c'est à l'occasion d'actes mentaux inférieurs, dans la formation, l'évocation, le maniement, le placement de rêvasseries grossièrement confectionnées une fois pour toutes.

CHAPITRE V

LA VISCOSITÉ MENTALE DÉMENTIELLE

C'est ainsi que nous proposons de dénommer un symptôme qui est des plus nets chez un grand nombre de déments; et chacun le reconnaîtra sans doute à l'énoncé.

Ce symptôme consiste en ce que, la pensée étant fixée sur un objet, soit par l'initiative propre du sujet, soit par son automatisme, soit enfin par une influence étrangère acceptée ou subie, il est parfois peu facile d'obtenir un changement d'orientation, une adaptation à des données nouvelles. Une fois née et mise en train, une idée, une image, un mot reste adhérent et, pour ainsi dire, collé à l'esprit, et les efforts sont vains que l'on fait et que le malade tente parfois lui-même pour faire cesser cette persistance inopportune.

C'est de l'inertie mentale, et, plus exactement, c'est une insuffisance de la mobilité. Il ne faut pas confondre la viscosité mentale avec le négativisme (indocilité, récalcitrance). Bien des malades qui n'ont aucun négativisme ont une extrême viscosité mentale.

Obs. XII. — Par exemple, Georges S., dément paralytique (cinquante-six ans), n'a aucun négativisme, il est constamment d'une docilité exagérée; et il a une viscosité mentale évidente. Il a fait une erreur en essayant de répéter une phrase qu'on lui a lue. On a lu : « Quand le coucher du soleil est rouge, on dit que c'est signe de vent pour le lendemain »; en essayant de répéter de mémoire, il a modifié le modèle comme ceci : « on dit que c'est signe de beau temps pour le lendemain. » Relisez le texte en insistant sur « signe de vent » : il répète « signe de beau temps », avec la volonté de vous satisfaire. Renouvelez les lectures : il renouvelle l'erreur. Expliquez l'erreur, insistez : les répétitions l'ont ancrée, rien ne peut plus la déraciner. Autre exemple. En essayant d'énumérer des objets rouges, Georges S. s'est vite égaré sur une voie latérale. Du « soleil rouge », il est passé à « la lune, qui est ronde », de la lune qui est ronde, aux « étoiles, qui sont stellaires » (sic). Vous l'avez laissé aller deux pas sur cette fausse piste : il est trop tard. Il comprenait, il n'y a qu'un instant, qu'on lui demandait des choses *rouges*. Maintenant, en conflit avec cette idée provoquée, l'idée spontanée *astres* triomphe; visqueuse, elle ne peut plus être détachée; et en dépit des explications et objurgations, pendant que vous réclamez au sujet, pourtant docile, des objets rouges, il continue, ne vous comprenant plus, à vous citer imperturbablement « les constellations, et puis les étoiles, et puis la lune ». Plus ou moins fréquemment, et avec une inertie plus ou moins complète, donnant l'impression d'un poids qui retomberait, alors qu'on s'efforce de l'enlever, le vieux Joachim R., le jeune Paul L., Léon G., Jean-Marie B. présentent ce symptôme; au lieu de suivre l'idée nouvelle où l'on s'escrime à les entraîner, il leur arrive de demeurer dans une idée antérieure et stagnante.

Cet important symptôme a maintes fois été signalé, mais sans que peut-être il ait été assez mis en son jour. Les aliénistes allemands l'appellent d'un terme assez juste, « haftenbleiben » (Neisser : *réaction de persévération*); mais c'est en faire une propriété inhérente au mot, à l'image, à l'idée particuliers qui demeurent ainsi *attachés*, plutôt que l'état général d'un esprit. Pourtant Pick[1] a essayé de remonter jusqu'au mécanisme mental : mais le phénomène psychopathique de l'apraxie, auquel il s'est adressé, ne peut éclairer d'aucune lumière celui qui nous occupe; c'est d'une manière inutilement compliquée qu'il a créé l'expression « pseudo-

1. Pick, Ueber Stoerrungen der Identification (Asymbolie, apraxie, agnosie.) *Beitr. z. Pathol. d. Centralnervenssystems*, 1898, 1-14.

apraxie », sous prétexte, par exemple, qu'un malade à qui il fit prendre d'abord une cuillère, et ensuite une clef, continua de faire, avec la clef, les mouvements qui conviennent à la cuillère. Les observateurs français ont employé une appellation et une comparaison aussi contestable : « intoxication par le mot, par l'idée, antérieurs ».

L'intérêt de ce phénomène, c'est qu'il exhibe à nu la misère mentale, et qu'il constitue, pour ainsi dire, un flagrant délit de démence. Il est permis de le rattacher à la stéréotypie[1] : encore faudrait-il ajouter que la stéréotypie en général et cette forme en particulier résulte principalement de l'incapacité à se renouveler, à instituer des adaptations psychiques successives. Une habitude invétérée, professionnelle par exemple, est stéréotypie lorsqu'elle entre en jeu comme substitut oiseux, comme équivalent misérable d'initiatives sollicitées par le présent, mais que l'on n'est plus capable d'assumer. La « viscosité mentale » offre ceci de particulier : ce n'est point une de ces stéréotypies anciennes et persistantes à travers mois et années : c'est une *stéréotypie momentanée.* Un esprit appauvri vient de fournir une réaction juste, il vient de faire la dépense d'une adaptation adéquate. Voici qu'on lui demande d'abandonner aussitôt cette méritoire production et d'entreprendre sans répit les frais d'une opération différente. C'est plus qu'il ne peut donner. Son épuisement se manifeste par la stérile et monotone répétition du dernier acte; l'opportunité a beau être totalement disparue, il n'en a cure, il ne s'en aperçoit pas.

1. Masselon R., 1904, *La démence précoce*, 1 v. 18°, 202 pages, Paris, Joanin et Cie. P. 88 : « La *réaction de persévération* (Neisser) est une autre forme de la stéréotypie : en France nous disons que le malade est intoxiqué par un mot. »

CHAPITRE VI

LA LENTEUR DÉMENTIELLE DES RÉACTIONS D'ATTENTION

PROCÉDÉ CLINIQUE POUR LA MESURE DES « TEMPS D'ATTENTION CONJUGUÉE ».

Les tableaux ci-contre révèlent l'existence à peu près constante, chez les déments de toute catégorie, d'un ralentissement marqué des réactions d'attention. Le fait a été signalé par maint auteur : nous ne voulons pas nous y appesantir. Nous avons toutefois à présenter une méthode personnelle de mesure clinique, plus pratique, et peut-être même plus valable que les procédés classiques.

La mesure des réactions d'attention à l'aide des appareils chronoscopiques de Hipp ou de d'Arsonval est aujourd'hui justement discréditée : on ne sait jamais, avec cette méthode, si le sujet fournit des réactions attentives, ou au contraire, automatiques. Nous pensons que cet inconvénient grave provient en grande partie de la nature de l'acte attentionnel suscité : c'est un acte trop simple, tendant vers le monoïdéisme.

Or le monoïdéisme n'est qu'une forme inférieure de l'attention ; l'idée fixe n'est pas attention, mais bien plutôt perturbation, obstacle à l'attention. Notre procédé évite chez les sujets normaux et mieux encore chez les affaiblis l'intrusion de l'automatisme. L'acte d'attention qu'il suscite est une composition synthétique de deux données en une résultante. Pour en exprimer la particularité, nous le dénommons acte d'*attention conjuguée*.

Sur un morceau de carton blanc, 25 petits carrés, rouges

par exemple, de 1 cm. 5 de côté, sont disposés en cinq rangées, à des intervalles horizontaux et verticaux de 1 cm. 5. Les colonnes verticales sont repérées par les lettres A, E, I, O, U; les rangées horizontales, par les chiffres 1, 2, 3, 4, 5. On explique au sujet sur quel carré il doit poser le doigt quand on lui demande d'indiquer O4, E3, U2, etc. Quand il a

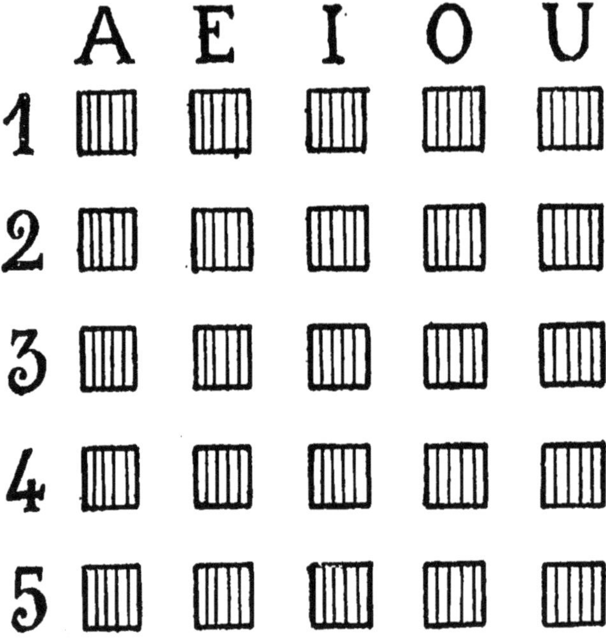

Fig. 1. — Tableau à double entrée pour la mesure des temps d'attention conjuguée.

bien compris, et qu'à la demande de quelques-unes de ces combinaisons il a désigné le carré convenable, on note, à l'aide d'un chronoscope, les temps qu'il met pour opérer ces déterminations. Il est bon de ne pas aller au hasard, mais de suivre un ordre établi, toujours le même; pour plusieurs raisons, et, en particulier, pour arriver à énoncer chaque couple d'une lettre et d'un chiffre avec une vitesse et une intonation homogènes, sans intervalle appréciable entre la lettre et le chiffre. Le chronoscope est mis en mouvement au moment où l'on finit de prononcer la question, et il est arrêté au moment où le doigt du sujet se pose sur le carré à déterminer[1].

Les avantages de ce procédé sont les suivants :

1° *Il est très accessible aux sujets.* — On pourrait penser, *a priori*, que cette épreuve est peu facilement comprise par les affaiblis intellectuels. Or l'expérience montre qu'il n'en est rien. Des malades à qui il n'est pas aisé de faire comprendre quelque chose, des déments, des imbéciles dont on n'obtient rien avec la presselle ordinaire de l'appareil de M. d'Arsonval, comprennent le jeu des carrés rouges et laissent chronométrer leurs réactions.

2° *Il provoque une opération vraiment et constamment intellectuelle.* — L'opération mentale que l'on suscite par ce procédé est supérieure à la réaction dite simple. Elle est mieux définie et plus intelligente que la « réaction de choix ». Elle est le prototype des opérations véritablement rationnelles, car elle consiste, à l'aide de deux données et de deux systèmes familiers généraux de directrices, à déterminer une inconnue[1].

3° Il met, dans une large mesure, à l'abri des « réactions automatiques », phénomènes perturbateurs qui ont fini par discréditer la chronométrie de l'attention[2].

4° *Les durées auxquelles il s'adresse sont relativement longues.* — L'expérience montre que, chez un même sujet,

1. Pour l'examen des sujets normaux, on peut construire des tablettes, semblables à la figure ci-contre, et dont les carrés, articulés, ferment un circuit à la moindre pression. La tablette est mise en relation avec le chronoscope de M. d'Arsonval, dont elle remplace la presselle. Un dispositif simple a pour effet de ne permettre, chaque fois, la fermeture du courant que par l'attouchement du bon carré. L'emploi de cette tablette est indispensable si l'on prend des mesures sur des sujets non ralentis, dont les temps d'attention conjuguée sont relativement courts. Mais pour opérer sur des ralentis, un simple morceau de carton et un chronoscope de poche au cinquième de seconde sont suffisants, et même préférables.

2. L'absence d'attention peut produire, quand on se borne à mesurer les « réactions simples » ou même les « réactions de choix », justement le même résultat que la bonne attention, c'est-à-dire, elle peut abaisser les temps de réaction. Le premier qui ait signalé ce fait est Stanley Hall. M. Ribot l'a rappelé en 1889. Külpe y est revenu en 1893; et M. Pierre Janet

ces temps de réaction, que nous désignons par l'expression « temps d'attention conjuguée », surpassent les *temps de choix* à peu près autant que ces derniers surpassent les *temps de réaction simple*. A cette longueur relative des durées à mesurer, les mesures gagnent à la fois en facilité et en précision. La relation des erreurs de chronométrage aux durées à mesurer rend ces erreurs négligeables, même en se servant d'un chronoscope de poche, pour peu que l'on soit exercé, et que l'on ait affaire à des sujets ralentis. En effet, le temps d'attention conjuguée, qui, chez le normal, reste inférieur à 1 seconde, devient, chez le ralenti intellectuel, nettement supérieur à 1 seconde, et s'étend, selon le degré de ralentissement, jusqu'à 3, 4, 5 secondes et davantage.

Ce ralentissement paraît être généralement proportionnel à la profondeur de l'affaiblissement intellectuel. Consultons en effet l'observation, qui est le phare de l'expérimentation. Indépendamment des mesures chronoscopiques, l'observation montre que Sylvie M., du moins dans les périodes où elle se prête à la conversation, et qui sont les plus fréquentes, est bien peu affaiblie intellectuellement; que (V. p. 85), des frères Théodore et Maurice M., déments précoces simples tous deux, c'est nettement Maurice qui est le plus dément; que les paralytiques généraux Anne St. et Alexandre M. sont évidemment plus déchus que le paralytique général Georges S.

Nous aurons à constater ci-dessous[1] maint point faible de l'expérimentation psychologique : souvent elle laisse passer des phénomènes capitaux qu'au contraire saisit l'observation. Mais la mesure des temps de réaction, quand elle évite la réaction automatique, paraît être un point fort. Les points forts de l'expérimentation psychologique sont bien souvent ceux où elle confirme, en y ajoutant quelque appoint numérique, les données préalables de l'observation.

a publié en 1898 des « courbes paradoxales » dues à la réaction automatique. Nous pensons que notre méthode des « temps d'attention conjuguée » évite d'une manière pratiquement suffisante les réactions automatiques, en particulier chez les déments.

1. Voir ci-dessous, p. 211.

D'ailleurs, les déments ne sont pas les seuls ralentis. Les déficients natifs, même les imbéciles supérieurs, sont ralentis. Nous sommes d'accord sur ce point avec les constatations fournies à divers auteurs par la méthode classique des réactions simples [1].

Notre méthode de chronométrie nous a permis de démontrer une vérité jusqu'ici inaperçue, que l'observation ne nous avait fait que pressentir. C'est que, malgré les apparences superficielles, les maniaques en crise sont, eux aussi, ralentis. Ce qui est augmenté dans les états d'agitation mentale, ce n'est pas la vitesse des réactions, c'est quelque chose de différent, c'est, selon la terminologie que nous avons adoptée, l'*entrain*, la *fréquence*, la *productivité* (d'ailleurs de qualité inférieure) [2].

Ralentissement des réactions chez les agités même non déments.

On a dit quelquefois que le symptôme appelé « mobilité de l'attention » consiste chez les maniaques en un tel abaissement du seuil d'attention, ou en une telle rapidité de fixation et de détournement, que la moindre impression fixe immédiatement l'attention, mais est non moins immédiatement chassée par une autre, venant opérer une fixation aussi instantanée et aussi instable.

« Il est bien évident, dit Kraepelin [3], que cette femme ne possède pas la faculté de résister aux influences du moment et de faire converger les pensées de son cerveau vers un point déterminé. C'est ce qu'on désigne sous le terme de : mobilité de l'attention; on entend par là dans l'ordre intellectuel que la plus minime impression extérieure concentre immédiatement sur elle

1. Sante de Sanctis, 1875 et 1877; Obersteiner, 1877; Buccola, 1882; Ch. Richet, 1885; Tschisch, 1885; A. Rémond, 1888; Walitzky, 1889; Pierre Janet, 1898; Wiersma, 1903; Consoni, 1903; A. Marie, 1906; Cl. Charpentier, 1906; N. Vaschide et R. Meunier, 1907.

2. Voir ci-dessus, p. 61.

3. Kraepelin, *Introd. à la Psychiâtrie clinique*, p. 81.

Ralentissement de l'acte d'attention conjuguée chez les déments.

MALADES	AGES	DIAGNOSTIC (D = dément)	TEMPS (secondes)	ÉCART[1]	MAXIMUM	MINIMUM
Léonard B.	51	D. précoce paranoïde	0,75	3,5	4	0,5
Sylvie M.	23	D. précoce hébéphrénique	0,78	2,1	2,5	0,4
Jean-Marie B.	50	D. précoce paranoïde	0,97	2	2,5	0,5
Annette D.	75	Ancienne D. P. paranoïde, D. sénile	1,35	1,7	2,5	0,8
Aline C.	60	D. précoce paranoïde	1,43	2,2	3	0,8
Pauline Th.	64	D. sénile	1,6	4,2	5	0,8
Pauline B.	18	Agitée (hébéphrénique? maniaque?)	1,7	5,5	6	0,5
Théodore M.	42	D. précoce simple[2]	1,70	4	4,8	0,8
Léon G.	41	D. précoce paranoïde	1,71	4	5	1
Célestine K.	46	D. précoce paranoïde	1,75	4,4	5	0,3
Fabrice	*40*	*Imbécile « génial »[3]*	*2,11*	*3*	*4*	*1*
Maurice M.	38	D. précoce simple	2,14	3,2	4	1
Georges S.	56	D. paralytique (P. G. forme prolongée)	2,14	9	10	1
Pierre C.	*13*	*Débilité, fugues impulsives*	*2,3*	*2,8*	*4*	*1,2*
Julie D	53	D. précoce paranoïde	2,35	9,2	10	0,8
Jeanne M.	38	D. pr. hébéphréno-catatonique	2,355	4,3	5	0,8
Paul L.	27	D. précoce hébéphrénique	2,366	5	6	1
Adèle L., femme F.	65	D. sénile, amnésique	2,6	4,2	5,2	1
Esther N.	*26*	*Maniaque en crise*	*2,76*	*4*	*5*	*1*
Ernest P.	48	D. précoce paranoïde	2,87	3,8	5	1,2
Louis-Prosper G.	65	D. sénile	2,951	4,5	6	1,5
Amélie	*31*	*Imbécile myxœdémateuse*	*3,57*	*23,5*	*24*	*0,5*
Louis R.	45	D. précoce paranoïde	3,59	6,8	8	1,2
Anne St., femme B.	44	D. paralytique	4,18	15,8	17	1,2
Alexandre M.	48	D. paralytique	13,5	118	120	2
Estelle M.	45	D. paralytique	13,7 / 4	Voir le texte.		
Marie Ous.	59	D. sénile	Illettrée, ne comprend pas.			
Albertine F.	41	D. précoce paranoïde	Terreur, expérience impossible.			
Marthe-Lucie L.	29	Hébéphrénique négativiste	Refus.			
Elisa H.	65	D. précoce paranoïde persécutée	Refus.			
L., femme A.	38	D. précoce catatonique	Mesures impossibles : ne réagissent pas.			
Gabrielle Ch.	30	D. précoce catatonique				
Marthe Lucie L.	29	D. précoce catatonique				
Edmond H.	14	D. paralytique	Mesures impossibles : ne comprennent pas			
Marie P., femme S.	62	D. sénile				
Joachim R.	88	D. sénile				
Jeanne R., femme F.	35	D. paralytique	Mesures non prises.			

1. Voir les notes page suivante.

Rapidité normale de l'acte d'attention conjuguée

NORMAUX	AGE	QUALITÉ	TEMPS	ÉCART	MAXIMUM	MINIMUM
Dr Pitulescu	30	Dr en médecine	0,35	1	1,2	0,7
Dr Eulampios	31	Dr en médecine	0,61	0,4	0,8	0,4
Landais	28	Infirmier	0,60	1,3	1,5	0,2
X	24	Externe des hôp.	0,66	0,5	1	0,5
Henri H.	18	Lycéen	0,7	0,5	1	0,5
Mme O.	26	Infirmière	0,8	1,6	2	0,4
M. L.	62	Rentière	0,91	0,7	1,2	0,5
T. R.	17	Lycéen fatigué[4]	1,14	1,2	2	0,8
		Lycéen reposé[5]	0,78	0,5	1	0,5

toute l'attention du sujet, pour s'éclipser bien vite devant une nouvelle impression tout aussi fortuite. »

Ce texte risque d'être entendu comme supposant une rapidité plus grande de la fixation instable. Cette augmentation hypothétique de la vitesse d'adaptation, d'autres auteurs semblent l'affirmer. Après avoir défini l'état intellectuel maniaque, conformément au schéma de M. Grasset, par l'inhibition des fonctions psychiques supérieures, avec exaltation des fonctions psychiques automatiques; après avoir remarqué que la fécondité apparente cache ici une réelle pauvreté, MM. Deny et Camus[6] ajoutent :

Toujours il s'agit d'associations *automatiques, réflexes*; il ne faut donc pas s'étonner qu'elles soient plus rapides que des associations logiques, et loin de prouver, comme on le répète

1. Nous donnons ici l'écart entre la réaction la plus lente (maximum) et la réaction la plus rapide (minimum). Chaque sujet a en général fourni, pour ce tableau, trois séries distinctes de 20 réactions. Les chiffres inscrits à la colonne *Temps* sont le plus souvent les moyennes de 60 réactions.

2. Frère de Maurice M., et, des deux, le moins profondément dément.

3. En italiques, trois malades non déments. Fabrice est un imbécile de Bicêtre; il sait, pour les 40 dernières années, toutes les dates de l'histoire de France, ainsi que les jours et saints du calendrier.

4. Sujet émotif; mesures prises le soir des compositions pour le baccalauréat; il est fatigué et inquiet.

5. Mesures prises à 10 heures du matin, le surlendemain du succès au baccalauréat.

6. Deny, G. et Camus, P., 1907, *La psychose maniaque-dépressive*, J. B. Baillière et fils, p. 26-27. Les italiques sont dans l'original.

encore volontiers, la suractivité intellectuelle des malades, cette rapidité est au contraire l'indice d'un affaiblissement marqué des facultés.

Le mot rapidité nous paraît prêter ici à un malentendu. S'agit-il de la rapidité de chaque évocation par rapport à l'impression externe ou interne qui la suscite? nous allons voir qu'en dépit des apparences elle est moindre chez le maniaque que chez le normal. S'agit-il de la fréquence, en un temps donné, de ces réactions ralenties? c'est cette fréquence, qui est accrue chez le maniaque; et elle a jusqu'ici empêché d'apercevoir que chacune de ces réactions fréquentes est une réaction lente.

Pour savoir s'il existe une accélération véritable des réactions psychiques élémentaires chez les maniaques, vainement on essaie de prendre sur eux des mesures avec le chronoscope de M. d'Arsonval. Ils gardent la pressello serrée avec force et ne cessent pas le contact, ils la laissent tomber, ils la jettent en l'air, ils risquent de briser les appareils. Or j'ai réussi, dès le premier essai, à prendre une série de 20 mesures, isolées, séparées l'une de l'autre par plusieurs secondes, sur Esther N. en pleine crise de manie aigüe, à l'aide du procédé ci-dessus exposé des réactions d'attention conjuguée. Je n'espérais guère faire comprendre à cette agitée qui déclamait et gesticulait dans son lit quelle opération j'allais lui demander de faire et de renouveler plusieurs fois. Or, sans cesser de parler avec véhémence, de rejeter en arrière ses cheveux défaits, qui l'instant d'après lui retombaient sur le visage, d'interpeller les assistants et moi-même tantôt avec ironie, tantôt avec colère, elle a pourtant compris, et j'ai eu, sans trop de peine, 20 réactions fort instructives. Et voici le résultat : l'attention instable du maniaque est en même temps, et contrairement à l'apparence, une attention ralentie. La moyenne[1] a été 2″,76.

1. Voir ci-dessus, p. 86 la moyenne chez les normaux, et p. 85 la moyenne chez les déments.

Voici ces mesures :

Mesures d'attention conjuguée.

(S = signaux ; R = réactions).

S :	I3	E5	O2	U4	A3	O4	E1	U2	A4	E2	U1	I5	E3	O5	I1	A5	O2	E3	U2	A4
R :	2"	3	1	4,5	2,2	2	2	6	1,5	4	1,8	2,2	4,4	4	1	2,8	2	4	1,8	2

Mme Esther N., maniaque en crise, 2 juin 1910.

Obs. XXXVI. — Mlle Pauline B., dix-huit ans. Agitation peut-être maniaque, peut-être hébéphrénique. Cette jeune fille, de nationalité bulgare, a une jolie voix et se destine au théâtre. Elle fut toujours d'un naturel enjoué. Récemment elle a dû garder la chambre pendant deux mois, pour une affection indéterminée. Puis elle s'est mise à faire des achats inconsidérés, des excentricités, et est entrée dans un état d'agitation non extrême, mais assez intense pour avoir justifié son internement.

25 *juin 1911*. — On entend de loin ses vocalisations. Elle entre dans la salle de cours, riant aux éclats, une couronne de fleurs sur la tête. Elle s'arrête au centre de l'hémicycle, dévisage quelques auditeurs, et s'écrie à mainte reprise : « Oh ! qu'est-ce que c'est que ça? » en désignant du doigt tantôt un visage, tantôt une lampe électrique, tantôt un chapeau de dame. Sur une planche anatomique, affichée au mur, elle montre du rouge. Elle court deci-delà, fort tapageuse. Elle soulève le tapis vert pour regarder la table, elle tourne les commutateurs électriques, elle se met en devoir de dérouler la corde qui retient l'écran à projections, elle découvre la boîte à craie et trace sur le tableau quelques traits fantaisistes. Elle fait pivoter une petite table pour ouvrir le tiroir qui était tourné vers le mur, et après investigation, la remet en place. Elle s'empare du manteau d'une auditrice et s'en revêt en riant aux éclats. « Oh! qu'est-ce que c'est que ça?» ne cesse-t-elle de s'écrier rieuse, sollicitée sans persistance par mille impressions.

Le diagnostic demeure hésitant entre agitation hypomaniaque et agitation hébéphrénique. Guérison dans le premier cas, avec possibilité d'autres poussées, démence fatale dans le second cas : la divergence de ces deux pronostics donne à l'alternative un intérêt dramatique. Seule l'évolution ultérieure décidera.

Quoi qu'il en soit, essayons quelque mesure chronométrique portant sur les trois points suivants :

1° Pendant combien de temps persiste un état mental sans être chassé par un autre?

2° Quel est le nombre d'adaptations mentales diverses effectuées en un temps donné?

3° Quel est le temps de réaction, la rapidité à s'adapter?

Pour nous faire sur ces trois questions une idée approximativement exacte, nous avons procédé de la manière suivante. La surveillante étant chargée de veiller aux extravagances qu'il pourrait être utile d'arrêter, la malade est introduite et laissée libre dans le bureau. Nous essayons de noter brièvement actes, paroles, et, à l'aide d'un chronomètre, durées (*26 juin*).

DURÉES	ACTES	PAROLES
0', 0'', origine	Elle saisit une allumette dans le plumier et la frotte : elle ne réussit pas et n'insiste pas.	Oh ! qu'est-ce que c'est que ça?
3''	Elle regarde la surveillante qui travaille à une broderie.	Mais, qu'est-ce que c'est que ça?
8''	Elle se retourne, va à la glace et se met en devoir d'arranger ses cheveux, ce qu'elle fait posément, déplaçant à propos quelques peignes.	
40''	Tout en écoutant le piano, elle continue à retoucher sa coiffure.	Qui joue? (On entend un piano pendant tout le reste de la scène). Qui joue? Hé hé, je ne peux pas m'expliquer!
1',10'' 25'' 45''	Elle va à une table où elle feuillette un catalogue de nouveautés, mais aussitôt elle regarde par la fenêtre.	Il pleut! Cette dame, qu'est-ce qu'elle porte là? (Une dame passe dans l'allée, portant un paquet).
2',00	Elle se remet à feuilleter le catalogue.	Toilettes de campagne, de bains de mer, voilà. Oh, j'avais une blouse comme ça! Oh, une écharpe!
Interruption de la notation des durées.		
	Elle trouve un papier plié en quatre, le déplie, lit.	Je ne sais pas, on me dérange, quand je lis, oh! (il n'y a aucun bruit dérangeant).
	Elle court à celle des deux	Qui frappe? (on a frappé

DURÉES	ACTES	PAROLES
	portes du bureau où l'on n'a pas frappé, l'ouvre.	à une porte du bureau). C'est fermé?
	En revenant, elle prend sur un meuble un petit miroir, s'y regarde deux ou trois secondes, esquissant le geste de faire bouffer ses cheveux. Elle trouve un autre papier plié, le déplie, le regarde 15", sans rien voir, car elle écoute le piano. Elle regarde attentivement le papier, lit quelques secondes à voix basse, pendant que de la main elle déplace une pile de monnaie qui est sur la table.	Qui joue? (Chanté à pleine voix.)

Les notes que l'on vient de lire ont été complétées sur-le-champ. Nous n'avons pas réussi à pousser la notation des durées au-delà de deux minutes. Pendant ces deux minutes, elle a entrepris six ou sept actes que nous avons notés, mais elle en a certainement esquissé ou conçu bien davantage, car plusieurs fois, en particulier quand elle marchait dans la pièce, son regard errait, en quête de quelque chose de nouveau, et effleurait bien des objets avant de se poser, d'ailleurs fugitivement, sur l'un. A peine a-t-elle entrepris quelque chose, qu'elle cesse de s'y intéresser, soit que déjà autre chose la sollicite, soit que d'elle-même elle cherche ailleurs. Ces deux modes d'interruption paraissent se produire tour à tour. Un acte a été continué avec une attention relativement soutenue : l'arrangement de la coiffure devant la glace. En touchant à tout, en écoutant tout, en voltigeant d'objets en objets, Pauline B. fait le matin sa toilette; elle mange seule aux repas; quelques actions d'intérêt personnel arrivent à stabiliser suffisamment son attention.

A la première de nos trois questions, nous pouvons répondre que, sauf un petit nombre d'états mentaux utilitaires, qui parviennent à durer à peu près normalement, les autres ont une persévération anormalement brève, à la fois parce que leur intérêt s'épuise trop tôt, et parce que d'autres intérêts antagonistes sont incessamment présentés par les sens.

A la seconde question, nous pouvons répondre que le nombre d'actes entrepris en un temps donné, d'adaptations mentales réalisées ou esquissées, est extrêmement exagéré, et que le défilé mental est très accéléré.

Reste la troisième question. Avec trop de rapidité dans le séjournement sur chaque objet et trop de rapidité dans la revue d'une série d'objets, il peut y avoir lenteur des réactions, lenteur de l'adaptation mentale à chaque objet.

Pauline B. comprend facilement notre test d'attention. Sans trop de fugues, elle nous a donné 40 réactions presque consécutives. Il n'a fallu s'interrompre que trois fois, pour la laisser écouter le piano, chanter un thème favori, toucher aux objets qui sont dans le plumier.

Mesures d'attention conjuguée.

I3	E5	O2	U4	A3	O4	E1	U2	A4	E2	U1	I5	E3	O5	I1	A5	O2	E3	U2	A4
1,5	6	1,8	2	0,5	2	2	2,2	2,2	0,8	0,8	1,5	1,5	1,5	1,5	1,5	1,8	1,8	1,5	1,5
1,5	2,5	2	1,5	1,5	1,8	1	1,5	1,5	1,4	2	1,5	2	2	1,5	1,5	1,8	2	2	1,8

Moyenne générale : 1",7.

Mlle Pauline B., 18 ans, agitée (maniaque? hébéphrénique?) 26 juin 1911, immédiatement après la notation ci-dessus des actes et paroles.

Chaque adaptation attentionnelle est donc ralentie dans les états d'agitation avec accélération du cours des actes attentionnels : telle est la loi que ces mesures nous découvrent. A des degrés divers, les réactions sont ralenties chez tous les aliénés, sans exception, y compris les agités. Les états d'agitation démentielle ou paradémentielle ne sauraient faire disparaître la lenteur de l'adaptation mentale.

CHAPITRE VII

DÉFAILLANCES DE LA DIRECTION

Deux conditions doivent se trouver réunies pour qu'un dément présente des pertes de la direction intellectuelle. Il faut, en premier lieu, qu'il soit capable d'adopter, spontanément ou sur les indications d'un interlocuteur, une direction de pensée ou d'action. Il faut, en second lieu, que quelque chose de pathologique vienne rompre ou fausser, soit définitivement, soit passagèrement, cette direction. Pour apercevoir clairement la signification de ce symptôme dans chaque cas individuel, deux ordres de connaissances sont donc utiles à l'investigateur. Il doit chercher à démêler, d'une part, quel mécanisme a réalisé une direction mentale, et, d'autre part, comment elle s'est trouvée transitoirement ou durablement déviée ou coupée.

Nous admettons qu'il existe quatre variétés de direction mentale :

1° Par substrat sentimental;

2° Par substrat intellectuel;

3° Par substrat moteur;

4° Mixte : à la fois par deux des précédents ou par les trois; telle est la persistance d'une idée directrice grâce au langage[1].

Pour qu'il y ait constance de direction de la pensée pendant un certain temps, il est nécessaire et suffisant que, au cours de cette durée, persiste un élément de conscience soit constant, soit au moins homogène, et doué d'une force capable d'influencer tous les éléments plus passagers. Quant

1. Ebbinghaus, Hermann, 1910, *Abriss der Psychologie*, 3te Aufl., Leipzig, p. 132. Trad. franç., Alcan 1911, 100.

à la nature de l'élément durable et fort, unificateur et directeur des autres, elle n'est pas forcément ni toujours émotionnelle[1]. Les émotions sont éminemment propres à tenir un tel rôle, parce qu'elles ont intensité et durée. Mais il peut être joué également par un élément non affectif : par une idée, pourvu qu'elle reste constante pendant que se succèdent des idées connexes ou subordonnées; par une adaptation motrice, qui persiste et fournit des sensations corporelles stables, alors que des impressions externes variées se déroulent. Ce qui confère à toute une série psychique l'unité de direction, c'est la force de persévération et d'action d'un substrat : un sentiment, mais aussi une représentation, et même une simple attitude physique peuvent exercer cette attraction. J'ouvre ma bibliothèque pour y prendre un volume; survient une pensée perturbatrice, et me voilà ne sachant plus ce que je venais faire. Pour renouer le fil, pour retrouver la direction perdue, c'est mon attitude motrice que je dois considérer : je me trouve debout devant les rayons; dans mon bras, je sens encore que je viens de mouvoir la porte vitrée; je sens même que c'est en haut et à gauche que je me disposais à porter la main : c'est donc Bacon, que je venais consulter.

La connaissance du substrat directeur permet seule de diagnostiquer, parmi les diverses espèces d'insuffisances de la direction, celles qui sont démentielles essentiellement. Pour être l'indice d'un affaiblissement intellectuel, il faut en effet que les insuffisances de la direction tiennent à l'in-

1. Godfernaux, 1894, *Le sentiment et la pensée,* admet que c'est toujours une tendance affective qui maintient la direction de la pensée et de l'action; Ribot, 1896, *Psychologie de sentiments,* a objecté l'impassibilité du mathématicien ou du métaphysicien poursuivant une longue déduction de formules abstraites; Claparède, 1903, *L'association des idées,* réplique que le raisonnement du savant est accompagné « des sentiments de rapport, du juste, du faux, de l'évidence, sans parler de l'intérêt attaché au but à atteindre. » J'ai essayé, 1907, *Les inclinations, leur rôle dans la psychologie des sentiments,* de montrer que, outre les tendances et inclinations émotionnelles, il en est d'inémotives, les unes intellectuelles, les autres actives ou motrices, et que ces trois espèces de forces psychiques sont également capables d'opérer la direction mentale.

capacité de constituer des substrats mentaux suffisants. Au contraire, des insuffisances, même fréquentes, de la direction ne sauraient permettre, à elles seules, ni d'affirmer, ni de nier la démence, tant qu'elles peuvent être expliquées suffisamment par le conflit, avec des substrats peut-être normaux, de processus antagonistes, soit délirants, soit hallucinatoires, soit simplement sentimentaux ou sensitifs (douleur), trop intenses pour qu'un substrat mental moyennement résistant en triomphe.

Classification des défaillances de la direction intellectuelle.

Défaillances de la direction.

- NON DÉMENTIELLES
  - *Par perturbations intercurrentes rompant des substrats mentaux normaux.*
    - souffrances.
    - hallucinations.
    - idées délirantes.
- DÉMENTIELLES
  - *I. Par insuffisance des substrats mentaux.*
    - 1° intermittences de la direction;
    - 2° coulées déviantes isolées;
    - 3° fusées déviantes en série.
  - *II. 4° Résultant à la fois d'une insuffisance des substrats mentaux, et de perturbations intercurrentes.*

Le tableau ci-dessus propose une classification des diverses catégories que nous avons observées parmi les pertes de la direction. Voici l'explication des quatres espèces démentielles.

I. — INTERMITTENCES DE LA DIRECTION PAR INSUFFISANCE DES SUBSTRATS MENTAUX.

L'élément directeur est défaillant, manque de force pour persévérer et agir. Il se produit des ratés, des faux-pas de la direction, qui, chancelante, se rétablit à peu près, pour flancher encore.

OBS. XXV. — Louis R., dément précoce paranoïde, quarante-cinq ans en 1910. La démence l'a frappé à vingt-six ans; il avait alors un certain talent littéraire. Il est actuellement très déchu; son inertie mentale est maintenant extrême. Voici comment, en un de ses meilleurs jours (24 juin 1910), il réagit à une suggestion directrice :

D. — Énumère des objets rouges.

R. — Sang. Cruent. Cruor. Sanguis. La pourpre. Le feu, parfois. La terre, l'eau, le feu, l'air (il a pris une fausse piste). L'air est rouge (il essaie de renouer). Les nuages, les éléments (fausse piste). Les éléments sont rouges (essai pour renouer). — (Cette réponse a duré 1 minute).

D. — Continue!

R. — Je commence à avoir des accidents (il fait une éructation) syphilitiques. Il me faut une femme.

D. — Réponds. Quoi encore?

R. — (Pas de réponse).

D. — Dis toutes les pièces de monnaies, en commençant par la pièce de cinq centimes.

R. — Le franc, le... cinquante centimes, le franc, les deux francs, les trois francs (fausse piste), les quatre francs (*id.*), l'écu, ce sont des culs (*id.*), pièce de dix francs en or, vingt francs en or, le billet de banque, c'est la pièce en papier. Papier bleu.

D. — Énumère les mois de l'année.

R. — (Correcte).

Louis R. est dans un de ses meilleurs moments. C'est immédiatement après ces épreuves qu'il a appris par cœur une poésie de huit vers, prouesse bien surprenante.

Mais à l'ordinaire, Louis R. est beaucoup moins maître encore de sa direction. Il est presque toujours impossible de capter sa pensée pendant un temps si long, car elle défaille et s'évanouit généralement plus vite, ou bien elle est plus vagabonde. Le même malade va, quand il est dans son état mental ordinaire, nous présenter un autre phénomène, auquel nous donnons le nom de coulées déviantes isolées.

II. — Coulées déviantes isolées.

Cette fois, la direction perdue ne tente plus de se rétablir. Peu à peu, comme une eau qu'on a troublée, et qui, par quelques oscillations, retrouve le calme plat, ainsi la pensée du dément, un instant tirée du néant et orientée selon une direction, retourne au zéro par une série d'aberrations qui progressivement s'apaisent.

Obs. XXV. — La veille de la conversation ci-dessus rapportée, c'est-à-dire le 23 juin 1910, Louis R. est dans son inertie mentale ordinaire. On a beaucoup de peine à lui inculquer une question, fût-ce pour une seconde. Et quand c'est fait, il retombe bientôt dans le silence, après une poussée associative de qualité inférieure, tirade de calembredaines.

D. — Êtes-vous marié, ou célibataire?

R. — Je suis célibataire. Coelebs. Orbus (Il rit).

D. — Vous êtes marié, n'est-ce-pas?

R. — On m'a fait boire par le nez (Allusion à la sonde œsophagienne, avec laquelle on a dû l'alimenter pendant deux jours, en octobre 1905, ce dont il a gardé un fâcheux souvenir). Pff! je ne sais pas pourquoi!

D. — Vous êtes marié, n'est-ce pas?

R. — Non, je ne suis pas marié. Célibataire. Voilà. C'est tout? (Il se lève pour partir). Gare du Sud, pour s'en aller. Gare du Nord, si on veut (ce sont de ses formules stéréotypées). Je ne peux pas me tenir debout (Il le peut, mais il a adopté l'attitude du cul-de-jatte). Un coupé, un coupé-lit. Un coupé-lit pour m'en aller à Berlin. A Berlin...

D. — Vous avez, cependant, un enfant.

R. — Un enfant supposé. Supposition. Supposition d'enfant. Suppositoire (Il rit). Poser. Poser un sinapisme. Suppositoire. Appareil (Il y a, sur la table, un métronome). Oh, je ne peux pas rester debout (Il s'était mis à peu près à genoux, appuyé à la table : il se rassied à terre). Je trouve le temps long. Tempus, tempum. Ballon (A la fois par attraction du mot *long* et parce qu'il a dans son répertoire des formules où *ballon* figure souvent). On ne fait pas de ballons, ici. J'attends les ballons (Voilà de ces formules). Tiens, voilà un métronome. Il n'y a pas de piano, ici (Il était bon pianiste). Pourquoi m'avez-vous fait ça, l'autre fois? Tiré un coup de revolver! (C'était il y a quelques jours, pour obtenir une petite émotion, pendant l'inscription de sa respiration). Depuis, j'attends toujours le revolver. C'est pas permis! (Il rit). Vous ne pensez pas à repartir? Vous repartez pas? Ffft (Il souffle sur la table, après s'être remis à genoux). Fû, fû... » (Il sifflotte, en se remettant assis à terre).

Silence : c'est fini. L'activité mentale, de qualité bien médiocre, mise en branle par mes quatre interventions, est éteinte. Si l'on ne dit plus rien, Louis R. demeure inerte et sans idées, pendant de longues heures, réclamant seulement, de temps à autre, quand quelque mouvement se fait autour de lui, ou à manger, ou à partir.

Mais soulevons encore une fois cette masse pesante, par quelque nouvelle question : elle retombera de manière analogue :

D. — Quel était votre métier? (Il était homme de lettres).

R. — Tailleur de pierres (Il rit). Pierre. Saint-Pierre. Saint-Pierre, basilique. Basilique de Saint-Pierre. Place Saint-Pierre, à Rome. Quirinal, Aventin, Janicule et Capitole. Le Tibre à Rome. Et le port d'Ostie. Oh, vraiment, je déménage. Il me semble que je suis en ballon (Il rit). En ballon. Je vois la lune. Et des fontaines (Il se rassied). Alors, au revoir. Je m'ennuie trop, ici. Il faut que je remonte là-haut, que je reste couché (Je l'ai fait sortir de son lit et descendre au rez-de-chaussée : il reste indéfiniment au lit, quand on l'y laisse). Liegen, coucher. Je suis gisant. Ci-gît. Mais c'est jeudi, aujourd'hui, jour de parloir (exact). On ne vient pas me voir, donc (Cela lui est bien égal). Pas bien souvent. Nicht, ne pas. Saepissime, bien souvent. Voilà. (Il me regarde écrire.) Vous faites partie de la police? la police cosmopolite? (Il rit.)

D. — Quel était votre dernier domicile?

R. — Domicilium capere. Capere domicilium (Il est licencié en droit). Il faut faire élection de domicile où l'on veut, louer un appartement à Paris, Lutèce. C'est là qu'il y a les joutes, Lutèce : au parvis Notre-Dame. La pointe de la Cité. Puis, un peu plus haut. Un peu plus haut, qu'est-ce qu'il y a? Il y a le pont Saint-Michel, le pont Notre-Dame, le pont Saint-Louis. C'était pas là, sans doute : c'était de l'autre côté, au Marché-aux-pommes, c'était là, les joutes. On ne peut pas l'oublier. Neminem obliviscaris. Au subjonctif. »[1]

Nous venons de voir Louis R., en un état d'inertie mentale non dépourvue de toute réactivité; l'activité ne saurait ni se mettre en train spontanément, ni durer, une fois artificielle-

1. Voir ci-dessous, p. 242, d'analogues coulées déviantes isolées chez notre malade VI, Joachim R., dément sénile.

ment provoquée, ni, enfin, persister dans la direction imprimée : après quelques ricochets plus ou moins aberrants, la poussée a épuisé toute son énergie, et tout s'éteint.

III. — Fusées déviantes en séries.

Bien différent est le spectacle présenté par les déments durant une crise d'excitation. Des substrats sentimentaux puissants fournissent une exubérante production mentale spontanée. Tandis que Louis R., l'œil morne et l'attitude abandonnée, traîne lourdement sa divagation jusqu'au silence terminal, au contraire, le dément en proie à l'agitation porte haut la tête, a l'œil brillant et grand ouvert, le visage animé, la voix sonore et infatigable, le geste vif, et présente l'apparence du maniaque. Pourtant, sous cette opposition d'aspect, se cachent des processus mentaux partiellement identiques.

Les fusées de l'excitation ne diffèrent des coulées incontinentes que sur un seul point : au lieu d'être rares, isolées, et de ne laisser après elles que le vide, elles sont nombreuses, pressées, chacune en déclenche une autre, et souvent on dirait que plusieurs partent à la fois. Quant au contenu de la divagation, il est sensiblement le même ; les sténographies de déclamations agitées sont superposables aux derniers propos rapportés de Louis R.

IV. Pertes de la direction résultant a la fois d'une insuffisance des substrats mentaux, et de perturbations intercurrentes.

Obs. XXIII. — Léon G., 41 ans en 1910, ancien serrurier, dément précoce paranoïde, a, depuis dix ans qu'il est à la

1. Voir notre notation des paroles d'une maniaque en crise (ci-dessus, p. 60) et d'une démente précoce pendant une crise d'excitation (ci-dessus, p. 69).

clinique, brodé de curieuses variations sur trois thèmes principaux : il est d'origine illustre, royale, impériale; les personnes, y compris lui-même, sont à tout instant transformées les unes en les autres par des procédés secrets de guillotine occulte; enfin, on lui parle à distance. Assailli à tous moments par des hallucinations auditives, il répond à ses interlocuteurs invisibles. Quand vous lui posez une question, il se comporte comme quelqu'un qui aurait à tenir deux et même plusieurs conversations à la fois, l'une avec vous, l'autre ou les autres avec un ou plus d'un partenaire téléphonique. Les discours qu'il vous adresse, et aussi ses silences, sont, à chaque minute, entrecoupés soit de phrases entières, en réplique à ses voix, soit de brèves exclamations stéréotypées (oui, oui; bien, bien), soit enfin par un petit gloussement guttural ressemblant à un rire réprimé ou à un hoquet (hi, hi). Ce n'est pas tout. Aux hallucinations auditives s'ajoute de la parole automatique personnifiée (hallucination psychomotrice) : certains de ses *a parte* sont par lui considérés comme des paroles ne lui appartenant pas à lui-même; quelques-uns de ses personnages mystérieux parlent par sa bouche, empruntent son larynx : certaines paroles à mi-voix sont dites par un tel; certaines paroles à voix basse viennent d'un autre. Parmi tant de complications, quoi d'étonnant que Léon G. ne se débrouille pas très bien? d'autant qu'il présente un affaiblissement intellectuel non douteux. Sa critique se satisfait à bon compte, car d'une part elle manque de mordant, et d'autre part le merveilleux, l'incohérent, le contradictoire lui laissent si peu de relâche, que le voici habitué de longue date à ne s'en point étonner.

Léon G. répète correctement une série de sept et même de huit chiffres, ainsi qu'une phrase de vingt-et-une syllabes. Je lui propose alors un texte, en prose, d'une dizaine de lignes, à apprendre par cœur. Il le lit une première fois; au bout de quelques lignes, il s'interrompt et s'écrie : « Oui, oui, oui, bien, bien, bien ». Puis il reprend sa lecture, qu'il interrompt de nouveau pour dire : « Non, non, Monsieur le Prince, je me retire bien vite, j'ai ce qu'il me faut. » Il passe à une seconde lecture, qu'il coupe par cette protestation : « Non, non, vous m'avez mis du Parme. » Troisième lecture, deux fois rompue : « Pardon, monsieur, je suis très intelligent! »... « Comment voulez-vous que ces gens-là...? » Ces trois lectures ont duré trois minutes. Je le prie alors de réciter. Il ne sait pas le morceau textuellement, mais il en dit sans peine l'essentiel, il le récite à peu près, étant aidé.

Léon G. vient d'énumérer convenablement les mois de l'année.

D. — Dites les grandes puissances européennes.

R. — Amérique, France, Allemagne, et vous m'appellerez le Président-Astre et le Chef d'exécution correctionnelle du Vieux-Continent.

D. — Quelles étaient les provinces françaises? (Je dois répéter cette question quinze fois, pour obtenir la réponse suivante :)

R. — Si, par exemple, pardon de l'exemple minime, vous gagnez mille francs par jour,...

D. — Quelles étaient les provinces françaises? (16e répétition.)

R. — Artois, Flamand, la Picardie, Bourgogne, la Champagne, l'Orléanais, la Normandie, la Champagne, la Bourgogne, la Bretagne, l'Anjou, le Maine-et-Loire, l'Anjou, l'Aunis et la Saintonge, la province de Niort, comment donc, les Deux-Sèvres, les Deux-Sèvres.... (Répondant à ses voix :) Mettez-les donc au Vieux-Continent.

D. — Les Deux-Sèvres?

R. — La Penthièvre, la Gascogne, la Guyenne, la province du Languedoc, la province de... quelle est celle de droite, là, à côté du Languedoc? (Parlant à ses voix :) Mais il faut mettre la création spéciale... Laissez-moi partir au Vieux-Continent... laissez-moi prendre du sang et des forces... »

Silence. De mon côté, je reste silencieux et immobile. Léon G. a l'air d'écouter, puis il reste en repos. Cela dure trois minutes. Alors, il reprend, spontanément :

« Maintenant, les autres provinces : le Lyonnais, Monaco, Avignon. (A ses voix :) Oui, oui, il s'agit de ne pas laisser comme ça. (A moi :) L'Avignon... (A ses voix :) Laissez-lui prendre son petit café, son verre de vin à trois heures; — oui (il fait la réponse lui-même); son gâteau; — oui; son chocolat; — oui; et puis également son bifteak tous les jours, et laissez-lui prendre du poisson; et tous ceux qui sont à sa table, même régime; — oui, bien. — Et puis, dépêchez-vous de faire comme ça. Je paye ce qu'il faut pour cet homme-là. — Bien. — Il n'y a que l'Astre aussi fort que lui. — Bien. — Et il voyageait toujours avec l'Astre, du reste. — Bien. — Et payez largement, car la Vénitie également.... Maintenant, laissez-lui prendre les exercices qu'il faut pour qu'il fortifie sa moelle. — Oui. — Et qu'il prenne une force cérébrale. — Bien. — (A moi :) Ils sont tous à vouloir causer, alors qu'ils ont des filets sous la langue et qu'ils ne peuvent pas! (Bas et faisant le personnage qui parle bas :) Oui, ils ne peuvent pas. (Haut et à ses voix :) Et je pars pour le Vieux-Continent! »

CHAPITRE VIII

L'INCONTINENCE MENTALE

L'insuffisance de la frénation intellectuelle se trahit chez les déments par toute une série de troubles que nous dénommerons et classerons de la manière suivante :

Classification des insuffisances de la frénation intellectuelle.

Incontinence mentale.

- légère
  - *Obsession professionnelle.*
  - *Vertige du travail infime.*
- grave
  - INCONTINENCE DES ACTES
    - *fuite des actes.*
    - *perte des actes.*
  - INCONTINENCE DES ÉMOTIONS
    - *fuite des émotions.*
    - *perte des émotions.*
  - INCONTINENCE VERBALE
    - *fuite des paroles.*
    - *perte des paroles.*
  - INCONTINENCE DES IDÉES
    - *fuite des idées.*
    - *perte des idées.*

La profusion de l'automatisme et l'insuffisante surveillance de soi-même peuvent aller, chez les déments, jusqu'à réaliser, dans l'activité momentanée ou prolongée, des situations bizarres, extravagantes, absurdes. Nous appelons *fuite* l'incontinence qui ne résulte pas seulement d'une insuffisance des mécanismes contenteurs et répresseurs, mais aussi d'une hyperproduction et comme d'une hypertension des produits automatiques : telle est, par exemple, la *fuite d'idées*, soit maniaque, soit hébéphrénique. Nous appelons *perte* l'incontinence passive, sans hyperproduction, parfois même avec hypoproduction, tout entière attribuable à l'incapacité attentionnelle et à l'impotence de la volonté : la *perte des idées*, par exemple, symptôme éminemment démentiel, est l'idéation débridée, sans agitation, anarchique, lente, stérile, misérable.

Obsession professionnelle.

Ne pas pouvoir, une fois terminée la tâche quotidienne, en chasser la hantise; être empêché par la persistance d'images mentales et d'une tonalité sentimentale de goûter un repos complet et réparateur, rester, jusque dans le loisir, la proie du travail; allongé sur sa chaise longue, continuer à se sentir inquiet, préoccupé, tendu à vide, pressé : voilà qui révèle un manque de souplesse; c'est par contrainte qu'a été maintenue pendant plusieurs heures l'adaptation à l'activité utile; et maintenant, l'heure de la cessation sonnée, cette adaptation s'éternise, inadéquate à la situation présente, qui est une situation de far-niente.

Ce symptôme d'une frénation intellectuelle légèrement insuffisante s'observe presque constamment à la période prédémentielle de l'hébéphrénie, de la paralysie générale, de la sénilité.

Vertige du travail infime.

Ainsi proposons-nous de dénommer un symptôme fréquent chez les déments encore capables de quelque misérable travail. C'est un trouble de l'inhibition. Le malade est à tel point dominé et absorbé par sa petite occupation, si complète est l'absence de tout autre contenu mental, que, proie passive, il y reste rivé sans relâche non par excès d'énergie, mais au contraire par excès de faiblesse. Car c'est avec nonchalance, lenteur et maladresse que, durant d'interminables séances, il demeure courbé sur cette tâche ingrate et mal faite, sans que rien d'intérieur, survenant de lui-même, ni rien de ce qui se passe autour de lui, l'en détourne un instant. Le vertige du travail est, dans l'exécution d'actes coordonnés et méthodiques, une incontinence mentale ou insuffisance de la frénation, n'allant pas jusqu'à créer une situation extravagante ou absurde.

Obs. XI. — Théodore M., 42 ans, tailleur, est un dément précoce, forme simple, encore capable de travailler à l'atelier. Atteint à trente-cinq ans de troubles psychosensoriels divers, il eut, dès lors, un amoindrissement de ses capacités, qui ne furent d'ailleurs jamais bien brillantes. Son entourage constata une absence encore plus complète d'initiative, une profonde indifférence émotionnelle, de la négligence. Aujourd'hui, sa physionomie est atone, sa voix traînante, son attitude et sa démarche sans ressort. De son plein gré, avec une docilité passive, il accomplit encore un semblant de travail professionnel. Il va régulièrement, matin et soir, dans l'Asile, à l'atelier des tailleurs. Sur la grande table où les ouvriers sont assis à la turque, il occupe toujours le même coin. Incapable de travaux tant soit peu difficiles, il est chargé de faire de simples raccommodages. Silencieux, impassible, il tire l'aiguille avec peu d'adresse, et avec une extraordinaire lenteur[1], mais sans interruption, pendant toute la durée des séances. Qu'un étranger pénètre dans la salle, d'autres malades lèvent au moins la tête, oublient de faire un point. Sur la même table siègent deux sourds-muets débiles : ils prêtent quelque attention au visiteur. L'un d'eux se lève, va piquer à la machine, revient, s'affaire, lit une question qu'on lui pose par écrit, essaie par gestes de la faire comprendre à son camarade qui est idiot. Le chef d'atelier fait quelques réflexions à voix haute, il y a tout un petit événement. Mais Théodore M. ne voit rien, n'entend rien. A quelques joyeuses salutations, il répond par de tardifs monosyllabes; pas une fibre de sa face ne bouge, et son bras implacable continue à scander les minutes mortes. Le résultat de ce travail incessant est piètre : il fait en un jour, dit le chef d'atelier, ce qu'un normal fait en deux heures.

Ce vertige du travail ne doit pas être considéré comme un signe de bonne attention, comme une normale résistance, d'un ouvrier zélé, à la distraction : tout au contraire, c'est une anormale résistance à la distraction, c'est un défaut de frénation.

1. Voir le tableau de la p. 85.

CHAPITRE IX

INCONTINENCE DÉMENTIELLE DES ACTES

Voici un essai de classification des troubles de la conduite et de l'action ayant parmi leurs conditions principales une insuffisance démentielle de la frénation volontaire.

Classification des troubles de l'activité par insuffisance démentielle de la frénation.

Incontinence démentielle des actes.	*Fuite des actes*	turbulence démentielle. impulsions démentielles.
	Perte des actes	suggestibilité démentielle. pragmatorrhée démentielle non agitée.

FUITE DES ACTES.

La *fuite des actes* est l'incontinence motrice produite tout à la fois par l'exubérance de l'automatisme et par la faiblesse de la frénation.

On peut appeler *pragmatorrhée* l'accompagnement moteur de l'idéorrhée.

La *pragmatorrhée agitée* est l'agitation motrice rapide, profuse, incohérente accompagnant la fuite d'idées de la manie et des états d'excitation non maniaque. En quelques instants le maniaque, non dément, l'hébéphrénique peu dément exécute ou ébauche un grand nombre d'actions et de réactions motrices incohérentes sur les objets présents. Actes, pensées et paroles s'éparpillent vers l'entourage. On dit souvent : c'est dans le monde extérieur que le maniaque cueille les matériaux de ses divagations. Cette formule n'est peut-être pas tout à fait exacte : le maniaque, et tout comme lui l'hébéphrénique, puise en lui au moins autant que hors de lui, dans sa mémoire, dans sa fantaisie, dans son érudition plus encore que dans les données actuelles de ses sens[1]. Mais il ne garde rien pour lui; c'est entièrement vers le dehors, c'est vers les personnes et vers les objets qui actuellement l'environnent, que se dirige le désordre diffluent et mêlé de son idéation et de sa perception. Il plaisante sur votre physionomie, parle de la mort de Marie-Antoinette, trace un mot qu'il n'achève pas, récite des vers, prend votre montre, nomme sa mère, chante, renverse l'encrier, en moins de temps qu'il n'en faut pour le noter. Cette exubérance se répand au dehors, et s'alimente indifféremment de tout ce que fournit le dehors et le dedans.

La *pragmatorrhée agitée des déments profonds* a des caractères propres qui la distinguent de la pragmatorrhée des maniaques et des hébéphréniques peu déments : aussi a-t-elle reçu une dénomination particulière : c'est la *turbulence démentielle.* La turbulence démentielle est à la fois moins variée et moins expansive que l'agitation de la démence peu profonde. Le répertoire d'actes, d'idées, de paroles qu'elle exhibe est extrêmement restreint. Elle se compose, outre les impulsions, d'une succession de stéréotypies motrices; c'est un défilé d'habitudes ou des résidus d'habitudes entrant en jeu d'une manière inadéquate aux circonstances.

Parmi les déments, ce sont surtout les déments précoces qui donnent à observer des impulsions, généralement inconscientes. Théodore M., au milieu d'une conversation à laquelle il prend part docilement par des monosyllabes, éclate de rire hors de propos. Sylvie M., en train de broder ou de peindre, assise sur son lit en une élégante posture, se lève brusquement et va courir hors de la salle sans pouvoir expliquer pourquoi. Louis R., qui ne se tient, depuis des années, qu'assis à terre, se dresse tout à coup sur ses jambes,

1. Falret, J. P., 1864, *Les maladies mentales et les asiles d'aliénés*, p. 172 : « Dans cet état, les idées affluent, nombreuses et promptes, de la double source des souvenirs et du monde extérieur. »

court donner un coup à quelqu'un, et reprend sa posture accroupie; ou encore, alité, geignant, répétant comme un perroquet qu'il ne peut plus sortir du lit, il en sort subitement, va commettre une violence, et reprend son attitude allongée et ses plaintes. Interrogés aussitôt, ils ne peuvent fournir aucune explication de leur acte. Ils ne dissimulent pas quelque motif secret; il n'y a pas eu délibération, l'acte a été automatique, une représentation isolée a suscité une réaction isolée, comme par surprise, comme pendant un moment d'anormale distraction, en l'absence de contrôle volontaire[1].

Perte des actes.

La *perte des actes*, symptôme important de démence, est l'incontinence motrice produite, sans agitation, sans exubérance de l'automatisme, par la seule faiblesse de la frénation. Les deux espèces en sont, selon notre classification : la suggestibilité démentielle et la pragmatorrhée démentielle non turbulente.

Par la faiblesse des processus attentionnels et volontaires inhibiteurs, le dément est exposé à l'intrusion d'une idée étrangère; et on admet même qu'il peut devenir l'instrument d'un acte auquel il répugne. Alors qu'ils sont habituellement indociles aux sollicitations, opposants, contrariants, atteints de négativisme, les hébéphréno-catatoniques obéissent parfois passivement à des commandements tels que : Tirez la langue! levez la main! l'autre! debout! assis! la main sur la table! croisez les bras! C'est de la docilité, intervenant au beau milieu d'une conduite revêche et récalcitrante. A vrai dire, cette suggestibilité ne deviendrait une complète *perte des actes* que si l'on pouvait, par la parole ou par l'intervention matérielle, induire le sujet, en l'absence de son contrôle personnel, à réaliser des attitudes ou des

1. Voir ci-dessous, p. 257, les violentes impulsions de Gabrielle Ch.

actes bizarres, extravagants, absurdes. Mais nous devons avouer que nous n'y avons guère réussi, avec aucune variété de déments. Déjà les commandements : A genoux! les bras en croix! le doigt dans l'encre! restent inexécutés, alors que les précédents, intercalés, sont obéis [1]. Pour être suggestible, il faut qu'un dément soit encore capable de quelque degré de compréhension et de stabilité. Or, tant qu'il subsiste quelque chose de tel, il peut s'établir un rudiment de contrôle, tout au moins à l'occasion de ce qui est particulièrement choquant.

Les attitudes dites *cataleptiques* que l'on peut communiquer aux catatoniques sont des attitudes acceptables et faciles. Gabrielle Ch. [2] est dans son lit, la tête inclinée en avant, les cheveux coiffés en bandeaux protégeant les yeux, qui sont fermés, surtout si l'on s'approche ; les membres sont fléchis; c'est une attitude négativiste et stéréotypée. Elle ne répond rien si on lui parle. Elle ne donne pas la main si on la lui demande. Mais la voici en une période de calme : on a pu la remettre au dortoir commun. Elle ne brise plus de carreaux, elle n'a pas actuellement de ces violentes colères où maintes fois elle s'est blessée ou a blessé quelqu'un. Prenons cette main : elle n'est pas retirée. Élevons-là en l'air : nous sentons quelque résistance, mais qui cède. La main étant bien levée, abandonnons-la simplement : elle retombe. Mais si, avant de la quitter, nous prenons soin de la maintenir un instant, si nous la regardons avec intérêt, si nous manifestons l'attente de la voir rester en l'air, Gabrielle Ch. jette sur sa main un furtif coup d'œil et la laisse à peu près comme nous l'avons mise. Elle la laisse dix ou quinze secondes, surtout si elle est surveillée. Mais si nous tournons le dos et parlons à une autre malade, la main reste en l'air beaucoup moins longtemps, comme si ce n'était plus la peine. Suggestibilité, maniérisme, coquetterie, il y a un peu de tout cela dans cette petite résistance qui cède, dans cette

1. Voir ci-dessous, p. 260, une observation.
2. Voir ci-dessous, p. 253.

docilité motrice non purement inerte et mécanique. On réussit, surtout s'il y a un déploiement de curiosité, s'il y a un certain nombre de spectateurs, à faire tenir en l'air à la fois les deux mains et les deux pieds : attitude facile pour une personne couchée, attitude acceptable pour une personne que la pudeur ne gêne pas. Mais on a beau tenter de réaliser la fixité cataleptique en une posture tant soit peu incommode : ou bien on n'obtient rien, ou bien la malade modifie la posture jusqu'à la rendre commode.

Nous désignons par l'expression de *pragmatorrhée démentielle non agitée* une seconde espèce de perte des actes. C'est la production, non plus d'un acte momentané ou d'une attitude, mais d'une suite plus ou moins longue de mouvements, d'une série plus ou moins cohérente d'actes non surveillés, en l'absence de phénomènes d'excitation, et sans que, par conséquent, l'insuffisance du contrôle puisse être imputée à une exubérance de l'automatisme.

Parmi les diverses catégories d'automatisme ambulatoire et de fugues, la *fugue démentielle* occupe une place bien distincte. Elle a pour caractère propre d'être une incontinence des actes. Au degré infime, chaque pas entraîne le pas suivant sans qu'il y ait eu préméditation, sans qu'il y ait à aucun moment intention d'aller loin. A un degré moins inférieur, chaque phase d'un voyage à péripéties multiples entraîne par association simple la phase suivante, sans plan ni préconçu, ni même conçu chemin faisant. Au degré supérieur enfin, des phénomènes d'excitation, de turbulence se mettent de la partie : la mise en défaut de la surveillance attentionnelle est alors pour une part attribuable à l'exubérance de l'automatisme.

Ce n'est pas seulement dans la locomotion, c'est dans n'importe quel genre d'action que peut s'observer le mouvement perpétuel par faiblesse démentielle de la frénation. Théodore M., à l'atelier des tailleurs, ne cesse pas les raccommodages, de l'ouverture à la fermeture de la salle : incontinence encore légère, car ce personnage, correct en sa tenue, ne se laisserait pas entraîner, sans s'en apercevoir, à quelque situation extravagante. L'incontinence d'un acte une fois commencé est beaucoup plus grave chez Marthe Lucie L. : de même qu'elle oublie complètement de manger si on n'a pas soin de lui mettre la première cuillerée de soupe dans la bouche, elle oublie aussi bien de s'arrêter si on remplit son assiette indéfiniment. Louis R. souffrait d'être un moment détourné d'une occupation purement mécanique où il fut pendant de longs mois adonné.

Obs. XXV. — Louis R., quarante-cinq ans en 1910, est dément précoce paranoïde depuis l'âge de vingt-six ans. C'était un jeune homme intelligent et cultivé; ancien élève de Ste Barbe et de Louis le Grand, bachelier ès-lettres, licencé en droit, il a publié une plaquette de vers délicats et quelques jolis articles de revue. Aujourd'hui sa déchéance mentale est profonde, et sa tenue malpropre. Il n'a même plus les hallucinations, ni les idées délirantes actives de ses premières années de maladie. En vertu de pauvres stéréotypies, il rabâche cinq ou six formules, et depuis plus de cinq ans, il ne progresse qu'assis à terre comme un cul-de-jatte.

Cet ancien homme de lettres recherche-t-il une certaine ampleur de vie intellectuelle? se met-il en quête de quelque variété d'impressions? engage-t-il des conversations ou se prête-t-il à celles qu'on essaie d'engager avec lui? demande-t-il des livres, des journaux, ou au moins les accepte-t-il et les regarde-t-il? toutes ces questions comportent une réponse négative. Louis R. est tout à fait incapable du moindre travail vrai.

Pourtant, il n'est pas dépourvu de toute espèce d'attention prolongée *proprio motu*. Il passe des heures à couvrir maint cahier de dessins puérils et rudimentaires. Il trace, d'une manière toujours la même, stéréotypée, un bonhomme, une maison, un bateau. Puis il remplit tout l'intérieur de cette silhouette avec des croissants qui s'imbriquent comme les écailles d'un poisson. Puis, laissant déborder ces lunules, il en couvre la feuille entière. Souvent il s'en tient, dès le début, à cette mosaïque monotone, sans commencer par rien de plus significatif. Si on l'arrache à son cahier, il y songe, parfois, comme un fumeur songerait à son cigare qu'on lui aurait fait quitter. Un jour, nous lui montrions des articles qu'il écrivit autrefois, non sans talent, dans diverses revues. Il ne répondait pas, il paraissait préoccupé, il était tout essoufflé. Il dit enfin : « Il faut que je m'en aille, que je retourne là-haut pour dessiner ». Il ne prête point à cette occupation une signification secrète, comme de se défendre, par un alignement de signes magiques, contre d'imaginaires ennemis, ou d'exprimer en cryptogrammes des pensées ambitieuses. C'est, dit-il, « un besoin », « une occupation »; et voilà tout. L'inaction lui est à charge, comme à certains normaux. Comme eux, il a besoin de s'occuper, de fixer son attention. Mais ce qui est anormal, c'est le mode d'activité auquel il a recours pour obtenir la fixation; incapable d'un travail proprement dit, soit intellectuel, soit mécanique, il s'est créé, pour n'être pas désœuvré, un objet d'application proportionné à sa déchéance intellectuelle profonde. Par cette habitude futile et tyrannique, il esquive le monde extérieur et la rêverie intérieure, les impressions, objectives et subjectives, dont la variété, la dispersion réclameraient de lui plus d'effort compréhensif qu'il n'en peut donner. C'est le *vertige de l'amusement infime*.

Nous empruntons à M. le Dr A. Marie, pour l'interpréter autrement qu'il ne fait, l'observation suivante : nous considérons ce travail automatique perpétuel comme un bel exemple de pragmatorrhée, aboutissant, grâce à l'absence de contrôle et de frein, à une situation extravagante.

« Une autre démente que j'ai observée à la colonie familiale de Dun, balayait consciencieusement le logis chaque matin; mais si on la laissait balayer jusqu'au seuil, elle se mettait à balayer la route, et partait ensuite droit devant elle *à la recherche de son domicile* [1], oubliant de faire volte-face; une fois qu'on avait oublié

1. C'est nous qui imprimons en italiques cette interprétation, qui paraît contestable.

de la surveiller, elle fit plusieurs kilomètres avec son balai et fut tout étonnée et ravie de retrouver la maison quand on lui eut fait faire demi-tour [1] ».

Nous conclurons que l'incontinence des actes consiste en une insuffisance de la surveillance de soi-même pouvant aller jusqu'à produire, dans l'activité momentanée ou prolongée, des situations bizarres, extravagantes ou absurdes. Bien des déments, en particulier des déments précoces, encore capables d'actes et travaux presque normaux, ont ce que l'on pourrait appeler des *ratés* ou des *pannes* de l'attention et de la volonté. Ces lacunes, ces absences du contrôle personnel sont parfois brèves, et parfois prolongées. Elles ne sont le plus souvent remplies par rien du tout, ni par des productions mentales, ni par des productions motrices : c'est alors un état de *vide intellectuel* et d'*inertie*. Mais il n'est pas rare qu'elles soient comblées par de l'activité automatique spontanée : on les appelle alors *impulsions* si elles sont brèves, *crises d'automatisme* si elles sont prolongées. La place vacante peut parfois être prise par de l'automatisme provoqué : une attention et une volonté à éclipses permettent l'invasion de *suggestions*. La défaillance du contrôle attentionnel est d'autant moins significative que la ruée de phénomènes hallucinatoires, délirants ou simplement exubérants est plus incoercible. Aussi la *perte des actes*, manquement du frein alors même que le travail de frénation serait minimum, est-elle un signe de démence, alors que la *fuite des actes* est seulement un signe d'agitation.

1. Marie, Aug., 1906, *La démence*, 94-95.

CHAPITRE X

INCONTINENCE DÉMENTIELLE DES ÉMOTIONS

La vie affective des déments est en dehors de notre sujet, puisque nous étudions seulement leur affaiblissement intellectuel. Pourtant sans entrer dans l'analyse des émotions démentielles et de l'inémotivité démentielle, il est un phénomène intellectuel connexe aux émotions, que nous devons ici considérer : la contention attentionnelle et volontaire des émotions. Elle est parfois insuffisante chez ceux, parmi les déments, dont l'inémotivité n'est pas absolue.

Nous proposons la classification suivante des défaillances de la frénation des émotions chez les déments.

Insuffisance démentielle de la contention émotionnelle.

Incontinence démentielle des émotions.	FUITE DES ÉMOTIONS	dans les crises agitées des déments [1].
	PERTE DES ÉMOTIONS	ruptures émotives démentielles de la réticence.
		sensiblerie.

L'incontinence émotionnelle, voilà, selon nos observations, l'un des plus généraux et constants symptômes de l'attention démentielle. Nous l'avons fréquemment constaté dans toutes les variétés de démence, y compris de démence précoce. S'il saute moins aux yeux dans ces dernières, c'est seulement parce que, là où il y a peu d'émotions, on a peu l'occasion d'examiner le jeu des mécanismes contenteurs et inhibiteurs de l'émotion. L'indifférence émotionnelle est en effet caractéristique de la démence précoce, et presque constante chez les malades de cette catégorie, hors de rares circonstances

1. Nous ne reviendrons pas ici sur ce point, qui a été étudié ci-dessus.

et en particulier hors les accès d'agitation. A l'insuffisance de la contention émotionnelle, le dément précoce ajoute une insuffisance de la production émotionnelle. Mais observez-le au moment où d'aventure se produit chez lui quelque légère émotion : la faiblesse des freins attentionnels et volontaires est la même que chez les autres déments.

Ruptures émotives démentielles de la réticence.

Obs. XXVIII. — Jean-Marie B., cinquante ans, dément précoce paranoïde, hôte de la Clinique depuis dix ans, s'efforce d'être réticent, mais il est trahi par les défaillances de sa frénation. Il se laisse entraîner à extérioriser son délire théomaniaque, à parler comme un dieu. Et pendant qu'il cathéchise, bientôt ses yeux se mouillent, ses mains tremblent, sa voix s'amollit; ou, au contraire son regard fulgure, il blêmit, il maudit. Mais au bout d'un quart d'heure, il s'aperçoit qu'il a été trahi par l'attendrissement ou par la colère, il regrette de s'être livré, il voudrait arranger les choses, atténuer, reprendre. Nous avons observé ce malade pendant neuf ans, et toujours nous avons été frappé de son impuissance à maîtriser ces petites bouffées affectives que chacun, parmi les normaux, réprime à tout instant, mais qui suffisent à démonter les incontinents émotionnels.

27 octobre 1902. — Depuis cinq mois, J. M. B. est réticent sur tout ce qui concerne son délire et ses hallucinations. Il est excité, loquace, mais il nie tout son délire, il refuse d'expliquer ses gesticulations et génuflexions autour de la pelouse, ses réponses aux voix qu'il entend, sa lettre au nonce au sujet de ces voix, et la démarche qu'il fit auprès d'un agent de police pour téléphoner au Procureur de la République et obliger le nonce à répondre. Aujourd'hui, sa réticence cède momentanément; son émotion s'exhale, entraînant ses secrets.

« Je suis l'Éternel, le Créateur universel et primordial. Mon nom ne peut s'écrire qu'en majuscules énormes. Dieu est mon petit commissionnaire. Je l'ai envoyé se promener dans le plafond des Enfers. Mon Enfer est situé dans les profondeurs de la terre. C'est une immense salle de 50 mètres de hauteur, avec des colonnes en fonte ». Ses persécuteurs sont en enfer : le pape Pecci, le cardinal Rampolla. C'est en effet Rampolla qui l'a trouvé à Rome, enfant nouveau-né, descendu du ciel. Rampolla a compris que ce petit enfant tout puissant l'empêcherait de gouverner l'Église catholique. Il l'a envoyé dans une famille paysanne de la Haute-Loire, la famille B., où on l'a élevé. Ceux que l'on regarde comme ses père et mère ne sont donc que ses parents adoptifs. Mais il n'a ni père, ni mère, il existe de toute éternité. Il est fait en chair éternelle; il est vêtu d'or et de diamants. Ce délire assez systématisé associe aux idées de grandeur des idées de persécution. La haute Église le persécute; c'est le Saint-Siège qui l'a, nouvelle et plus terrible crucifixion, fait interner dans un asile d'aliénés. Les journaux ont touché du Vatican chacun 100 000 francs pour taire ce forfait.

L'émotion du malade saute aux yeux, pendant toute cette scène ; ses mains tremblent de plus en plus, il paraît épuisé, brisé.

28 nov. 1902. — J. M. B. continue à être réticent.

Mais si l'on se donne la peine de l'exciter, de provoquer une émotion, alors il se laisse entraîner à parler de ce qu'il a la volonté de taire. Mis en train par ce procédé, il exhibe les arcanes de sa Providence.

« Je suis Celui qui n'a pas eu de commencement et qui n'aura pas de fin. Je suis Lustucru, c'est-à-dire l'Être tout cru. »

1903. — J. M. B. a établi une sorte d'Évangile de sa doctrine, une narration *ne varietur*, que, dans ses moments de non-réticence, il s'efforce de réciter textuellement, solennellement, pour ne pas s'écarter d'un mot ni d'une intonation du modèle qu'il considère comme sacré.

Nous avons obtenu à diverses reprises, au cours des années suivantes, la dictée de cette rédaction volontairement stéréotypée. Et chaque fois, nous avons vu l'émotion poindre, se développer, les larmes perler, puis, sous l'attendrissement, monter la colère, jusqu'à ce qu'une scène violente mît fin à l'entretien. On trouvera plus loin ce document, toujours identique à lui-même.

Le renouvellement de cette espèce d'expérience finit par irriter Jean-Marie B. contre nous, et pendant deux ans entiers, il refusa de nous parler autrement que pour maudire : « Te voilà bien, Satan, va, je te reconnais à ton rire! » Cependant, depuis 1909, il est beaucoup plus maître de lui que par le passé. L'activité délirante paraît apaisée. Les hallucinations ont disparu, ou il s'y est accoutumé. Désireux d'obtenir sa sortie, il se prête docilement à des concessions extrêmes. Le temps est loin où un ton un peu trop familier suscitait l'anathème et la prétention qu'on ne lui parlât « qu'à genoux et les bras en croix ». Il est venu cette année passer au laboratoire de psychologie plusieurs matinées entières. Il s'est prêté à de longs entretiens, à des expériences; jamais il n'a laissé percer la moindre trace de son délire, et si parfois s'esquissa l'impatience, elle fut aussitôt réprimée. Au cours de cet examen, Jean Marie B. fit preuve d'un affaiblissement intellectuel non douteux, mais léger. Au moment de nous séparer, à la fin de la dernière séance, nous avons lancé encore une fois la sonde vers son délire :

15 avril 1910. — D. — Une dernière question : quelle a été votre maladie? quels souvenirs en avez-vous gardés, jusqu'à quel point en avez-vous conscience?

R. — C'était de l'excitation nerveuse, de la fatigue générale.

D. — Êtes-vous Dieu?

R. — Je suis un enfant Jésus qui a droit à ses noms éternels.

D. — Quels sont vos noms éternels?

R. — Leurs Éternités, Leurs Éternités Éternelles, Leurs Éternités Universelles.

D. — Êtes-vous Jésus?

R. — Je répète que je suis un enfant Jésus qui a droit à ses noms éternels.

D. — Êtes-vous Jésus de Galilée qui fut crucifié?

R. — Non; il est Notre-Seigneur; mais moi, je ne suis qu'un des nombreux enfants Jésus, fils de la Vierge, et non pas le grand Jésus. Et puis, en voilà assez! vous avez un sacré toupet! vous m'em...! Mais pourquoi me fâcher, voyons, soyez raisonnable! Tout ceci est de la répétition. Vous me l'avez souvent demandé. Je ne veux pas recommencer mon dossier. Vous venez d'être indiscret, cela m'a poussé à l'impatience[1].

1. Voir ci-dessous, p. 122 et 239, le reste de cette observation.

Les émotions sont plus difficiles à contenir que les représentations. En attaquant un délirant réticent sur ses points sensibles, on lui fait perdre la maîtrise d'une émotion. La frénation émotionnelle est plus facile à mettre en état d'insuffisance que la frénation des idées. Et une fois ouverte l'écluse du sentiment, tout fuit, les émotions lâchées véhiculent avec elles le système, ou des lambeaux du système.

La sensiblerie.

Dans la démence sénile s'observe un syndrome appelé *sensiblerie*. Il se montre déjà à la période prédémentielle. Il peut même, tout en étant fort net, n'être ni accompagné, ni suivi d'un affaiblissement assez marqué ou assez général des fonctions cérébrales pour qu'on puisse parler de démence. Deux éléments paraissent constituer la sensiblerie : d'une part, sans doute, quelque exagération de l'impressionnabilité; mais aussi et même surtout, d'autre part, une insuffisance de frénation de ces émotions légères que nous éprouvons tous cent fois par jour.

Obs. XXXVII. — *Oct. 1910.* — Mme Louise R. n'est ni une démente, ni une malade de Ste Anne. Agée d'une cinquantaine d'années, elle a été surmenée, elle a des sueurs nocturnes; pas de fièvre; exercice régulier de toutes les fonctions; pas de toux ni d'expectoration. Aux deux sommets, la percussion donne de la submatité en avant et en arrière; l'inspiration est faible constamment, souvent granuleuse, l'expiration soufflante et prolongée; on perçoit, aux mêmes niveaux, de l'exagération de la voix. Le caractère de cette femme, suspecte de tuberculose, s'est récemment modifié. Elle est devenue irritable, nerveuse. Son attention est affaiblie : elle n'est plus capable de faire aussi bien que l'an dernier un travail un peu délicat et prolongé. Elle a des troubles de l'inhibition émotionnelle. Au cours de la conversation la plus anodine, elle larmoie, elle pleure même pour un rien, pour un mot à tonalité triste, comme le mot *pauvre,* ou *chagrin,* ou *inondation.* Elle s'excuse aussitôt, elle explique d'elle-même qu'elle ne ressent pas une émotion vraie, qu'elle ne peut commander à ses larmes, qui, depuis quatre ou cinq mois, coulent ainsi pour de fugitives impressions.

Mai 1911. — Un régime reconstituant, le repos à l'air libre, la fenêtre ouverte la nuit ont amélioré l'état physique : le poids a cessé de baisser; il a augmenté de 1 kilog.; les sueurs nocturnes apparaissent deux ou trois fois par semaine, et non plus toutes les nuits; le facies est meilleur; aucune modification n'est perceptible à l'examen physique des poumons. Le caractère est moins irritable, au dire de la malade et de son entourage : enfin, l'incontinence lacrymale a presque entièrement disparu; et l'on peut sans déchaîner les pleurs parler de malheurs, d'accidents, de mort.

Louise R. n'a jamais présenté la même incontinence pour le rire.

Obs. VI. — Joachim R., quatre-vingt huit ans, dément sénile, incapable de persévérer une minute dans une direction, fort indifférent à l'égard de toutes choses, et même à l'idée de sa propre mort, dont il parle sans cesse comme prochaine, a la sensibilité vive et sans retenue d'un enfant pour tout ce qui touche à ses commodités immédiates : gâteaux, tabac, nourriture. S'il croit le déjeûner en retard, si l'importunité de l'interrogatoire le serre d'un peu près, il se met à geindre et à pleurnicher avec larmes.

La sensiblerie psychasténique et surtout la sensiblerie démentielle ont vraisemblablement des relations avec « le rire et le pleurer spasmodiques. » L'incontinence mimique ainsi dénommée s'accompagnait constamment d'un certain degré d'affaiblissement intellectuel dans les cas que nous en avons observés. Ce phénomène se rencontre dans la paralysie glosso-labiée cérébrale ou pseudo-bulbaire[1]. On admet qu'il résulte d'une diminution de l'action inhibitrice exercée par l'écorce cérébrale sur les centres thalamiques ou sur les noyaux bulbaires, c'est-à-dire sur les mécanismes d'où dépend l'expression émotionnelle automatique, et peut-être aussi, pour une part, l'émotion même.

1. Lépine, 1877, *Rev. mens. de Méd. et de Chirurg.* — Halipré, 1894, Thèse, Paris. — Deroubaix, 1906, Le rire et le pleurer spasmodique, *J. de Neurolog.*, 11, 81, 159. — Faivre, 1906, Les « pleurs cérébraux », *Gaz. hebdom. d. Sc. méd. Bordeaux*, 27, 150.

CHAPITRE XI

INCONTINENCE DÉMENTIELLE DES PAROLES

Nous proposons la classification suivante des faits d'incontinence des paroles où peut intervenir une insuffisance démentielle de la frénation.

Classification des variétés de l'incontinence verbale chez les déments.

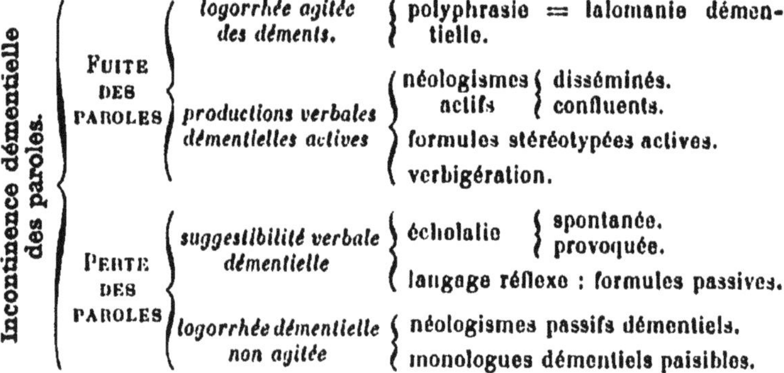

Logorrhée agitée des déments : polyphrasie (Küssmaul[1]*) démentielle = lalomanie (Séglas*[2]*) démentielle.*

La fuite des paroles est connexe à la fuite des idées dans les crises agitées des déments. Nous en avons analysé des exemples[3]. Nous nous contenterons d'en distinguer ci-des-

1. Küssmaul, Adolf, 1877, *Die Stoerrungen der Sprache, Versuch einer Pathologie der Sprache*, 8°, 200 pp., Leipzig.

2. Séglas, dans : Gilbert Ballet, *Traité de Pathologie mentale*, 130 : « Il est des cas d'excitation intellectuelle plus modérée s'accompagnant d'un état émotionnel qui rend l'individu satisfait et communicatif. Il a besoin de s'épancher au dehors; de là une intempérance de langage qui parfois est l'unique manifestation du délire. C'est la *Lalomanie*. »

3. Voir ci-dessus, p. 58, et 68.

sous la *logorrhée démentielle non agitée.* Cette dernière est l'échappement des paroles par seule insuffisance de la contention, c'est-à-dire sans que ni surabondance, ni vitesse ne contribuent à forcer les mécanismes contenteurs : elle résulte directement de l'affaiblissement intellectuel. Au contraire la *logorrhée agitée des déments* ne résulte que partiellement, indirectement et peut-être parfois point du tout de l'affaiblissement intellectuel. L'agitation des déments n'est pas forcément un phénomène proprement démentiel : c'est une perturbation, souvent facilitée par l'affaiblissement, mais qu'il ne faut pas confondre avec l'affaiblissement même.

Néologismes actifs (Tanzi).

Puérilité, maniérisme, imitation du vocabulaire technique des savants, incantation magique, réticence, mystification, voilà les principales causes qui poussent quelques déments à forger délibérément des néologismes. Suivant l'abondance, nous proposons de distinguer deux degrés des productions néologiques actives :

Néologismes actifs { disséminés
confluents.

Tandis que certains délires portent sur la personnalité du malade, sur ses sensations externes, sur ses sensations internes, sur telle autre de ses fonctions, sur une catégorie de choses ou de gens, de même il y a de véritables délires de mots, prenant pour objet le vocabulaire. Des néoformations verbales exubérantes rendent le malade partiellement ou totalement incompréhensible. Rien n'exagère davantage l'apparence démentielle. Tandis que l'on est tout disposé, dans l'appréciation du degré de démence, à faire état des capacités résiduelles d'un délirant qui parle comme tout le monde, on est incliné à plus de sévérité aussitôt que le délire porte sur les mots : la difficulté que l'on éprouve à comprendre aggrave le choquant et l'incohérent. Dès lors, les capacités résiduelles, au lieu d'être prises, comme il se doit, pour mesure de la déchéance, font l'effet d'exceptions dont il n'y a point à tenir compte. Et l'on s'étonne finalement qu'une déchéance considérée, à tort nous semble-t-il, comme extrême, se puisse accompagner d'une activité laborieuse encore utile.

Obs. XXXIII. — Élisa H., soixante-cinq ans, démence paranoïde. Bonne travailleuse, attentive à soigner les gâteuses de la salle, elle les sert et les fait manger à la cuillère; elle s'occupe de la literie, elle participe au nettoyage des malades. Tant qu'elle n'est pas agitée, elle émaille son langage de néologismes discrets. Elle a alors l'aspect, conforme selon nous à la réalité, d'être elle-même médiocrement démente. Mais aussitôt qu'elle se fâche, et il n'en faut pas beaucoup pour la fâcher, les néologismes se pressent, deviennent confluents, et l'on est assailli par une salve de vocables étranges parmi lesquels n'éclatent que mieux quelques grossièretés en bon français. Ce n'est pas tout : elle n'innove pas moins en écrivant; à ses néologismes elle ajoute des négraphismes (si nous osons avancer ici un néologisme). La voici traçant sur le papier de déconcertantes arabesques, pendant qu'oralement elle les traduit en mots non moins déconcertants. Elle paraît ainsi tellement démente, qu'on serait tenté de la mettre presque sur le même rang que celles à qui elle donne la becquée. Nous pensons qu'ici la tournure du délire fait illusion sur le degré de la démence [1]. Sans doute il n'est pas indifférent que le délire ait telle ou telle allure, porte sur tels ou tels objets; il y a une particulière absurdité à prendre pour thème le vocabulaire; les néologismes actifs sont signes de démence, les néologismes actifs confluents sont signes de démence assez profonde : mais pas davantage; ils n'autorisent pas à affirmer que l'activité laborieuse utile n'est qu'automatisme, débris épargné dans l'universelle ruine mentale.

Formules actives.

Certains paranoïdes créent, soit à l'aide de néologismes, soit avec les mots du vocabulaire courant, des formules

1. Voir ci-dessous, p. 160, les détails de cette observation. Voir aussi, p. 187, des néologismes disséminés chez un alcoolique dément paranoïde, avec la curieuse explication donnée par le malade lui-même de son goût pour les néologismes.

quasi sacramentelles, rédaction *ne varietur* de leur délire. Après plusieurs années, on les voit faire un effort de mémoire pour réciter correctement leur petit exposé, sans s'écarter de la forme ainsi volontairement arrêtée.

Obs. XXVIII. — Jean-Marie B., cinquante ans, dément précoce paranoïde[1], après avoir pendant trois ans librement varié les expressions de son délire théomaniaque, a cru bon, à partir de 1903, de sélectionner des formules définitives. Il y a des stéréotypies volontaires. Les facteurs de cette évolution mentale sont faciles à deviner. Apaisement de la production délirante, commodité d'une rédaction fixe à réciter, besoin, pour une activité intellectuelle qui s'appauvrit, de restreindre son cercle d'idées, voilà des raisons de moindre dépense et de moindre effort. Il s'y ajoute des exigences quasi dogmatiques et apologétiques, les mêmes qui toujours condensèrent les créations religieuses initiales en textes immobiles : l'enseignement, la polémique. Maintes fois, pendant la durée de huit ans, nous avons provoqué l'exposé de la doctrine et vérifié la persistance de la stéréotypie volontaire. Voici ce texte, tel que le dieu l'écrivit lui-même en 1908 pour l'Aumônier de l'Asile. Les prédications orales antérieures et postérieures y sont, à très peu de chose près, exactement conformes.

« Je suis descendu de mes firmaments petit enfant tout-puissant, l'amour même, pour tenir les promesses de Notre Sacré Cœur de Jésus, qui avait dit à la Bienheureuse Marguerite Marie Alacoque, religieuse de la Visitation de Paray-le-Monial, dans une apparition : « Voilà ce cœur qui a tant aimé les hommes » ; et descendu de mes firmaments à Rome, au sein de Mon Église Catholique, Apostolique, Romaine, Universelle, divine, connue, inconnue, toujours inconnue. Et trouvé par Rampolla, devenu plus tard le cardinal Rampolla, qui en me trouvant s'écria comme cela, en exclamation : « Ah, mon Dieu ! mon Dieu ! mon Dieu ! qu'est-ce que vous m'envoyez-là ! » Et leurs Éternités, leurs Éternités éternelles, leurs Éternités univer-

1. Voir ci-dessus, p. 114, et ci-dessous, p. 230, d'autres détails sur le même malade.

selles, leurs Éternités primordiales, leurs Éternités suprêmes, leurs Éternités divines toutes-puissantes, le petit enfant tout-puissant, l'amour même, sans se déranger davantage, sans se faire connaître davantage, sans se dévoiler davantage, lui répondirent comme cela : « Mais, puisque tu sais si bien comment je m'appelle, puisque tu viens de dire trois fois mon Dieu, mon Dieu, mon Dieu sans t'adresser à moi, tu dois savoir qui je suis? » Et à partir de ce moment-là, Rampolla me persécuta. Il se dit comme cela : Avec ce garçon-là, je ne pourrai pas diriger ma barque à ma manière! il faut que je m'en débarrasse. Et au lieu de me garder au Vatican à Rome, il m'amena en France, dans le département de la Haute-Loire, dans une bourgade appelée L., et, moyennant quelque argent, il me plaça dans une famille appelée B., et l'on me fit baptiser, et l'on m'appela Jean-Marie B. Et à partir du moment du baptême, Rampolla ne cessa de me persécuter en me tenant dans l'obscurité et en m'obligeant à travailler comme le dernier des mercenaires. Et c'est Lorenzelli, ex-nonce apostolique à Paris, qui me fit arrêter chez lui, 11 *bis*, rue Legendre, où il m'avait donné rendez-vous. Il me fit arrêter par un sergent de ville. Le sergent de ville me conduisit au commissaire de police de la Plaine Monceau; le commissaire de police de la Plaine Monceau me fit conduire au Dépôt, et, après deux jours et trois nuits passés au Dépôt, on m'amena à Sainte-Anne, où Toutes les Éternités, Toutes les Éternités Éternelles, Toutes les Éternités Universelles, Toutes les Éternités Primordiales, Toutes les Éternités Suprêmes, Toutes les Éternités Divines sont prisonnières depuis le 9 juin 1902. Je demande ma liberté. J'ai besoin de voir mon clergé. Vous m'accompagnerez jusqu'à l'archevêché si vous voulez. N'encourez pas les responsabilités de l'emprisonnement. J'ai à faire. J'ai besoin d'être aidé par mon clergé. Je suis fatigué. J'ai besoin d'être soutenu, consolé, conseillé par lui. Vous serez béni. Voyez quelqu'un au besoin, pour vous fortifier dans votre résolution d'être utile à Dieu. Vous serez récompensé pendant l'éternité. Votre tout dévoué Jean-Marie B. Dieu, le Bon Dieu qui agonisent à Sainte-Anne[1]. »

Verbigération (Kahlbaum).

L'incontinence démentielle laisse se manifester naïvement toutes les prétentions juvéniles. La verbigération est sou-

1. Lettre adressée à M. l'aumônier, 20 juillet 1908.

vent une imitation à peu de frais de l'éloquence, du savoir, de la bonne éducation, par un maladroit ignorant mal élevé. Séglas la définit :

Déclamation pathétique et théâtrale des mêmes mots d'une portée très vulgaire, souvent mêmes vides de sens [1].

Quand l'hébéphrénique profère d'un air entendu ou raffiné d'absurdes et solennelles banalités, il est lui-même sa première dupe, il se fait sincèrement illusion, plus encore qu'il ne tente de « jeter la poudre aux yeux » d'autrui. Légère exaltation euphorique entreprenante, ambition de plaire, d'intéresser, d'enseigner, telles sont les conditions qui, s'il existe une assez grave insuffisance des contrôles et de la critique, donnent lieu à la verbigération et aux pratiques d'auto-mystification [2].

Obs. XV. — André Th., vingt ans, commis épicier [3]. Tirades pseudo-scientifiques, discours publics par gestes, mimique et intonations, sans avoir rien à dire, et en n'articulant que des mots quelconques, qui tournent autour de quelques niaiseries prétentieuses.

Antécédents héréditaires. — Pas de tares nerveuses dans la famille. Son père, ouvrier, bien portant, a eu des troubles gastriques (alcoolisme?). Mère morte « hydropique » deux ans après la ménopause. Une sœur est atteinte de pleurésie purulente. Une autre sœur a été réglée très tardivement.

Antécédents personnels. — Rougeole vers trois ans. Il ne semble pas avoir jamais fait d'excès alcooliques.

Début de la maladie. — Les troubles mentaux datent de la grève des épiciers (Noël, 1905). André Th. y était opposé. Menacé par un camarade gréviste, il eut si peur, qu'il quitta sa place, n'osa plus en reprendre une autre, parla de s'engager dans l'armée, au loin, en Algérie.

Pendant quelques jours, un état transitoire de confusion mentale prépare la démence ou s'y surajoute [4].

1. Séglas, 1903, dans : Gilbert Ballet, *Traité de Pathol. mentale*, 135.

2. Contrairement à Rogues de Fursac, 1903, *Manuel de Psychiâtrie*, 178-179, nous pensons donc que la verbigération et les actions bizarres qui souvent l'accompagnent ne sont ni *purement automatiques*, ni *inexplicables*.

3. Observation personnelle recueillie en 1906.

4. Régis, 1904, *Rev. de Psychiâtrie*, 150 : la Confusion mentale est l'anti-

Il veut aller dans son pays natal, un village de Seine-et-Marne ; il va bien à la gare de l'Est, mais il monte, par erreur, dans un train direct pour Reims. Il revient de Reims à Paris, boit une demi-bouteille de vin blanc, couche dans un hôtel, et le lendemain, retourne à la gare de l'Est. Il se trompe de nouveau, monte dans un train direct pour Meaux. Il revient de Meaux à Paris, achète des cartes postales rue Saint-Lazare, prend un fiacre pour aller chez son oncle, descend en route, il ne sait pourquoi, prend un autre fiacre, se fait conduire à la maison Potin, Boulevard Sébastopol, où il harangue les employés, avec incohérence, sur l'allaitement maternel, la Phosphatine Fallières, les aliments complets. On l'écarte : il va s'installer dans une crémerie, en face, et continue ses démonstrations en touchant aux œufs. Un agent le conduit au Dépôt. Il a raconté, par la suite, que pendant ces pérégrinations, il croyait reconnaître une foule de gens, parmi lesquels des persécuteurs grévistes. Conduit à l'Infirmerie spéciale, attenante au Palais de Justice, il se croit au Tribunal de Commerce. Il y reste deux jours et se montre si agité pendant quelques heures, qu'on est obligé de le mettre en cellule. Il est admis le 30 janvier 1906 à Sainte-Anne et le lendemain à la Clinique.

Examen à l'entrée. — Examen physique : la langue est chargée; les réflexes sont un peu brusques. Examen mental : il n'est plus aussi agité, mais sa voix est encore saccadée, brève; il convient que depuis une semaine ses idées se sont dérangées, mais il reste assez confus en ses explications. Certificats : « Débilité mentale et accès délirant, qui paraît être consécutif à une émotion violente (peur). Confusion mentale. Interprétations imaginaires. Insomnie. Nulle conscience de sa situation et de ses actes. Croit être devant le Tribunal de Commerce. Arrêté pour scandale sur la voie publique, où il jouait avec les œufs d'un étalage et les cassait (30 janvier 1906, Dr Legras). » — « Excitation, loquacité, a été arrêté récemment au moment où il faisait des excentricités devant l'étalage d'un épicier. Reconnaît qu'il était alors un peu agité. Débilité mentale. A observer. (31 janv. 1906, Dr Juquelier). » — « Excitation, quelques idées délirantes polymorphes. Insomnies. Cauchemars. A maintenir. (14 février 1906, Dr Juquelier).

22 février 1906. — L'état confusionnel continue à diminuer et tend à disparaître : mais l'affaiblissement démentiel se démasque.

chambre des démences; les démences précoces ne sont que des Confusions mentales devenues chroniques et incurables.

Il raconte correctement l'histoire de sa vie, celle de sa maladie; il trouve sans trop de peine la date; il sait qu'il est dans une maison où l'on soigne des malades, mais il la situe à La Villette. Il conférence confusément sur deux baguettes de bois et sur un « petit papier japonais », feuille pour le contrôle des rondes, dont, depuis quelques jours, il fait des instruments pour « se régler sur le soleil ». Comme il ne trouve pas facilement ses expressions, il supplée par des gestes emphatiques et par des mots quelconques, les premiers venus.

« Je m'intéresse au télégraphe, depuis huit jours. (Il dispose de manière cabalistique son papier et ses deux baguettes). J'ai monté le système il y a quinze jours, trois semaines (inexact). D'ailleurs, j'avais trop de choses en tête. Mon père devait venir dimanche, il n'est pas venu (exact). On me refuse d'écrire. J'ai eu de nouvelles frayeurs, jusqu'avant-hier; depuis, cela va bien, je n'ai plus eu peur. J'ai éclairci mes idées depuis hier. Je ne m'occupe plus des choses extérieures, je m'occupe de la partie intérieure, la cour de gauche, je m'occupe de choses sérieuses, le colombier. Je remarque le mouvement des pigeons, les colombes me laissant tomber de petites miettes de pain dans la cour. Je les émiette pour les autres oiseaux. Je m'occupe aussi d'astronomie. Ce matin, avec mon compas, après la visite du médecin, j'ai vu une mésange, d'après mon compas. Je sors. Et en effet, la mésange était bien en face.

D. — Était-ce bien une mésange?

R. — Un oiseau quelconque, certainement une mésange. Elle a pris une miette dans son bec, et est partie.

D. — Vous vous occupez d'astronomie?

R. — Oui. Pour le soleil, je m'y retrouve très bien, pour l'heure et tout. C'est pourquoi ce papier japonais, j'ai voulu le garder. A l'aide de ce papier, d'après le soleil, je me règle à cinq minutes près. J'ai fait une invention. Mais sur la table, les malades me jetaient tout en l'air; je n'ai pas pu développer. Je veux faire un appareil de télégraphie sans fil avec ce papier japonais. Je l'ai installé à l'aide de deux sous, un sou de la République et un sou de Napoléon Ier. J'avais trouvé une pièce de 10 centimes de Napoléon III dans la cour : je l'ai échangée, à la marchande de croissants, contre ces deux sous-là. Je lui ai demandé ces personnages français, pour monter mon appareil. D'ailleurs, moi, j'ai le cœur français. Y aurait-il eu un sou italien, je l'aurais pris tout de même, mais moins volontiers.

D. — Cet appareil fonctionnait-il?

R. — Il fonctionnait d'après moi.

D. — Connaissez-vous ceci ? (Je pose sur la table un recepteur télégraphique).

R. — Très bien, très bien. Bel appareil, bien compliqué! Ceci représente le bouton principal, probablement!

D. — Vous comprenez cet appareil?

R. — Non, pas précisément. Je n'ai pas suivi aucun cours. Le mouvement d'horlogerie est ici. Les deux piles (en réalité, l'électro-aimant). L'ancre. La presse. L'arrêt principal. Ici, pour le rouleau de papier (exact). Papier bleu, si l'on veut, ou blanc : tricolore plutôt. (Il semble bien reconnaître un appareil télégraphique). »

Ce jeune commis épicier, amoureux de sciences naturelles, se paie de phrases et simulacres pseudo-scientifiques[1].

Obs. XVI — Sylvie M., jeune ouvrière modiste, a une verbigération minaudante, esthète, dont nous avons donné des exemples[2]. Curieuse aussi d'élégance britannique, elle prend de temps en temps un fort accent anglais, fort bien imité, grâce à un séjour qu'elle a fait en Angleterre. En juin 1910, elle n'a pas, pendant dix jours, parlé d'autre sorte.

Obs. XVII. — Paul L. a decoré sa vareuse d'asile, de galons, boutons, rubans, médailles. Il compasse sa marche, il fait le demi-tour et le salut réglementaires, sa verbigération est militaire et patriotique. Il chamarre son langage parlé et écrit d'expressions qui lui paraissent convenir à un officier. En voici quelques-unes; séparées, elles ne semblent pas prétentieuses : elles le deviennent par la fréquence et le manque d'à-propos : *d'autre part, je ne serais pas étranger à croire, si ce n'est, et aussi, à l'égard de, je n'en puis dire davantage, je serais désireux, ayant un moment de disponible, pour cause de, en hâte, ceci dit, prendre en considération, en toute autre circonstance, évidemment, c'est certain, présentement.*

27 juin 1910. — D. — Êtes-vous célibataire?

R. — Célibataire, oui; enfin, presque... enfin, évidemment, célibataire, n'est-ce pas, évidemment, c'est certain. Marié, monsieur, je ne sais trop que dire, car j'avais le choix, n'est-ce pas? Le choix d'une carrière. Évidemment, considéré comme tel..., seulement, évidemment...

D. — Enfin, êtes-vous marié, ou célibataire?

R. — Je suis marié actuellement. Présentement, dans l'établissement... évidemment, c'est certain... dans la vie de famille,

1. Transféré à l'asile de Clermont le 14 mai 1900, il a cessé d'être confus et est resté dément.

2. Voir ci-dessus, p. 63.

n'est-ce pas? question de célibat, évidemment, c'est certain (sourire satisfait et entendu)... question... évidemment, question formelle... »

Suggestibilité verbale démentielle.

Elle consiste en un échappement de paroles suscité par une excitation externe suggestionnante et rendue possible par une insuffisance démentielle de la frénation. Ces réactions verbales s'appellent *écholalie* quand elles sont la reproduction pure et simple de ce qui vient d'être entendu; *langage réflexe*, quand elles sont des récitations automatiques différentes de l'excitation qui les déclenche.

Écholalie. — C'est la répétition inconsciente ou consciente, involontaire ou parfois contre-volonté, de ce qui vient d'être entendu. On distingue l'écholalie *simple*, reproduction réelle d'auditions réelles; l'écholalie *mentale*, qui consiste à répéter mentalement, sans proférer soi-même aucun son, des auditions réelles; l'écholalie *hallucinatoire*, reproduction orale d'une audition irréelle, c'est-à-dire d'une hallucination auditive [1]. Nous avons observé chez les déments deux modalités de l'écholalie simple :

Écholalie démentielle { spontanée
provoquée.

L'écholalie démentielle spontanée est, au premier abord, assez déconcertante. Vous entrez dans une salle d'asile; tout à coup un dément, dont vous ne vous occupiez pas et qui n'avait pas l'air de faire attention à vous, répète une de vos paroles, une fois ou une série de fois. Quel est le mécanisme de ce ricochet unique ou multiple? [2] Si l'on s'approche, le

1. Séglas, dans : Gilbert Ballet, *Traité de Pathologie mentale*, 140.

2. Masselon, 1904, *La démence précoce*, 88 : « L'écholalie... n'est qu'une forme de la réaction de persévération : les dernières paroles que l'on vient de prononcer se fixent dans l'esprit du malade, qui les répète immédiatement. » Cette explication paraît acceptable partiellement : la *viscosité mentale* est l'un des facteurs du phénomène; mais il doit être en outre, à notre avis, rattaché d'autre part à l'évocation associative.

malade parfois sourit niaisement, le plus souvent ne répond à aucune question, ne comprend rien de ce qu'on lui dit, ne fournit pas de nouvelles répétitions en écho.

L'écholalie provoquée va nous donner la clef du problème. On peut la susciter chez des déments moins déchus que les précédents, encore capables de quelque effort attentionnel dirigé, mais peu en mesure de le faire aboutir.

Obs. VII. — Edmond H., quatorze ans, paralytique général[1], est dans un état de désagrégation intellectuelle profonde. Incapable de suivre la plus élémentaire conversation ou la plus rudimentaire idée personnelle, il est dans son lit, à la fois puérilement joueur et démentiellement instable. Il regarde deçi-delà et nomme les objets qu'il aperçoit; ou encore, il récite des nombres, des locutions, des lambeaux de phrases stéréotypées. A l'audition d'un mot nettement prononcé près de lui, si l'on observe ensuite le silence pour ne pas apporter de perturbations nouvelles, aucune idée ne s'éveille d'abord en son cerveau ruiné. Il répète le mot en simple écho, un nombre de fois souvent considérable. Et finalement, l'éveil se fait, soit d'une représentation associative normale, soit plus fréquemment d'une de ses locutions stéréotypées.

L'écholalie est le premier pas dans la recherche ou dans l'évocation automatique d'une représentation associative. Un grand nombre de déments peu affaiblis, et même de normaux peu cultivés, répètent une ou plusieurs fois le mot signal, avant de trouver une idée. Dans les états d'inertie intellectuelle extrême, plus paradémentielle parfois que véritablement démentielle, ce premier pas n'est point suivi d'évocation, l'immobilité mentale se rétablit avant qu'une représentation associative se soit formée.

1. Voir ci-dessous, p. 240.

Edmond H., quatorze ans, paralytique général.

MOTS SIGNAUX	TEMPS	RÉPONSES
Vanille . . .	1″	« Vingt papiers (il vient de flairer des papiers odorants).
Route	2 ,2	Bouchon. Bouchon. Bouchon. Bouchon. Bouchon. (Peu auparavant, on lui a montré un bouchon).
Peur	2	Peur. Peur. Nos barbes. Dents. Nos marrons. Nos Georges.
Craquement.		0.
Honneur. . .	Non mesuré	En nos poissons. En nos rouges. Boum, boum.
Fusil	Id.	Fusil. Fusil. Tuyaux. Tous nos gendarmes. Tous nos pompiers. Tous nos pompiers. Tous nos musiques.
Dieu.	2	Dieu. Dieu. Prie-Dieu. Tous nos André. Tous nos Gilbert. Tous nos maman. Tous nos papa.
Partir. . . .	1	Partir. Partir. Nos chiens. Dans nos fusils. Dans nos petites gaînes. Dans nos Romainville. Dans nos Romainville. Dans nos Romainville. Nous, abrutis de gosses.
Bouteille. . .	2	Bouteille. Bouteille. Tous nos litres.
Semaine. . .	2	Semaine. Semaine. Semaine. Semaine. Si une Blanche. Lucie. Dans nos Lucie.
Semaine. . .		Semaine. Semaine. Semaine. En nos semaine.
Kilomètre . .	3	Kilomètre. Nos betteraves. Tous nos betteraves. Tous nos encriers. Sales vaches. Tous nos sales vaches.
Chercher . .	1	Oui. Chercher. Chercher. Chercher. Tous nos corbeaux.
Orage. . . .	1	Orage. En nos tonnerres. En nos tonnerres. Nos éclairs. En nos 150 merdes.
Souvenir . .	1	Souvenir. Souvenir. Souvenir. Tous nos betteraves.
Planche . . .	1	Planche. Planche. Planche. Planche. Nos papiers. Marrons. Marrons. Marrons. Marron d'Inde. Marron d'Inde. Marron d'Inde. Nos châtaigniers. En faisant de la purée. De marrons.
Pourquoi? . .	Non mesuré	Pourquoi? Pourquoi? Pourquoi? Nos corbeaux. Nos sales corbeaux. Nos sales vaches. Nos sales grosses vaches.
Lourd	Id.	Lourd? Lourd? Nos Georges.
Diable. . . .	1	Diable. N'enfer. Nos enfers. En nos enfers. En nos enfers. En nos enfers. En nos enfers. En nos fourches. En nos fourches. En nos fourches. En nos fourches. En nos jours. En nos jours. En nos jours. En nos jours. Nos soleil. Nos soleil de vache (Il y a du soleil dans la chambre). Dans nos drapeaux. Dans nos drapeaux. Dans nos drapeaux. Dans nos drapeaux.
Homme . . .	1	Homme. Homme. Homme. Homme. Homme. Homme. Homme. Homme. Homme. Nos Georges. Nos Georges. Nos hommes. Nos hommes.

MOTS SIGNAUX	TEMPS	RÉPONSES
		En bicyclette. En nos hommes. En nos bicyclettes. En nos 180. 80 noir. 80.
Bateau. . . .	1"	Bateau. Bateau. Bateau. Nos Hélène. Tous nos cordes. Tous nos chaînes. Tous nos tuyaux. Tous nos tuyaux. Tous nos cuisinières.
Casser. . . .	1	Casser. Tous nos verres. Tous nos bouteilles.
Triste	1	Triste. Triste. C'est malheureux. C'est malheureux. C'est malheureux. C'est malheureux. C'est malheureux.
Cambrioleur.	1	Cambrioleur.
Cambrioleur.	1	Cambrioleur. Cambrioleur. Tous nos pétrins. Tous nos bicyclettes.
Perdre. . . .	2	Perdrix. Coucou. Coucou. Nos oiseaux. Ils ont coucou. Coucou.
Folie	1	Foulie. Foulie. Foulie. (Il a mal entendu et répète sans comprendre.) Tous nos betteraves. Tous nos betteraves.

Langage réflexe démentiel. — L'expression *langage réflexe* (Robertson)[1] désigne la prononciation de phrases habituelles sans que fonctionnent l'attention, l'intelligence critique, les contrôles réfléchis. Il y a bien des variétés de langage réflexe, parmi lesquelles nous devons différencier le langage réflexe démentiel.

C'est par le déclenchement de mécanismes mnémoniques que les mots, même dans la parole réfléchie, s'offrent à la pensée qui les sélectionne et qui les combine. Des réflexes verbaux sont les matériaux de toute parole, cas particulier de cette vérité générale, que des réflexes sont les éléments de toute activité. Des phrases entières, et même des développements comprenant une série de phrases, constituent normalement des réactions automatiques plus ou moins surveillées.

Dans toute activité sociale, sous la direction de contrôles attentionnels actifs, que de réactions verbales réflexes! Les commandements de l'officier; les ordres, les renseignements fournis par l'administrateur, le commerçant, l'agent, l'employé; les explications du professeur, le pathétique de

1. Robertson, G., 1888, Reflex speech, *The J. of ment. sc.* — Dugas, 1896, *Le psittacisme et la pensée symbolique.* — Féré, Ch., 1896, Le langage réflexe, *Rev. Phil.*, Paris, 41, 39-43.

l'acteur, les conseils du médecin, de l'avocat, les sentences du juge, les discours du député, que resterait-il de tant de paroles, si l'on en ôtait les formules toutes prêtes que l'occasion fait surgir? à la condition de ne pas supplanter l'initiative mais de l'aider, elles sont une base essentielle de la capacité professionnelle. Elles interviennent jusque dans l'investigation scientifique : table de multiplication, équations sues par cœur, coefficients physiques, schématisations chimiques, définitions botaniques et zoologiques, dates historiques surgissent au moment du besoin, ressources communes dont ne sauraient se dispenser les plus originales personnalités. L'invention individuelle même se condense en secrètes maximes, familières à leur créateur, et cet automatisme inimitable et docile, au service d'une inspiration toujours nouvelle, contribue à en assurer la maîtrise.

Tant que le contrôle et la frénation sont assez actifs pour que les réactions verbales automatiques restent adéquates à la situation, le langage réflexe surveillé s'appelle le langage réfléchi ou simule le langage réfléchi. Mais le parler mécanique abandonné à lui-même se révèle par quelque plus ou moins choquante inadaptation. Qui n'a recueilli, de bouches distraites, le réflexe salutatoire : « Pas mal, et vous? » sans que la question également rituelle « Comment allez-vous? » l'ait justifié?[1]. Les formules de politesse; les exclamations, jurements, invectives; les formules de discussion même donnent lieu, chez le normal le plus intelligent, à du langage réflexe. En voici un exemple, tiré d'une conversation à table :

A. — « Malgré la canicule, il suffirait de s'élever à quelques milliers de mètres au-dessus de Paris, pour trouver, en juillet et à midi, une température d'hiver, celle des neiges éternelles.

B. — C'est ce qu'ont fait ce printemps deux aéronautes : leur barbe était givrée. Ils étaient montés, je ne sais plus le chiffre, mais très haut.

1. Féré, *Rev. Philos.*, 41, 41 : « Un goutteux cloué au lit par la douleur, à la question : « Comment allez-vous? » peut répondre : « Pas mal, et vous? » et continuer en exprimant ses souffrances avec les mots les plus énergiques. »

A. — (Par plaisanterie). Jusqu'au froid intersidéral?
B. — Beaucoup plus haut que cela ».

Le langage réflexe devient démentiel quand il résulte non d'une absence accidentelle, mais d'une impuissance habituelle de la surveillance. Deux caractères le différencient alors : il envahit toute la conversation, il exhibe un répertoire pauvre et stéréotypé de tirades, qui reviennent à tout propos. Les stéréotypies verbales des déments, simples locutions-tics, rabâchages, délirants ou non, quelquefois fort prolixes, surgissent de la manière la moins attendue et opposent un obstacle aux tentatives que l'on fait pour obtenir une réponse attentive.

La démence existe souvent sans amnésie. Si la mémoire a été autrefois cultivée, meublée de connaissances littéraires, scientifiques, il arrive qu'elle fournisse des récitations surprenantes à première vue, de la part d'un malade de qui l'affaiblissement intellectuel est extrême.

Obs. XXV. — Louis R., dément paranoïde, autrefois élégant écrivain, est maintenant accroupi à terre ou sur son lit ; il fait bâiller le col toujours déboutonné de sa chemise, pour cracher dedans ; il n'est plus capable de suivre la moindre conversation ; il rabâche trois ou quatre formules stéréotypées et devenues vides de sens ; il déroule de lamentables séries associatives, dont nous avons cité de curieux exemples[1]. Or cet être dégradé et malpropre cite assez souvent du latin, avec presque le degré d'à-propos que présentent normalement ces réflexes classiques. A l'audition du mot *Bucoliques*, il récite correctement jusqu'à deux et trois vers de Virgile, et si l'on commence un de ses vers familiers, il en dit, en souriant, la fin.

Voici une observation analogue. Le chirurgien Malaval, tombé dans la démence sénile, ne comprenait plus ce qui se disait autour de lui, mais faisait des récitations réflexes longues et érudites.

Ce qui paraîtra surprenant dans l'état de M. Malaval pendant les dernières années de sa vie, c'est qu'à l'occasion d'un mot

1. Voir ci-dessus, p. 96.

qui frappait son oreille dans une conversation à laquelle il ne pouvait plus prendre part, il récitait avec chaleur un assez grand nombre de vers ou des pages entières d'ouvrages en prose qui lui étaient familiers et où se trouvait le mot qui lui servait pour ainsi dire de réclame [1]. Je rapporte ce fait, dont j'ai été plusieurs fois le témoin, comme un phénomène singulier du mécanisme de la mémoire [2].

Cet ordre de cas contribue à démontrer que la mémoire peut n'être pas directement intéressée par un affaiblissement intellectuel grave. Non seulement Louis R., bien sollicité, évoque maints souvenirs, mais il en acquiert, pour peu que son attention fonctionne, ce qui est, d'ailleurs, fort rare. Nous avons même réussi, une seule fois il est vrai, à lui faire apprendre par cœur huit vers français nouveaux pour lui : il les a récités au bout de trois minutes. De même qu'une amnésie profonde peut exister sans affaiblissement intellectuel global, inversement il peut y avoir affaiblissement intellectuel prononcé, sans amnésie.

Quant à la disproportion entre le texte récité et l'état démentiel du récitateur, elle n'étonne plus si l'on songe que l'amnésie est bien loin d'être constante dans les démences, et que réciter n'est pas comprendre. Qu'un dément profond possède des souvenirs de latinité ou l'habitude du jargon de la menuiserie, cela n'est point remarquable : il ne saurait ni commenter intelligemment Virgile, ni raboter et ajuster une planche. Mais si un malade fait sur un texte ou sur toute autre chose une remarque fine qui ne soit pas elle-même une pure récitation, et de même s'il rabote et ajuste une planche [3], soyons assurés qu'il n'est point un dément profond. Il n'a pu être étiqueté tel que grâce à cet usage traditionnel, mais psychologiquement inacceptable, qui laisse pêle-mêle en ligne de compte, pour l'appréciation de l'affaiblissement intellectuel, les phénomènes paradémentiels et les phénomènes démentiels véritables.

1. C'est-à-dire, sans doute, de signal.
2. Louis, 1850, *Éloges*, publ. par Dubois d'Amiens, p. 41 ; cité par Féré.
3. Voir ci-dessous, p. 204.

Il peut arriver qu'une réaction verbale réflexe suscite, comme d'ailleurs toute autre occasion, un fugitif rudiment d'opération intellectuelle chez un dément ordinairement inerte.

Féré[1] rapporte un fait de ce genre, observé par lui dans son service. Un homme de soixante cinq ans, hémiplégique depuis six ans, dément et gâteux, admis sous le diagnostic erroné d'épilepsie, ne faisait guère entendre que des monosyllabes à propos de ses besoins matériels. F. congédie un visiteur, qui dit : « Monsieur, je vous salue ».

Nous ne fûmes pas peu surpris en entendant notre dément reprendre : « Je vous salue, Marie, pleine de grâce, etc. », jusqu'à la fin; puis, après un court repos dire : « Maman, maman ». Des larmes s'écoulèrent alors de ses yeux. On essaya plusieurs fois par la suite de répéter l'expérience, mais jamais elle ne réussit et le malade succomba plusieurs mois après sans avoir jamais donné un nouvel indice d'intelligence et sans avoir prononcé d'autres paroles que ses monosyllabes ordinaires.

4° *Logorrhée démentielle non agitée.* — La logorrhée agitée, ou fuite de paroles, porte, chez les maniaques, les signes d'une validité intellectuelle que l'incohérence ne doit pas faire méconnaître. Chez les déments excités, elle peut, suivant le degré de l'affaiblissement, soit ne pas déceler, soit au contraire rendre patentes les traces de l'invalidité intellectuelle. Quand la démence est profonde, il peut exister, d'autre part, en dehors de toute agitation, une logorrhée calme, par misère intellectuelle, et qui est un symptôme pathognomonique. Elle est aussi lente que la première est rapide; elle est aussi stérile que la première peut être ou sembler féconde. Nous l'opposons à la première par la locution *perte* des paroles.

OBS XI. — Alexandre M., quarante-huit ans, paralytique général, ne peut quitter le lit. Je m'installe avec une table à côté de lui. Il me regarde, il parle sans cesse, très lentement, avec un trouble de la parole très accentué, en articulant si mal

1. Féré, *Rev. Phil.*, 41, 42.

qu'il est fort difficile d'entendre. Au bout d'un moment, il baisse le ton, murmure : « Je ne dis plus rien, et merci, » puis se tait. Je le relance alors :

D. — « Comment vous appelez-vous?

R. — M..., Alexandre M.

D. — Votre âge?

R. — J'au... cinquan...te ans... au... pre...mier... juan...vier...

D. — 1er juillet?

R. — En juan...vuier... jue suis né... en... mil...huit cent... soi...xante deux... à Rouo...chefort-sur-mer.

D. — Votre profession?

R. — Ah, je suis rentier... et millionnaire... ah! milliardaire. Oui. Je vous ai donné mon état civil. Maintenant, je vais vous donner l'état civil de mon frère, à la suite du mien. 11 avril. Oui. Non, c est mon frère, qui est né... en avril. A la date du 11 avril. Du 11. Qui est né. A Cognac. A Cognac, où on fabrique le meilleur cognac, dans le chà... le meilleur cognac dans le château de François Ier. Il y a un château magnifique, là-bas. Un château construit en 1568. Construit avant l'an mil. Avant que Françou... ois monte sur le trône. (Paroles inintelligibles, puis :) Je...e... e ne...e...e... me...e...e... ra...a...a...ppelle ppplu...u...us... Je fais des études, en ce moment... et des dessins en couleurs. Je fais tous les métiers... je suis milliardaire... et je vous donnerai un milliard, pour vous... quand j'aurai fini toutes mes explications... ça dépend... le temps que ça durera... par bateau... pour trou...ouver les moyens... ce qu'on peut faire... j'ai vu... Paul... m'ai...der... Paul... j'ai peur d'y... rester... par le froid... je vais quelquefois... je vais quelquefois... à Mille...duc... et je retourne... prendre... quelconque... je m'embar... à... pour Paris... directement à New-York... justement... je suis... pour 8 jours... à faire la tra...trave...ve... je traverse... où c'est New... York... je vais quelquefois... par Dunkerque... là je descends... à la gare de Lille... et j'attends!... je dors pas... je je prends un omnibu... un auto...mobile fermé, si c'est en hi... hiver... qu'il fait bien froid et... et j'achète un pli...gli...gliant... j'ai un petit lit que je... ferme... un coupé... pé compéartiment... et je je... resté seul... et je me couche là au milieu du com... comparti...gliment, qui est fermé, qui a une serrure à co...co... crochet (paroles inintelligibles, puis :) et voyage... pour prendre ma... et je l'enlève avec ma main droite... rester pour m'embarquer... pour le départ... je reste les pieds... vu...u...ers le départ, je reste les pieds... je vais prévenir... vers le départ... quand je... »

CHAPITRE XII

INCONTINENCE DÉMENTIELLE DES IDÉES

Les échappements de la pensée débridée résultent d'un manque de proportion entre la puissance des freins attentionnels et la force de l'idéation automatique.

Dans l'*idéhorrée maniaque*, non démentielle, les freins attentionnels sont insuffisants, et de plus l'idéation automatique est profuse. De loin en loin, la frénation attentionnelle est encore capable de barrer ce flux désordonné, mais ce n'est que pour quelques secondes, presque aussitôt elle redevient impuissante, la digue fragile est débordée et emportée. Selon Anglade[1], il y aurait là une épreuve permettant de diagnostiquer la manie essentielle d'avec les états d'excitation chez les déments paralytiques :

« Fait à noter, et qui peut, lui aussi, servir à distinguer le maniaque du paralytique, au plus fort du bavardage incohérent et de la *logorrhée*, alors qu'il semble impossible que le malade endigue le cours de ses idées qui *fuient*, et qu'il en arrête la marche et l'association désordonnées, il n'est pas incapable pourtant de prêter un court instant d'attention à une question impérieuse et pressante. Il se ressaisit momentanément, fait quelques réponses exactes, puis retombe dans son incohérence; le paralytique général ne peut faire un pareil effort ».

Nous pensons que tout dépend ici du degré de la démence subjacente à l'excitation. S'agit-il d'un paralytique général déchu profondément? La frénation est sans doute encore plus faible chez lui que chez le maniaque; mais surtout, il a des troubles de la compréhension, un état de vague et de confusion intellectuelle qui ne lui permet pas d'apercevoir la

1. Gilbert Ballet, *Traité de Pathologie mentale*, 275.

question. S'agit-il d'un paralytique général dont le degré démentiel soit modéré? l'interpellation brusque, alors qu'il a une crise d'agitation avec fuite d'idées, provoque de sa part, tout comme de la part d'un maniaque, une brève et instable fixation. La même constatation peut être faite chez les déments précoces de toute variété, dans leurs crises d'excitation avec idéorrhée, pourvu que leur degré de démence soit léger. Un coup de frein fugitif, sans persistance, est encore à leur portée, tant qu'ils sont capables de comprendre votre sollicitation.

A l'idéorrhée agitée, ou fuite des idées, non démentielle (maniaque) ou démentielle, s'oppose, chez les déments profonds qui ne sont pas excités, une idéorrhée calme, pathognomonique, que l'on peut appeler *perte* des idées.

Ce n'est pas par rapport à une poussée automatique forte, que les freins intellectuels sont faibles : ils se montrent insuffisants malgré la médiocrité et la pauvreté de la production automatique. Il ne s'agit plus, ici, d'une incontinence où le regorgement s'ajoute à la faiblesse de la contention : c'est, si l'on peut emprunter cette image à la pathologie vésicale, de l'incontinence sans distension. Les séries associatives de Louis R., dément précoce paranoïde [1], celles de Joachim R., dément sénile [2], s'écoulent sans retenue, mais sans vigueur. A les lire imprimées, avec la vitesse ordinaire d'une lecture, on peut trouver que par la nature de leur contenu, par la qualité et le mécanisme des associations, elles ressemblent aux fusées en série des maniaques. Mais à les écouter et à les recueillir pendant qu'elles sont émises, on voit la différence capitale. Rien ici ne fait songer à de la verve; la lenteur est extrême, le débit est traînant et lourd, de longs silences se produisent, aboutissant bientôt au silence complet et final.

Obs. VI. — Joachim R., quatre vingt-huit ans en 1910, ancien facteur, est atteint depuis un quart de siècle

1. Voir ci-dessus, p. 90.
2. Voir ci-dessous, p. 241.

(vingt-quatre ans) de démence sénile. Il parle seul dans son lit. Il gâte un peu. Plusieurs fois par jour, il sort de son lit, et va à la fenêtre ou dans le couloir, faire le geste de saluer, comme s'il avait un chapeau. On peut facilement rompre ses divagations, fixer et diriger quelques instants son attention. Il n'est pas dur d'oreille, et pourtant, il faut presque toujours lui répéter plus d'une fois les questions. Souvent aussi il séjourne encore sur une idée, alors que, depuis un bon moment, son interlocuteur s'efforce de le faire passer à une autre. La continuité un peu soutenue de l'attention lui est impossible, l'insistance lui est désagréable, et si l'interrogateur le presse d'un peu près, il pleurniche, il geint, il répète sans relâche que c'est l'heure de manger.

D. — Bonjour, comment allez-vous?

R. — Merci, cela va très bien.

D. — Me reconnaissez-vous? (c'est la première fois qu'il me voit).

R. — Très bien. Je vous ai déjà vu, mais je ne me rappelle pas votre nom.

D. — Et le vôtre? comment vous appelez-vous?

R. — Joachim. (Il épelle).

D. — Né en quelle année?

R. — En 1822, le 22 décembre (exact.)

D. — Quelle était votre profession?

R. — Employé des postes, en retraite. Il y a dix ans que je venais saluer la maison. Et maintenant, j'y suis venu, pour y finir mes jours.

D. — Votre dernier domicile?

R. — Rue Mouffetard, 93.

D. — Quand l'avez-vous quitté?

R. — Il y a un mois. (Inexact, il est hospitalisé depuis six ou sept mois).

D. — Avez-vous de la famille?

R. — Je n'ai que ma femme. Quatre-vingt cinq ans aussi. Elle était ici hier à me voir. (Exact. Conduite par sa concierge, elle vient lui apporter du tabac à priser).

D. — Avez-vous gardé vos souvenirs d'enfance? Racontez-m'en quelques-uns.

R. — J'avons eu un garçon à ces époques-là. Maintenant il n'est plus. Y avont pus que nous deux.

D. — Êtes-vous dur d'oreille?

R. — Non, j'entends bien.

D. — Je vous demande des souvenirs de votre enfance.

R. — J'ai un de mes amis qui est épicier, qui a été capitaine au 7e hussards à Lyon. Voilà un souvenir de ma jeunesse. C'est un souvenir de ma vie, des époques lointaines.

D. — Vous étiez à Paris, pendant le siège, en 1871?

R. — Pendant le siège? oh, oui, je pense que oui, que je devais y être. J'ai des souvenirs, encore, mais l'âge m'a pris, je suis ici voilà un mois ou deux. « Vous n'avez plus qu'à boire, et puis manger » : voilà ce que le médecin m'a dit. (Il réfléchit.) Joseph Couturier, un de mes amis, était capitaine au 7e hussards, à Lyon. Moi, R., j'ai été aide de camp du général Canut, à Rennes. Aide de camp pour les services, pour les manœuvres, simplement, pas autre chose. C'est des époques lointains.

D. — En quelle année?

R. — Oh! ça devait être vers ces époques-là aussi!

D. — Vous rappelez-vous Gambetta?

R. — Ah, oui! Gambetta. C'étaient des noms spéciaux, ça. Il était du parti. Gambetta, il s'est sauvé, et puis, il a été pris. Oh, oui! tout le monde s'en rappelle, Gambetta.

D. — Qu'est-ce qu'il a fait, Gambetta?

R. — Ben, vous savez, il était du parti opposé, et puis c'est tout. Il est bien de 70, Gambetta. Il a tombé, là. Mais Rachel, Rachel venait de Russie, aussi. Elle est tombée malade en revenant de Russie. Elle repose au Théâtre Français, au foyer du Théâtre Français, Rachel. M. Hachette qui a fait le canal de Suède. Le canal de Suède, M. Hachette. Pour faire des affaires avec le gouvernement français. (Une pause.) Avec les Indes. (Une pause.) Puis, ce qui est le plus beau de tout, c'est la Beauce, pour le blé. (Une pause.) Pour faire des affaires. Et la Bourse. Tous le jours on demande la Bourse. La Bourse et la Beauce. Société Jean-Jacques Rousseau, pour les farines. Ça fait des affaires avec les Indes. M. de Lesseps a fait les Indes anglaises. Et les indiennes viennent en Angleterre, pour faire des affaires.

D. — Où êtes-vous ici?

R. — Comment?

D. — Où est-ce que vous êtes, ici?

R. — Ben, il y a bien un bon mois, six semaines, que je suis ici. Ma femme est venue me voir hier, et pour la santé, nous sommes à peu près la même chose tous les deux. Je suis tout à fait arrivé à la fin, allez.

D. — Où est-ce que vous êtes, ici?

R. — Je ne me rappelle pas du nom de la maison. (Il rit.) Une maison de santé, ni plus, ni moins. Boire et manger, voilà tout! C'est l'heure de manger. Donnez-moi à manger. Voulez-vous me permettre de me donner à manger?

D. — Une baleine, c'est-il un poisson?

R. — Oui. Le poisson, c'est au Havre. Le poisson, c'est le poisson du Havre, qui vient à Paris, le matin, pour les Halles centrales. Et les demoiselles de la rue Montorgueil à Paris, qui se lèvent à cinq heures pour aller aux Halles. Elle y restent jusqu'à six heures. Puis, les demoiselles de la rue Montorgueil vont au passage des Panoramas. (Une pause.) Tours est la plus belle ville du centre de la France. (Une pause.) Et à Biarritz, de ce moment, c'est l'été.

D. — Qu'est-ce que c'est, ça? (je lui montre un triangle).

R. — Oh, c'est ça, c'est pour la marine. C'est comme le Collège de France. Le Collège de France, c'est pour la physique, et la chimie. (Une pause.) La Sorbonne, c'est joli. Nantes, la jolie vallée. On voyait les jolies nantaises danser sur la Loire. Et ici, il a tombé de l'eau (il a plu hier). Je suis arrivé il y a un mois et demi. Et il faut que je mange, pour pouvoir arriver à la fin. Ma femme est venue hier. (Une pause). C'est comme à Bruxelles. La jolie École Forestière. Quand le roi de Bruxelles arrive à l'École Forestière de Bruxelles, y a pas plus joli. »

CHAPITRE XIII

L'ANTAGONISME MENTAL CHEZ LES DÉMENTS

La frénation intellectuelle est double, composée de deux mécanismes antagonistes : il y a une répression de l'automatisme par la volonté, il y a une contention de la volonté par l'automatisme. Le déséquilibre entre ces deux puissances complémentaires aboutit à une action excessive de l'une, ou par sa force trop grande, ou plutôt par l'insuffisance de l'autre. C'est d'une asynergie que résulte l'inhibition mentale, l'impossibilité d'achever, et même de commencer, un acte pourtant conçu comme désirable[1].

Alors que l'on est en train de faire attention ou de vouloir, la frénation normale consiste en trois opérations : 1° écarter les intrusions disturbantes, ce qui permet à l'acte de se continuer; — 2° aux moments opportuns, interrompre l'acte; — 3° s'il y a lieu, relâcher le frein après l'avoir fait jouer, cesser l'interruption alors que la tendance active est encore prête à agir, et permettre ainsi à l'action suspendue de reprendre son cours.

De là résultent les variétés suivantes de l'antagonisme mental.

1. Billod, E., 1847, Des maladies de la volonté; considérations physiologiques et psychologiques sur la volonté, pour servir de base à l'étude des lésions de cette faculté. *Ann. médico-psychol.*, 1re s., t. 10, 15-35; 170-202; 317-347. — Ribot, 1882, *Les maladies de la volonté*, (10e éd. 1895). — Langle, 1886, *De l'action d'arrêt ou inhibition dans les phénomènes psychiques; lésions de la volonté des auteurs*, Th. méd. Paris, 53 pp. — Janet, Pierre, 1889, *L'automatisme psychologique*, Th. lettres (5e éd. 1907). — Bastian, 1892. Les processus nerveux dans l'attention et la volition, *Rev. Philos.*, t. 33, p. 353. — Janet, Pierre, 1894, *L'état mental des hystériques*, 2 vol. 12°, Rueff. — 1898, *Névroses et idées fixes*, 2 vol. 8°. Alcan. — Heymans, G., 1902, Untersuchungen ueber psychische Hemmung, *Zch. f. Psychol.*, t. 34, p. 15. — Janet, Pierre, 1903, *Les obsessions et la Psychasténie*, 2 vol. 8°, Alcan, — 1909, *Les Névroses*, 1 vol. 12° Flammarion.

Classification des espèces de l'antagonisme mental.

- **Antagonisme mental.**
  - Volontaire
    - INHIBITION
      - Délirante.
      - Contre-délirante.
      - Bloquage persistant après frénation volontaire.
    - NÉGATIVISME volontaire délirant (Cotard).
  - Automatique
    - INHIBITION : Arrêts impulsifs.
    - NÉGATIVISME involontaire (Kraepelin).

INHIBITION VOLONTAIRE DÉLIRANTE.

La volonté, animée par une aberration hallucinatoire ou délirante, produit des interruptions intempestives de l'activité et supprime certains actes normaux.

L'*inhibition volontaire délirante* consiste à se retenir sciemment et systématiquement de parler[1], de manger, de se mouvoir, pour obéir à une hallucination ou à une idée. Tantôt l'abstention est consentie par intimidation et capitulation, comme un moindre mal : des phobies font redouter quelques conséquences terribles; des hallucinations impératives édictent des interdictions, font des menaces sous condition; le mutisme, le jeûne, l'immobilité sont des moyens que le persécuté s'inflige pour échapper à des pièges, l'auto-accusateur pour expier un forfait; ou encore ils sont la condition d'un mutilé imaginaire qui croit n'avoir plus de larynx, de bouche, d'estomac, de membres. Tantôt au contraire, la contention volontaire des actes normaux est conçue et exécutée de plein gré, à titre de bien véritable; elle dérive alors, non plus de la peur ou de l'humilité, mais de la joie, de l'ambition, de l'orgueil : c'est un caprice, pour se singulariser; c'est un triomphe sur la nature, un état supérieur à l'humanité.

1. Küssmaul, 1877, *Die Stoerrungen der Sprache*, a défini une « aphasie paranoïaque », mutisme consécutif à une idée délirante.

INHIBITION VOLONTAIRE CONTRE-DÉLIRANTE.

La volonté, pour lutter contre une aberration (*Réduction*) ou pour la dissimuler (*Réticence*) produit une frénation excessive et anormale de l'activité.

La Réduction des aberrations est partielle ou totale : demi-scepticisme, critique plus ou moins serrée, alternatives d'obéissance et de révolte, parfois véritable lutte, belle défense de la raison contre la folie; quand, par exception, l'hallucination et le délire souffrent une résistance, de tous leurs réducteurs, les moins efficaces ne sont pas les réducteurs sociaux : le désaccord avec autrui, avec les personnes de l'entourage, avec le consentement universel ne saurait en général suffire à susciter des doutes, mais ne peut que les corroborer si déjà ils existent [1].

Quant à la Réticence, c'est, sous l'influence des réducteurs sociaux, une demi-mesure : les aberrations sont et restent acceptées; l'adhésion de la volonté est acquise et ne saurait être remise en question; mais pour avoir la paix ou pour obtenir sa liberté, l'aliéné réprime ce que la société n'accepte pas, à savoir, les expressions, les manifestations extérieures de sa conviction [2]. Tandis que le lucide tend à la récupération de l'état normal, le réticent simule seulement l'état normal [1].

BLOQUAGE PERSISTANT APRÈS FRÉNATION VOLONTAIRE.

A la suite des interventions, tempestives ou intempestives, de la frénation volontaire, il existe parfois une gêne ou une impossibilité de la remise en marche.

Le *bloquage persistant après frénation volontaire* présente deux aspects cliniques, selon qu'il a lieu dans l'activité momentanée ou dans l'activité prolongée.

1. Trélat, 1861, *La folie lucide étudiée et considérée au point de vue de la famille et de la société*, 1 vol. 8°, 357 pp.
2. Voir ci-dessus, p. 114, la réticence d'un paranoïde.
3. Pasquet, 1898, *Les aliénés dissimulateurs*, Th. Méd. Paris.

Chacun a observé occasionnellement sur lui-même le bloquage dans l'activité momentanée. Ce n'est que par la fréquence ou l'intensité, que ce phénomène devient le signe d'un dérangement de la frénation. Pour réciter jusqu'au bout une leçon que l'on a tout juste assez étudiée, il faut faire bon marché de quelques inexactitudes, et passer outre; mais si l'on y met trop de conscience, si l'on s'interrompt pour rectifier, on a toutes les peines du monde à démarrer de nouveau, et les accrocs vont se multiplier. La pensée du dément ne se meut parfois et ne se dirige qu'en vertu de la vitesse acquise; qu'un coup de frein malencontreux l'arrête, elle ne peut plus repartir. Nous avons signalé plus haut, sous le nom de *Viscosité mentale* [1], un accident démentiel de nature sans doute complexe, dans lequel intervient, avec d'autres facteurs, le bloquage. Grande est pour certains affaiblis la difficulté de repartir à nouveaux frais après la dépense d'un coup de frein; leur pensée misérable, de qui vous sollicitez un effort pour qu'elle se gouverne, a fait cet effort, avec succès ou vainement. Désormais elle ne fournit plus la moindre énergie motrice; elle ne trouve plus rien à vous présenter, que la première chose venue; et la première chose venue, c'est celle sur laquelle a été attirée dernièrement l'attention; il arrive que cette représentation la plus disponible soit précisément une erreur que vous voudriez écarter; avec une entière bonne volonté, le malade la renouvelle alors d'autant plus, que vous en parlez davantage.

Dans l'activité prolongée, le *bloquage persistant après frénation volontaire* consiste en la transformation de la volonté inhibitrice en une habitude d'inertie. Ce qui a été au début mutisme, sitiophobie, immobilité volontaire, délirante ou contre-délirante, est devenu stéréotypie. Il y a des stéréotypies négatives, des aboulies par pli une fois pris. Les hallucinations se sont effacées, le délire est une vieille histoire, les troubles de la perception et du raisonnement s'en sont

1. Voir ci-dessus, p. 77.

allés ; mais ils ont laissé quelque chose : la contention prolongée a produit une atrophie ; la privation que le sujet s'imposait par discipline a fini par devenir une simple absence ; le non-vouloir n'existe plus, le non-agir subsiste.

Négativisme volontaire délirant.

Sciemment et systématiquement, mûe par des hallucinations et par des idées délirantes, la volonté produit, de parti-pris, par mesure défensive ou par méfiance, les actes antithétiques à certains actes normaux.

Le négativisme volontaire délirant a été défini par Cotard en 1882, sous le nom de *Délire des négations*.

« J'ai indiqué, au commencement de ce travail, l'opposition et la résistance systématiques des délirants par négation ; on rencontre souvent chez eux une raideur et une tension musculaires qui montrent que leur inertie n'est qu'apparente et que leur résistance n'est pas simplement passive. Dès qu'on veut changer leur attitude, imprimer quelque mouvement à leurs membres, ils contractent énergiquement leurs muscles pour résister et maintenir leur position ordinaire [1]. »

Il est clair que la catégorie de malades à laquelle Cotard fait allusion dans ce passage est la même que Kraepelin interpréta plus tard d'autre manière. Cotard rapporte au délire, à la volonté aberrante et forte, ce que Kraepelin explique par l'association antithétique des idées subjuguant une volonté sans ressort. Nous exposerons ci-dessous des observations qui supportent indifféremment l'une ou l'autre de ces doctrines, plus différentes peut-être par la forme que par le fond. Et nous en rencontrerons aussi qui ne s'accommodent bien ni de l'une, ni de l'autre.

1. Cotard, Jules, 1882, Du délire des négations, *Arch. de neurol.*, 4, 166.

ARRÊTS IMPULSIFS.

Des impulsions automatiques font obstruction aux processus volontaires, les tiennent en échec, les interrompent, les empêchent d'aboutir.

Outre l'inhibition mentale volontaire, inertie provenant d'une répression personnellement méditée, systématique, de l'activité, il existe une inhibition mentale involontaire, qui résulte d'une contention ou d'une domination de la volonté par l'automatisme antagoniste.

OBS. IV. — Louis-Prosper G., soixante-cinq ans, dément sénile peu avancé, est capable de tenir une conversation à peu près normale; il fait des desseins grossiers; il joue de l'accordéon; il travaille même régulièrement : voici vingt ans qu'il est employé dans le service à laver la vaisselle.

Il a des troubles psycho-moteurs consistant en subites sensations d'arrêt. Pendant qu'il dessine, son crayon tout à coup cesse de pouvoir avancer. Quand il fait de la musique, brusquement son accordéon devient lourd comme du plomb. Et le nettoyage des assiettes est maintes fois interrompu par l'impossibilité d'achever le geste commencé.

Louis-Prosper G. a bon caractère, c'est d'une humeur paisible qu'avec son accent alsacien il raconte ces mésaventures. Il y rattache des idées de persécution, mais il reste bienveillant même pour les indiscrets à qui il se croit en butte. Il se contente de constater leurs indélicatesses, de ne pas les aimer, et de prendre à leur égard quelques sages précautions. Il accuse l'un des gardiens de provoquer ses arrêts. En passant devant lui, le gardien tire une bouffée de sa pipe : et tout aussitôt, l'accordéon cesse d'obéir. On lui vole son tabac à priser pendant qu'il dort, et même en plein jour, dans sa poche, quoiqu'il ait une tabatière à secret.

Il convient de distinguer, dans cette observation, les arrêts impulsifs, et les interprétations plus ou moins délirantes qui en sont données. Les interprétations sont proportionnées à la mentalité de celui qui cherche à s'expliquer un phénomène désagréable, inattendu, inconnu, persistant. Louis-Prosper G. croit avoir affaire à des voisins indélicats et à un infirmier ou mystificateur ou sorcier. D'autres parlent d'appareils occultes, de postes lointains de télégraphie sans fil, ou, plus archaïquement, d' « envoûtement » et d' « aiguillettes nouées ». S'ils se trompent plus ou moins grossièrement dans ces conceptions fantaistes, ce n'est pas sans raison qu'ils rapprochent leurs arrêts mentaux : *on les empêche d'agir*, et leurs impulsions : *on les fait agir malgré eux*. Inhibition de la volonté par l'automatisme, telle est la source commune d'où dérivent arrêts et impulsions, ou, si l'on veut, impulsions négatives et impulsions positives.

Selon la théorie donnée par Kraepelin de ce phénomène, et qui est généralement admise, l'arrêt, Sperrung, s'explique par la formation, pendant l'accomplissement d'un acte volontaire, d'une tendance opposée, automatique : cette tendance devient assez forte pour neutraliser celle de la volonté, et pour faire cesser l'acte en cours d'exécution.

Si on laisse de côté tout à la fois les explications populaires dont se contentent les malades, et les explications scientifiques des psychopathologistes, il reste un fait, une description, constante chez tous les sujets qui l'éprouvent, de la *sensation d'arrêt*. C'est une sensation d'arrêt par obstacle, et non d'arrêt par épuisement de la force motrice. Il ne s'agit pas, semble-t-il, d'une intermittence de la volonté, d'une éclipse, d'une absence de l'attention, mais bien d'une force antagoniste, qui entrave, qui équilibre, qui neutralise tout-à-coup la volonté toujours présente, vaincue, et non défaillante.

Négativisme automatique.

Des oppositions automatiques impulsives, plus puissantes que les velléités qu'elles contrecarrent, produisent non seulement l'arrêt des processus volontaires, mais leur renversement en sens contraire.

Nous venons de voir l'explication donnée par Kraepelin de l'arrêt mental. Selon le professeur de Heidelberg, le négativisme n'est qu'un degré de plus de l'intensité des tendances opposantes automatiques. Elles deviennent assez fortes non seulement pour tenir en échec et empêcher la tendance de la volonté, mais pour la retourner, pour y substituer un mouvement inverse. Une tendance automatique, surgie comme contrastante à l'égard de la tendance volontaire, se développe à tel point, que non seulement elle arrête l'exécution de l'acte commencé ou conçu, mais que même elle entraîne la production de l'acte opposé. Ce triomphe total de l'antagoniste automatique sur l'incitation volontaire tient moins à la puissance du premier qu'à la faiblesse et à l'intermittence de la seconde. Et c'est pourquoi Kraepelin ne sépare pas[1] le négativisme de la suggestibilité (befehlsautomatie : flexibilité cireuse, catalepsie, échopraxie[2]), avec laquelle d'ailleurs il coexiste en fait ou alterne à peu près constamment.

« Ces deux stigmates prouvent, semble-t-il, que la faculté de diriger les incitations volontaires vers un but déterminé est complètement perdue[3], et que par suite une impulsion dans un sens quelconque crée l'acte, indépendamment de toute logique, qu'elle [c'est-à-dire que cette impulsion] provienne de l'individu lui-même ou de son entourage[4]. »

Le négativisme ainsi défini est une aboulie compliquée d'évocations contrariantes actives. Faible et vaincue d'avance, la volonté ou l'attention ébauche une direction : tout aussitôt surgit une représentation contradictoire. Et loin d'être, comme chez le normal, refrénée par la représentation première, c'est cette contradictoire qui prévaut, qui fait office de direction et de frein ; elle réprime la tentative volontaire, elle se développe jusqu'à se matérialiser en un acte.

1. Kraepelin, *Introd. à la psychiat. clin.*, trad. A. Devaux et P. Merklen, 1907, p. 45-46.
2. *Ibid.*, 34-35.
3. Complètement, mais momentanément; car, par ailleurs et à d'autres instants, les malades qui présentent ces symptômes font preuve d'une intelligence et d'une volonté assez bien récupérées.
4. *Ibid.*, 46.

Modalités multiples du négativisme.

Rébellion d'une volonté forte et tenace, tel est le négativisme défini par Cotard : l'automatisme perverti fournit les motifs de ce délire contrariant. Explosion d'un automatisme contrariant, toute puissance des évocations mécaniques par contraste, tel est le négativisme défini par Kraepelin : de vacillantes velléités normales le déchaînent, et l'inconsistance de la volonté n'y oppose point de barrière. Nous allons voir que l'observation directe des déments négativistes ne permet pas facilement d'opter entre la conception plus intellectualiste de l'aliéniste français et la conception plus associationiste de l'aliéniste allemand. Il semble que l'une et l'autre soient vraies tour à tour suivant les malades, et parfois suivant les moments de l'évolution morbide d'un même malade. Négativisme volontaire délirant et négativisme aboulique associatif paraissent être deux variétés bien réelles. En outre, il existe peut-être encore une troisième variété, et non la plus rare, aussi affranchie de toute systématisation intellectuelle que de toute loi d'association antithétique, justiciable d'une explication des moins subtiles, le *négativisme par simple besoin de tranquillité* : éprouvant de la difficulté à penser et à se mouvoir, le dément défend comme il peut son immobilité mentale et physique; au fâcheux qui le questionne et qui le remue, ou bien il abandonne des réactions verbales et motrices dociles, les premières venues (suggestibilité), ou bien, tourmenté d'un peu plus près, il se donne la peine de fournir les réactions qui obtiendront, avec le moins d'effort, la paix (récalcitrance).

1° *Associations d'idées par contraste chez un négativiste.*

Voici un malade chez qui fleurit l'association d'idées par contraste, et qui a un intense négativisme. Or il ne réalise guère la conception schématique de Kraepelin, car il a au moins autant de parti-pris intellectuel systématique que de mécanisme automatique associatif. Les deux formules, celle de Cotard et celle de Kraepelin, s'appliquent ici simultanément, et la première mieux encore que la seconde.

OBS. XXX. — Joseph Élie Ch., maîtres d'armes, est entré à la Clinique à l'âge de cinquante-quatre ans avec les certificats suivants :

« Dégénérescence mentale avec accidents mélancoliques. Appoint alcoolique. Hallucinations auditives et psycho-motrices. Divagations ambitieuses et polymorphes. Insomnie. Tremblement des dents et de la langue. Mère nerveuse avec boule hystérique. Arrêté après s'être introduit dans une maison sous prétexte que sa femme y travaillait. Il souhaite le mal à tout le monde, afin que le bien arrive. On ne doit pas le toucher. Veut que l'on couvre les boutons de porte, le jaune lui faisant mal. Il est l'auteur d'un livre intitulé : *L'Escrime psychologique*. (Dr Legras, 17 avril 1905). » — « Idées de persécution avec réticence obstinée, violences et excitation par intervalles. Refuse énergiquement de se laisser interroger, examiner ou traiter. A observer. » (Dr Roy, 18 avril 1905).

Antécédents personnels. — La femme avec qui il vit depuis douze ans rapporte ce qu'il lui a dit sur son passé. Il n'a eu aucune maladie dans son enfance. A l'âge de six ans, il a eu une violente émotion, à la suite d'une chute qu'il fit d'un lieu élevé ; sa blouse, formant parachute, le protégea. Ses études furent peu régulières, parce qu'il habitait la campagne. Quand il s'engagea dans l'armée, en 1870, à l'âge de seize ans, il ne parlait que le patois de l'Ardèche. Il a pris part à la guerre franco-allemande et n'a pas été blessé. Il est resté sept ans au régiment, jusqu'à l'âge de vingt-quatre ans ; il y exerçait les fonctions de moniteur de gymnastique. Puis il a professé l'escrime à Alger, avec succès, jusqu'à l'âge de trente-neuf ans. Muni de nouveaux diplômes, il vint alors ouvrir une salle d'armes à Paris. Il s'y surmena fort, réussit mal, fit pendant plusieurs années le métier de maître nageur, et enfin s'essaya à la photographie. Il ne s'enivrait pas. Il n'a pas eu la syphilis.

Début de la psychose. — Au mois de février 1905, il commence à se montrer méfiant, inquiet, jaloux. Tout le monde se conduit à son égard de manière suspecte. Il se brouille avec ses amis. Il accuse sa femme de le tromper. Vers le 7 avril, il est pris d'insomnie. Une semaine se passe sans qu'il retrouve le sommeil.

Le 14 avril, les idées délirantes sont devenues nombreuses et actives. Sans doute préoccupé de la signification d'infortune conjugale attachée à la couleur jaune, il veut que l'on cache tous les objets jaunes de la maison. Il brûle des papiers jaunes, il jette par la fenêtre un cadre doré. Le 15 avril, il a des idées et des hallucinations mystiques, il se dit l'envoyé de Dieu, il entend la sainte-Vierge tout le jour. Le dimanche 16 avril, il est plus calme, il sort dès le matin et se promène en compagnie de sa femme jusqu'au soir; sans cesse il répète une formule de conjuration : « Du mal pour tout le monde. » Le 17 avril, il sonne à sept heures du matin chez une dame qui emploie habituellement sa femme, et lui dit : « Je suis l'envoyé de Dieu. Je ne vous ferai pas de mal. Laissez-moi entrer, m'asseoir dans un fauteuil. » La dame referme sa porte. Il s'installe dans l'escalier, il harangue les fournisseurs qui passent. On va chercher un agent, il est interné.

État mental à l'entrée. — Il refuse de répondre aux questions qu'on lui pose : « Pourquoi me causez-vous? — Je n'ai rien à vous dire. » Il refuse toute nourriture. Au bout de quarante-huit heures, on prépare la sonde œsophagienne pour l'alimenter artificiellement : il consent alors à boire un verre d'eau, qu'il assaisonne de signes de croix et de prières à voix basse. Il reste pendant des heures assis sur une chaise, les yeux fermés, immobile, silencieux; tout à coup il se dresse, il tourne trois fois sur lui-même, puis, toujours muet, se rassied. Pendant douze jours, il se tient immobile dans son lit, le visage caché sous ses draps.

Il fait le récit de sa vie. — Le 29 avril, il demande spontanément à faire le récit de sa vie. Il raconte son enfance : il a vu une inondation du Rhône, une exécution à la guillotine. Il faisait l'école buissonnière, dénichait les oiseaux, pêchait et vendait du poisson. Il ne savait pas lire à son arrivée au régiment. Il est resté huit jours sans manger, quand à l'âge de quinze ou seize ans il a perdu sa mère. Après ses sept ans de service militaire, il a épousé une femme dont il eut un fils qui a maintenant vingt et un ans : « Chose curieuse, dit-il, ma femme a enfanté alors qu'elle était encore vierge. » Après quatorze ans de ménage, ils se sont séparés d'un commun accord. Il reste en communication télégraphique avec elle. Il interrompt son récit pour donner la réplique à l'absente. Elle sait, déclare-t-il, qu'il est interrogé en ce moment. Il est parti pour l'Amérique avec une autre femme, celle qu'il n'a pas quittée depuis. Mais ils sont revenus par le premier bateau, car on les avait mal accueillis.

Il expose ses associations d'idées contrastantes. — Le 5 mai 1905, il consent à nous parler de ses troubles mentaux, et à expliquer son négativisme.

D. — « Racontez vous-même les phénomènes que vous avez éprouvés.

R. — Il y en a quatre : folie érotique, folie de l'armée et de la marine, folie mystique, état de vie universelle. Les quatre se résument en ceci : folie.

D. — Vous disiez parfois, volontairement ou involontairement, le contraire de ce que vous désiriez?

R. — Je disais : « La guigne, toujours la guigne, encore la guigne, la guigne noire! » En souhaitant ainsi le mal, en réalité je voulais faire arriver le bien. En effet, j'avais remarqué que chaque fois que je souhaite le bien à quelqu'un, c'est le mal qui lui arrive. Par exemple, dans la guerre russo-japonaise. Je suis royaliste nationaliste. Je désirais vivement le triomphe de nos amis et alliés les Russes. Chacune de leurs défaites était une déception pour moi. J'imaginai alors de souhaiter le mal pour faire arriver le bien. Je disais : « Puissent les Allemands être glorieux contre les Français! » Et je priais avec ardeur, demandant à Dieu le triomphe des Allemands et notre défaite, le triomphe des Japonais et la défaite des Russes.

D. — Vous pensez donc qu'il y a une relation entre vos vœux et les événements?

R. — Je ne l'ai pas contrôlée, mais il s'est produit des coïncidences bien curieuses. J'étais convaincu que mes vœux influaient sur les événements. Mais maintenant, j'ai là-dessus des doutes, j'étais peut-être le jouet d'illusions. Pourtant, si de nouveau je croyais influer sur les choses, je recommencerais à faire des vœux contraires à mes désirs. Pensez-vous! si je savais faire le bien en souhaitant le mal, je recommencerais tout de suite, quand même je devrais être interné toute ma vie.

D. — Quelles choses désiriez-vous?

R. — Je voulais le triomphe de la religion et de l'armée, des bannières et des clairons, comme quand on faisait au printemps les rogations; des cérémonies grandioses, le respect pour les prêtres, l'honneur pour chaque classe sociale, les avocats, les médecins français éclipsant leurs confrères étrangers. Et jamais je ne mangeais sans souhaiter le bonheur aux pauvres. Le soleil est la vie et la richesse de l'univers : c'est artificiellement que nous avons inventé les richesses sociales, les métaux. Dans mon idée, ces institutions sociales étaient relatives.

D. — Aviez-vous des élans vers Dieu?

R. — Oui. Trois fois j'ai cru voir Dieu. »

Il refuse de s'expliquer avec détails sur ses visions, ce serait sacrilège, cela pourrait susciter des malheurs épouvantables, des cataclysmes.

Il déclare que souvent il éprouve « des arrêts » : en train de parler ou d'agir, il sent brusquement « l'obligation » de s'arrêter, il craint que, s'il continue, cela n'amène des malheurs.

« En passant devant les journaux, je disais : « La guigne, toujours la guigne », souhaitant des tirages, des ventes inouïes. Même pour *Le Libertaire*, d'Urbain Gohier : je souhaite triomphe à ce journal, à condition qu'il change de titre et qu'il devienne nationaliste. La police est merveilleuse en France : je lui souhaitais le mal, afin d'obtenir son bien. Les gardes des squares, j'aurais voulu qu'ils aient trois, quatre mille francs d'appointements, cinq, six mille francs. Jamais je ne souhaitais des gabegies, des excès, des exagérations absurdes, mais seulement des bonheurs appropriés aux individus. J'avais pour maxime : « Tout est bon, puisque tout vit, et tout est éternel. » Je recherchais les nourritures mauvaises, je demandais à être servi le dernier. A l'armée et à la marine, je souhaitais des canons en bronze, afin qu'elles en eussent en bon acier. Je souhaitais la dévastation de la marine française, qu'il n'y ait plus un seul torpilleur, un seul submersible, etc., et cela, pour qu'en réalité il y en eût cent mille. Je disais : « De cent mille je ne veux pas qu'il y en ait un. » Et j'ajoutais : « Allons, partez ! » pour mettre la réalisation en train.

6 mai. — Il déclare que ce matin il a entendu sonner des cloches. Les cloches obéissaient à sa volonté, elles sonnaient quand il voulait, suivant le rythme qu'il voulait. Il est sûr de les avoir entendues. Ce ne peut être, dit-il, une illusion, ni une hallucination.

D. — « Vous avez dit que votre femme a enfanté alors qu'elle était encore vierge?

R. — Je maintiens cette affirmation. Je pourrais démontrer cela par $a + b$.

D. — La Vierge Marie a enfanté ainsi.

R. — Il n'y a pas de comparaison à établir là-dessus, et je ne parlerai plus de ce sujet.

D. — Vous avez publié un livre intitulé : *L'Escrime Psychologique*?

R. — Oui. C'est un exposé du système du monde.

D. — Pourquoi avez-vous refusé de manger?

R. — J'avais mes raisons à moi.

D. — Pourquoi, menacé de la sonde, avez-vous consenti à boire un verre d'eau, sur lequel vous avez fait des prières?

R. — Devant la contrainte, je cède physiquement, non mentalement. Je fais une restriction mentale.

2° *Parti-pris délirant et systématique chez une négativiste.* Voici une négativiste chez qui l'association par contraste[1] ne s'est jamais clairement manifestée comme habituelle. On pourrait certes, à la rigueur, prétendre que les idées et hallucinations autoaccusatrices, suicides, ambitieuses impliquent des associations par contraste. Mais cette subtile analyse serait inspirée par une doctrine préconçue; elle n'est pas suggérée par l'examen naïf des faits. L'inhibition mentale et le négativisme ont certainement été chez Jeanne M. en partie délirants et volontaires. Ils ont été très vraisemblablement aussi en partie involontaires, sans que le contraste mécanique soit une explication bien naturelle.

OBS. XXI. — Jeanne M., née le 26 juin 1872, démente précoce depuis l'âge de vingt-sept ans, est demeurée, par inhibition et négativisme en partie volontaires, dans un mutisme absolu pendant cinquante-deux mois consécutifs (de janvier 1900 à mai 1904); et dans un silence confinant au mutisme, pendant cent dix-huit mois déjà (1899; 1904-1911).

Antécédents héréditaires. — Le père est bien portant. La mère a des crises de nerfs, pendant lesquelles elle ne perd pas conscience : elle entend ce qu'on lui dit, elle pousse des plaintes et articule même quelques paroles : « Ah, mon Dieu! Mes bras! »; elle ne se mord jamais la langue, ne perd pas d'urine, n'a pas d'amnésie. Une sœur, mariée, est bien portante. Un frère est officier.

Antécédents personnels. — A-t-elle eu des convulsions en bas âge? le père le croit, sans pouvoir l'affirmer. Écolière, elle était isolée, taciturne, élève médiocre. Elle a eu une bronchite. Elle souffrait de migraines. Elle a fait l'apprentissage de la couture et est devenue une bonne ouvrière, gagnant bien sa vie, aimée de ses compagnes d'atelier, bien traitée dans sa famille. Mais elle s'est surmenée. Pendant plusieurs années, elle travaillait dix et douze heures par jour. A vingt-trois ans, elle était ané-

1. Voir ci-dessous, p. 230, quelques associations par contraste faites par Jeanne M. : elles ne sont pas particulièrement nombreuses. Elles le sont davantage, dans les réponses de la p. 231.

mique, triste, dégoûtée de la vie, et dès lors, elle travailla toujours aussi constamment, mais avec indifférence.

Début de la psychose. — Il a été brusque. Vers le 11 janvier 1899 (vingt-sept ans), elle cesse d'aller à l'atelier pour soigner sa mère, qui a un jour de violentes crises de nerfs. Le lendemain, la jeune fille est dans un état de mélancolie avec auto-accusation; elle se reproche d'imaginaires méfaits; les jours suivants, elle fait deux tentatives de suicide, l'une avec un couteau, dont elle cherche à se frapper, l'autre en essayant de se précipiter par la fenêtre, après avoir simulé le sommeil pour écarter la surveillance.

Premier internement. — Sa famille la place à Sainte-Anne le 20 janvier 1899. Le certificat immédiat affirme l'existence d'hallucinations auditives : « Est atteinte de mélancolie dépressive avec idées d'auto-accusation, hallucinations de l'ouïe (Dr H. Dufour). »

État physique à l'entrée. — Constipation. Albuminurie. Au sommet des deux poumons, signes de tuberculose en évolution. Vitiligo au cou, au tronc. Cœur sain. Menstrues irrégulières. Sensibilité normale. Elle est mise au régime lacté.

État mental à l'entrée. — Elle ne fait pas de bruit le jour ni la nuit. Elle mange à peine. Elle parle à peine; c'est surtout par des signes de tête qu'elle répond aux questions. Elle avoue qu'elle entend des voix. Ces voix l'accusent et la condamnent. A l'atelier, elle a volé des morceaux d'étoffes; chez elle, elle n'a pas été affectueuse envers ses parents : elle est indigne de vivre, elle doit mourir pour expier. Elle est désespérée. Sa conscience seule l'accable; nul ennemi ne la persécute.

Amélioration. Sortie. — Le 31 janvier, l'albuminurie a disparu. Le 20 mars, toujours abattue et silencieuse, elle dit qu'elle n'entend plus de voix, elle commence à s'occuper, elle s'acquitte bien des travaux de couture qu'on lui donne à faire. L'amélioration se maintient, s'accentue. Jeanne M. parle beaucoup plus volontiers, elle est presque loquace. Sa famille la reprend en octobre 1899.

Période d'excitation légère. — Un certain degré de bavardage succède au silence, l'accusation d'autrui à l'auto-accusation. Elle reproche à ses parents d'avoir voulu, en l'internant, se débarrasser d'elle; elle les traite d'« imbéciles » et de « cochons », quand elle parle d'eux toute seule. Lorsqu'elle leur adresse la parole, elle les appelle « madame » et « monsieur » : ils ne sont que ses père et mère nourriciers. En présence d'étrangers, elle dit : « papa » et « maman ». Elle ne dévoile pas le secret imaginaire de sa naissance. Elle est devenue très contente d'elle, elle ne cesse de se regarder dans la glace, elle admire son visage, ses cheveux. Cependant elle va à l'atelier, elle travaille convenablement. Elle mange et dort bien. Ses règles sont redevenues normales.

Un jour, on lui demande de fermer la fenêtre de l'atelier; elle refuse, elle menace de ses ciseaux les ouvrières. Depuis le mois de novembre, elle ferme sa chambre à clef la nuit, de peur que son père ne vienne la violer.

En décembre, elle recommence à peu manger. Le 1er janvier 1900, elle parle fort grossièrement à ses parents. Pendant qu'ils sont sortis, elle verrouille toutes les portes : on est obligé d'user d'effraction. La nuit du 3 au 4, elle est agitée; assise sur son lit, elle raconte à son chat familier toutes les « imbécillités » auxquelles elle est en butte.

Second internement. — Ramenée à la Clinique le 4 janvier, elle proteste avec assez de volubilité contre son nouveau placement, elle est hautaine, ironique, et réticente quoique loquace. « Cela ne vous regarde pas », « laissez-moi tranquille », répond-elle aux questions qu'on lui pose. Pourtant, elle déclare que de vrais parents ne la traiteraient pas de la sorte, elle paraît penser qu'elle appartient à une famille illustre. Elle refuse de se laisser ausculter. Elle n'a pas d'albuminurie.

La nuit suivante, elle simule une tentative de suicide par strangulation : le cordon est peu serré. Le lendemain, elle refuse toute nourriture, n'accepte que quelques verres d'eau, s'agite par instants, réclame sa sortie (6 janvier 1900).

Le 10 janvier 1900, elle s'enferme dans le mutisme absolu; quand on lui adresse la parole, elle se cache le visage dans les mains et rit. Elle répond cependant par signes à quelques questions :

D. — « Voulez-vous partir d'ici?

R. — (Signe affirmatif).

D. — Êtes-vous contente d'être ici?

R. — (Signe négatif).

D. — Êtes-vous d'une grande famille?

R. — (Haussement d'épaules dubitatif). »

Elle est maniérée, ses cheveux sont ramenés en deux touffes sur les tempes, sa robe, faite pour être boutonnée devant, est mise de manière à se boutonner derrière; le front haut, les mains derrière le dos, elle se promène avec une allure stéréotypée.

Les règles sont supprimées de janvier à décembre 1900.

Deux mois passent; le mutisme continue à être rigoureux, sans être absolu. Elle parle quelque peu à une malade. Aux infirmières et aux médecins, elle a pris le parti de ne répondre que par signes, tout au plus par quelque brève formule, telle que « oui », ou : « C'est bien ainsi. » Sa coiffure est toujours prétentieuse; elle se regarde dans un miroir; elle se décollete; elle rit sans motif connu.

Dès le 12 mars, elle ne dit plus un seul mot aux infirmières ni aux médecins, elle refuse d'écrire, elle ne répond même plus par signes. Elle continue à parler parcimonieusement aux autres malades. Elle est calme et mange bien. Sa mère vient la visiter, lui demande ce qu'elle désire. Elle reste muette; mais elle a mis de côté un journal, qu'elle déplie, pour montrer du doigt le mot *noisettes*; un moment après, elle désigne aussi le nom de *Napoléon III* (14 mars).

Vingt-sept mois passent, dans le mutisme absolu, sans qu'elle prononce une syllabe, même adressée à une malade. Parfois elle demande quelque chose par signes. Son activité est extrêmement stéréotypée. Ou bien elle reste assise sur son lit, de longues heures, toujours dans la même attitude, ou bien elle parcourt comme mécaniquement, dans la cour, toujours le même chemin, que ses pas ont fini par tracer. Elle mange, elle fait son lit, elle s'habille avec recherche, les manches de ses robes retroussées au-dessus des coudes, le col replié dégageant le cou; elle cultive ses ongles, qui sont très longs et très propres; elle les laisse couper sans opposition. Elle refuse de travailler. Elle répond par signes aux questions qu'on lui fait : elle comprend très bien. Elle continue à avoir des rires subits.

Novembre 1901. — Pas de négativisme : elle se laisse conduire, ausculter. Les pupilles sont normales, égales, réagissent bien. Docilité aux commandements simples : Debout! Assise! etc. Mais elle n'obéit pas aux commandements peu naturels : A genoux! etc. Elle ne conserve pas les attitudes communiquées, elle n'a pas d'échopraxie. Elle refuse d'écrire, et au bout d'un moment elle trace son nom. Elle refuse de faire une addition.

Le 16 mai 1902, elle se met en colère et rompt le silence qui vient de durer, absolu, pendant vingt-sept mois. Comme la surveillante lui disait : « Asseyez-vous! » Jeanne M. l'a frappée et a passé toute la soirée, fort irritée, à crier avec violence : « Merde! » et « Nom de Dieu! »

Puis elle rentre pour douze mois dans son silence. Il est difficile d'obtenir même des réponses par signes. A grand peine on lui fait donner la main; elle se lève et s'assied si on l'en prie; elle fait vivement des gestes de dénégation si on lui demande : « Entendez-vous des voix? » Les yeux sont intelligents dans la physionomie immobile, qu'anime par instants un long sourire. On la pique avec une épingle : elle ne retire pas la partie piquée tant que l'on agit discrètement; mais elle la retire si l'on pique fort ou si on la touche avec un objet brûlant; et même pour les piqûres légères, les pupilles réagissent par une normale dilatation.

Au début de mai 1904, elle consent à parler pendant les visites de sa mère, elle lui demande des fraises, du linge, répond à ses questions, s'enquiert spontanément de son frère. Mais après les visites, elle se replonge dans son silence systématique à l'égard de toutes les personnes de la Clinique.

Ce mutisme, en grande partie voulu, a duré jusqu'en août 1904. Depuis lors, Jeanne M. accepte assez facilement de parler même aux médecins, pourvu qu'ils ne soient pas personnellement chargés de son pavillon. Elle travaille; elle fait du crochet, de la couture, du repassage, toujours maniérée en sa mise, stéréotypée en ses gestes. Elle n'a plus le parti-pris de se taire et de ne pas manger; mais elle en a maintenant l'habitude, elle a la stéréotypie du manger peu et du parler peu. On verra plus loin les explications qu'elle donne rétrospectivement de ses longues années d'inhibition et de négativisme partiellement volontaires[1].

3° *Négativisme par simple besoin de tranquillité, sans associations par contraste ni parti-pris délirant.*

Voici une hébéphrénique qui conduit à admettre, à côté du délire des négations (Cotard) et du contraste associatif mécanique (Kraepelin), une troisième variété de négativisme, d'une nature psychologique beaucoup plus simple que les deux précédents. Elle est atteinte d'inertie intellectuelle, encore beaucoup plus que d'affaiblissement intellectuel. L'immobilité mentale et corporelle, le nirvânâ, est un état habituel d'où elle ne peut spontanément sortir, et d'où elle supporte mal qu'on essaie avec insistance de la tirer par des interventions importunes. Elle répond n'importe quoi ou rien du tout, pour se donner le moins de peine possible, et pour qu'on la laisse tranquille. Il ne faut

1. Voir ci-dessous, p. 238.

invoquer ici ni une discipline systématique, ni la loi de l'association par contre-pied, mais seulement la loi du moindre effort. C'est le moindre effort, bien ou mal compris, car lui-même est compris sans effort qui tantôt la fait obéir passivement, tantôt s'abstenir et tantôt résister, dépenser même une force défensive qui se proportionne à l'attaque et accidentellement la dépasse.

OBS. XVIII. — Marthe Lucie L., vingt-neuf ans en 1910, est atteinte de démence précoce hébéphrénique.

Antécédents héréditaires. — Son père et son frère sont impressionnables et irritables; c'est tout ce qu'il y a à signaler dans sa famille.

Antécédents personnels. — Elle n'a pas eu de convulsions. Elle a eu la diphtérie dans son enfance. D'une nature douce et enjouée, intelligente, elle a fait de bonnes études.

Début de la psychose. — Pendant une année, de vingt et un à vingt-deux ans, elle a souffert de l'estomac. Elle s'alimentait mal, elle se plaignait de douleurs parfois très vives. Au bout de l'année, elle n'était plus la même physiquement ni moralement : elle s'était amaigrie, elle était devenue inerte, négligente, indifférente. On obtenait à peine qu'elle quittât son lit et fît sa toilette. A vingt-quatre ans, elle en arriva au mutisme, avec parfois des rires inexpliqués. Pourtant elle faisait des travaux de couture, toujours assise près de la fenêtre, en une attitude stéréotypée. Pour aller à la selle, elle se mettait presque nue, et jetait ses matières fécales par la fenêtre.

Internement. — A vingt-huit ans, elle fut admise à l'Hôtel-Dieu, dans le service de M. le Professeur Dieulafoy, d'où au bout d'une semaine elle fut envoyée à Sainte-Anne avec le diagnostic : « Est atteinte de démence précoce avec phénomènes d'excitation. » (10 avril 1909). A son arrivée à l'Asile, elle n'avait plus d'agitation, elle était revenue à son inertie. Le certificat du Dr Juquelier est ainsi conçu : « Est atteinte de débilité mentale avec illusions, idées de transformation corporelle (elle a cinq jours), attention fugace, lenteur des opérations psychiques, apparence d'affaiblissement intellectuel » (11 avril). Après un séjour de neuf mois à Ville-Évrard, elle fut transférée à Villejuif où on l'a considérée un moment comme confuse. M. le Professeur Gilbert Ballet a démontré l'inexactitude de cette interprétation. Marthe Lucie L. est désorientée, mais c'est par indifférence, par inattention, parce qu'elle ne remarque ni les objets ni les dates, elle n'a pas l'espèce d'étonnement et de recherche inquiète caractéristique des confus.

Depuis lors, la situation est restée la même. Habituellement inerte, le visage inexpressif, elle est stéréotypée en ses attitudes, et souvent opposante.

Elle se lève le matin, s'habille, va au lavabo, mais elle ne se lave pas seule, on la lave. Elle ne gâte pas, elle a renoncé à jeter ses excréments par la fenêtre, ainsi qu'elle faisait étant chez elle. Elle mange seule, mais à la condition qu'on la mette en train : il faut lui dire de manger le potage, et il faut lui mettre la première bouchée de légumes dans la bouche; les infirmières continuent à s'acquitter à chaque repas de ces soins sans lesquels elle resterait sans nourriture. Elle plie ses vêtements en ordre, mais elle ne les brosse pas. Elle bave sur son corsage et arrache ses cheveux. Elle ne parle à personne.

Une infirmière l'amène. Elle entre sans rien regarder. Sa physionomie est morne; sous sa moustache et sa barbe blondes (particularité familiale), elle fait la moue. Invitée à s'asseoir, elle s'assied; elle croise les mains sur ses genoux. Puis elle demeure ainsi, impassible.

D. — Comment vous appelez-vous?
R. — L..
D. — Votre petit nom?
R. — Marthe.
D. — Quel âge avez-vous?
R. — Quelques mois. (Répétition de la question : même réponse.)
D. — Vous êtes un bébé?
R. — Non.
D. — Quel âge avez-vous?
R. — Quelques mois.
D. — Vous avez vingt-neuf ans?
R. — Non.
D. — Combien?
R. — Quelques mois.
D. — Quelle est la date de votre naissance?
R. — Quelques mois.
D. — En quelle année êtes-vous née?
R. — Quelques mois.
D. — Où êtes-vous née?
R. — A Paris (exact).
D. — Arrondissement? rue?
R. — Je ne sais pas.
D. — En quelle année?

R. — Je ne sais pas.
D. — Êtes-vous célibataire?
R. — (Sans parler, elle fait légèrement le signe oui).
D. — Avez-vous des enfants?
R. — (Léger signe négatif).
D. — Votre profession?
R. — Je ne sais pas.
D. — Votre dernier domicile?
R. — Je ne sais pas.
D. — Quel est aujourd'hui le jour de la semaine?
R. — Je ne sais pas.
D. — La date, le quantième?
R. — Je ne sais pas.
D. — Le mois, la saison?
R. — Je ne sais pas.
D. — Est-ce en ce moment le matin, ou le soir?
R. — Je ne sais pas.
D. — Quelle heure est-il?
R. — Je ne sais pas.
D. — Quelle est cette maison, ici?
R. — Je ne sais pas.
D. — Vous savez bien : dites-le moi.
R. — Je ne sais pas.
D. — Qu'est-ce que vous supposez?
R. — Rien du tout.
D. — Voulez-vous partir ou rester?
R. — Du tout.
D — Je vous demande si vous voulez partir ou rester.
R. — (Elle hésite, esquissant de légers signes négatifs, ayant l'air de dire non aux deux notions; puis :) Rester.
D. — Qui est-ce que je suis?
R. — (Elle me glisse un regard furtif, puis son regard se perd, évite de me rencontrer).
D. — Regardez-moi?
R. — (Même jeu).
D. — Qui suis-je?
R. — Personne.
D. — Allons, je veux que vous me répondiez. Qui suis-je?
R. — Connais pas.
D. — Cela vous ennuie que je vous parle?
R. — Non.
D. — Voulez-vous que je m'en aille?
R. — Non.

D. — Vous aimez autant que je reste?
R. — Oui.
D. — Êtes-vous malade?
R. — Du tout.

COMMANDEMENTS	RÉACTIONS
Tirez la langue!	Elle obéit.
Levez la main!	Id.
L'autre!	Id.
Levez-vous!	Id.
Asseyez-vous!	Id.
Levez-vous	Id.
A genoux!	Elle n'obéit pas.
Les bras en croix!	Id.
Faites ça! (frapper des mains).	Id.
La main sur la table!	Elle obéit.
L'autre!	Id.

D. — Depuis combien de temps êtes-vous ici?
R. — Quelques semaines.
D. — Quelle est la date?
R. — Je ne sais pas.
D. — Votre âge?
R. — Quelques semaines.
D. — Comment s'appelle votre maman?
R. — Je ne sais pas.
D. — On vient vous voir?
R. — (Signe affirmatif).
D. — Quel jour est-on venu?
R. — Je ne sais pas.
D. — Voulez-vous voir votre mère?
R. — (Petit signe négatif).
D. — Donnez-moi votre main.
R. — (Elle la donne, lentement et toute raide).

Si l'on cherche à soulever cette main, à faire se lever le bras, on perçoit peu de résistance; et la main, abandonnée, reprend aussitôt sa position stéréotypée sur les genoux de la malade. Mais si l'on veut mettre la tête de Marthe L. en extension, en flexion, en rotation, on se heurte à une forte récalcitrance, au cours de laquelle se réalise parfois l'attitude précisément opposée à celle qu'on tend à communiquer.

Marthe Lucie L. fait assez bien une addition. Au lieu de faire une multiplication dont on lui fournit les nombres écrits sur un papier, elle additionne les deux facteurs (plusieurs épreuves : même résultat).

CHAPITRE XIV

LE TRAVAIL CHEZ LES DÉMENTS

CLASSIFICATION DES TRAVAUX ET RELIQUATS DE CAPACITÉS[1].

Tous les symptômes jusqu'ici analysés concernent l'allure de l'intellection; reste à étudier l'insuffisance des produits. Cette insuffisance est qualitative et quantitative. Elle apparaît par la comparaison, d'une part des productions des déments, même non-délirants, avec les productions des non-déments, même aliénés; et, d'autre part, des productions d'un dément avec celles qu'il exécutait lui-même avant sa démence.

Nous adoptons la classification suivante des productions, et nous l'accompagnons de la définition des reliquats correspondants.

1° TRAVAUX PROFESSIONNELS, ayant valeur sociale générale. Par *reliquat professionnel*, nous entendons le rapport entre la valeur ouvrière présente et la valeur ouvrière antérieure à la maladie.

2° TRAVAUX MÉNAGERS, ayant valeur familiale. Par *reliquat de travail ménager*, nous entendons la capacité d'utilisation d'un dément aux travaux quotidiens du service : aider à nettoyer, à faire les lits, à servir la soupe, etc.

1. Nous reproduisons ici quelques dispositions législatives régissant le travail et les distractions des aliénés.

1839. (18 décembre) ORDONNANCE portant règlement sur les établissements publics et privés consacrés aux aliénés. — Art. 15 : « Dans tous les établissements publics où le travail des aliénés sera introduit comme moyen curatif, l'emploi du produit de ce travail sera déterminé par le règlement intérieur des établissements. »

1840. (31 janvier) CIRCULAIRE : « Les travailleurs ont droit au tiers de leur salaire. »

1844. (6 avril) DÉCISION du ministre de l'intérieur sur l'emploi du pro-

3° TRAVAUX D'AGRÉMENT, de pur intérêt personnel : productions pseudo-professionnelles inutilisables, et pseudo-esthétiques; espèces de chefs-d'œuvre monstrueux de menuiserie, serrurerie, broderie, dessin, peinture, etc.

Par *reliquat de travail d'agrément*, nous entendons le degré d'ingéniosité et d'habileté techniques résiduelles dans des productions inutilisables.

duit du travail des aliénés dans les asiles. — « En un mot, il ne faut pas perdre de vue que le travail est un moyen auxiliaire de curabilité... » — « Le salaire des aliénés appartient pour 2/3 à la caisse de l'établissement et pour 1/3 aux malades. » (L'évaluation du travail des aliénés doit donc être le triple de la gratification allouée aux travailleurs.)

1857. (20 mars) I. ARRÊTÉ ET CIRCULAIRE. — Section XXI, Travail. — Art. 150 et 151 : « De tous les moyens employés pour combattre l'aliénation mentale, le travail est peut-être le plus efficace et le plus certain... » « ... le travail y est institué, non dans l'intérêt de l'établissement, mais comme traitement curatif ou palliatif pour le malade. Pensionnaires ou autres, tous les aliénés peuvent donc y prendre part sur la désignation du médecin. » — « La journée réglementaire est de 10 heures et donne droit pour chaque aliéné à une rémunération que doit déterminer le règlement. Plusieurs établissements ont adopté le taux de 10 centimes et réglé à 15 francs le maximum du pécule. » — Art. 154 : « Les chefs d'atelier et surveillants constatent chaque jour nominativement sur un état mensuel le travail réel de chaque aliéné suivant sa durée par jour ou fraction de jour. » — Section XXII, Occupations intellectuelles et distractions. Art. 164 : « Le travail manuel n'est pas le seul qui puisse heureusement influer sur l'état moral de l'aliéné. Des lectures faites individuellement ou en commun, des exercices de chant, des leçons de dessin et d'écriture, ont donné, dans les asiles, des résultats analogues. Quelques-uns y ont ajouté des promenades et des jeux (billard, quilles, volants, danses, etc.), et l'effet de ces divers moyens a été également favorable aux aliénés... » — « ... Les distractions et occupations intellectuelles auront lieu à heures fixes, deux fois par jour, après les repas et avant la reprise du travail... » — Sur prescription médicale, un malade peut être autorisé à des « occupations intellectuelles et distractions » en dehors des heures réglementaires. — II. RÈGLEMENT DU SERVICE INTÉRIEUR (reprenant un à un les articles de l'Arrêté). — Art. 150 : « Le travail est institué, dans l'asile, comme moyen de traitement et de distraction pour le malade. — Art. 151 : « ... le travail comprend : 1° la participation aux soins du ménage et aux travaux des services généraux; 2° les travaux de culture, de jardinage et de terrassement; 3° les travaux de couture et de blanchissage; 4° les travaux relatifs à l'entretien des bâtiment et du mobilier; 5° travaux divers. » — Art. 152 : « Il est interdit d'occuper habituellement les aliénés à aucun des travaux qui consistent exclusivement dans l'emploi de la force musculaire et qui sont à l'usage des animaux, tels que mise en mouvement de pompes, roues-manèges, etc.; et de louer leurs bras pour des travaux quelconques. »

Watteville. (Le baron Ad. de —, Inspecteur général de 1re cl. des établissements de bienfaisance). 1863. *Législation charitable* (de 1790 à 1863). 3 vol. 4°, Paris, Cotillon. [Table analytique, t. 2].

4° PRODUCTIONS VERBALES : élucubrations graphiques et orales, journal intime, placets, déclamations. Par *reliquat logique*, nous entendons le degré résiduel d'étendue, de richesse, de précision, de cohérence, d'ingéniosité dans l'idéation, délirante ou non délirante. Que le délire ait pour thème l'ensemble de la personnalité et constitue un roman délirant plus ou moins systématique; ou qu'il porte plus particulièrement sur les fonctions, sur la motricité, sur le vocabulaire, sur la perception externe, sur les sensations internes; ou enfin qu'il n'existe aucun délire : dans tous les cas, le degré d'affaiblissement intellectuel est, à notre avis, mieux mesurable par les productions professionnelles, ménagères et d'agrément, que par les productions verbales et idéales.

THÉORIE CLASSIQUE DE FOVILLE : LES RELIQUATS DE CAPACITÉS SONT INADÉQUATS AU DEGRÉ DE DÉMENCE.

En effet, notre enquête dans les ateliers, bureaux et jardins de l'Asile Sainte-Anne, complétée par l'examen psychologique de déments travailleurs, nous a conduit à une opinion qui, au premier abord, pourrait paraître inattendue. C'est qu'il n'y a point et qu'il ne peut y avoir de disproportion réelle entre la capacité de travail qui survit chez un dément, et le déficit général de son intelligence et de son attention; c'est que les reliquats du dément fournissent la meilleure de toutes les mesures pour apprécier le degré de l'affaiblissement intellectuel vrai. Avant de développer cette thèse, nous allons citer les paroles d'un éminent clinicien, qui y semblent directement opposées. Foville affirme que, dans leurs travaux, les déments « apportent parfois une habileté et un zèle peu en rapport avec leur état de profond affaiblissement intellectuel. » Et nous avons pu nous assurer qu'à cette proposition souscrivent des aliénistes que l'expérience et la méditation ont familiarisés avec les déments réunis par centaines dans leurs services. Un certain nombre de sujets nous ont été signalés par M. le Dr Dagonet comme répondant particulièrement à la remarque de Foville ; il a bien voulu nous faire connaître, parmi toutes ses travailleuses, les plus notoires par le contraste de leurs capacités ouvrières avec leur dégradation mentale. Comment n'être pas étonné qu'un travail bon, précis, achevé, sorte des mains d'une insensée habituellement incohérente, impulsive, absurde?

Voici le texte de Foville. Il traduit une impression clinique bien réelle et fréquente. Mais cette impression a besoin d'être analysée, interprétée. Analyse et interprétation délicates, et pour nous d'importance capitale, car c'est la notion même de démence qui est en cause, c'est une définition de l'affaiblissement intellectuel, qui en doit résulter.

Enfin, toutes les fois que des malades en démence auront eu antérieurement l'habitude du travail manuel, il est de la plus haute utilité de tout faire pour l'entretenir ou la rappeler. Nous avons dit que la mémoire des actes se perdait ordinairement moins vite que celle des idées, et la possibilité de faire travailler un grand nombre de déments en est une preuve... Celui qui est le plus généralement répandu est celui des terrassements, de l'entretien des jardins, de la culture des fleurs et des légumes. Les malades que l'on y consacre sont, en bonne partie, des déments qui y apportent parfois une habileté et un zèle peu en rapport avec leur état de profond affaiblissement intellectuel. Mais ils peuvent encore rendre d'autres services, et l'on est étonné de voir dans les ateliers de menuiserie, de serrurerie, de peinture, de cordonnerie, de tissage, qui fonctionnent d'une manière si avantageuse dans certains asiles, des malades depuis longtemps en démence, manier des outils dangereux et exécuter des travaux, sinon très fins et très élégants, du moins suffisants pour la consommation de l'établissement [1].

Pour mieux comprendre ce texte, et pour le discuter au besoin, nous avons recherché dans les ateliers d'hommes, où nous a introduit M. Gillet, économe, dans le service de

1. Foville, Achille (fils), 1869, Démence, *N. diction. de méd. et chir. prat.*, II, 119.

M. le Pr Gilbert Ballet (hommes et femmes), dans les six quartiers de femmes de M. le Dr Dagonet, des déments travailleurs, inspirant l'étonnement dont parle Foville. Nous en avons trouvé quinze, dont neuf désignés par M. le Dr Dagonet.

NOM	DIAGNOSTIC	TRAVAIL	PÉCULE JOURNALIER
I Marie Ous. .	« Démence sénile [1] ».	Raccommodages.	20 centimes.
III Pauline Th.	« Démence alcoolique. Hémiplégie ».	Raccommodages.	20 centimes.
IV Louis-Prosper G. . .	Démence sénile.	Ménage. Dessins grossiers.	
X Estelle M. .	« Paralysie générale, forme prolongée ».	Ménage.	10 centimes.
XIV Théodore M.	D. précoce simple.	Raccommodages.	
XVI Sylvie M. .	Démence précoce hébéphrénique.	Peinture d'agrément.	0
XVIII Marthe-Lucie L. . . .	Démence précoce.	Broderie.	Très bon travail, mais personnel.
XXI Jeanne M. .	Démence précoce hébéphréno-catatonique.	Crochet, couture, repassage.	
XXIV Albertine F.	« Démence, délire mélancolique, tentatives de suicide, idées de persécution, hallucinations multiples ».	Couture, préparation des raccommodages, rangements, ménage.	
XXVI Célestine K.	Démence précoce paranoïde.	Couture.	Bon travail; mais pas de pécule aux agitées.
XXIX Léonard B. .	Démence précoce paranoïde.	Brossage des parquets.	
XXXI Julie D. . .	« Démence vésanique, idées de persécution ».	Couture.	25 centimes.
XXXII Aline G. . .	« Démence suite de délire de persécution ».	Couture, raccommodages.	30 centimes.
XXXIII Élisa H. . .	« Démence. Délire de persécution, néologismes ».	Ménage, soins aux malades.	20 centimes.
XXXIV Annette D. .	« Démence suite de délire de persécution, incohérence ».	Repassage, broderie d'agrément.	

1. Les diagnostics entre guillemets ont été formulés par M. le Dr Dagonet.

Après avoir observé ces quinze déments travailleurs, nous les classons en quatre catégories :

I. Travail et intellect soit adéquats l'un à l'autre, soit inadéquats, selon que l'interprétation théorique considère les perturbations psychiques comme parادémentielles ou comme démentielles.

II. Travail et intellect adéquats; mais, de temps en temps, crises paradémentielles sans travail.

III. Travail et intellect autrefois apparemment inadéquats, par suite de perturbations psychiques. Ils sont devenus aujourd'hui visiblement adéquats, depuis que le niveau démentiel vrai s'est dégagé, par suite de l'apaisement des perturbations, qui étaient donc paradémentielles.

IV. Travail et intellect adéquats : mais intellect un peu moins affaibli et travail un peu moins remarquable qu'il ne semble à première apparence.

Conception théorique de perturbations paradémentielles.

Obs. XXXIII. — Élisa H., soixante-cinq ans. Diagnostic : « Démence, suite de délire, de persécution, néologismes ».

Cette femme est typique par la discordance entre une incohérence extravagante et un travail excellent.

9 juin 1911. — Une cuillère à la main, la voici en train, avec les infirmières, de puiser dans une marmite, et de remplir soigneusement les assiettes destinées aux malades de la salle. A la vue de M. le Dr Dagonet, elle s'interrompt, vient à lui menaçante, vocifère les injures les plus grossières, entremêlées de termes incompréhensibles de sa fabrication, lui entoure le cou avec ses deux mains de sorcière, déclarant qu'elle va l'étrangler. Il ne fait pas un geste de défense : toute cette violence n'est qu'en parade.

La disproportion n'est pas seulement entre un bon travail et l'absurdité des propos; elle est aussi entre la déraison extrême des menaces et la déraison relativement minime des actes.

Mme H. se rend très utile dans le service; elle gagne un pécule de 20 centimes par jour. Elle travaille au ménage, elle soigne les autres malades, elle fait manger celles qui ne mangent pas seules, absolument comme font les infirmières, déclare la surveillante. Elle aide à faire les lits, elle change les malades de chemise, elle surveille toute une salle et va appeler aussitôt que la présence d'une infirmière est utile.

11 juin. — Après m'avoir adressé quelques paroles méfiantes et même un torrent d'injures et de néologismes, elle consent à répondre à quelques questions.

D. — Quelle est la date aujourd'hui?

R. — 11 juin 1826; si vous voulez, 1911.

D. — Où sommes-nous ici?

R. — A Plédox.

D. — Quelle est cette maison ici?

R. — Romès, ou Sainte-Anne.

D. — Qu'est-ce que Sainte-Anne?

R. — C'est une maison comme une autre, quoi! un quartier où j'ai été détenue depuis le 7 janvier 1900 (exact.)

D. — Quelles malades soigne-t-on ici?

R. — Des malades de la tête; mais est-ce que vous allez me faire sortir?

D. — Probablement. Êtes-vous mariée?

R. — Oui. J'ai des enfants, fille et garçon, 25 petites filles et deux garçons, cela veut dire. »

Elle se met en colère, refuse de répondre à d'autres questions, crie, injurie, frappe, mais faiblement; et enfin, tout en maugréant quelque peu, accepte mon bras et me raccompagne ainsi jusqu'à la porte : un moment après elle vient me crier des grossièretés dans l'escalier.

15 juin. — Elle m'accueille très mal, déclare qu'elle ne supportera pas que je vienne si souvent l'ennuyer.

« Voulez-vous vite vous en aller, espèce d'âne!

D. — Je viens pour que vous m'instruisiez.

R. — La porte! ça fait trois fois en une semaine qu'il ose venir m'ennuyer (exact). Tenez (menaçante) je vous étrangle si vous ne déguerpissez. Vous êtes un sifri, un flibi! Tout ça, ça vient des bristala. Vous êtes un merdeux, un cochon, un chameau, vous sortez des bristala!

D. — Qu'est-ce que c'est qu'un sifri?

R. — Un âne comme vous. J'ai vu assez d'ânes, allez, sacré cochon, torche-cul, espèce de chameau!

D. — Qu'est-ce que c'est qu'un flibi?

R. — Un flibi, c'est une vache, un vieux cochon comme vous, vingt et un, trois, un salaud.

D. — Et un flibi?

R. — C'est un cochon, c'est vous. Espèce de frostélé! Va-nu-pieds! Coqlidé, va! Asteco! Vous savez ce que c'est un asteco? c'est un voleur, un fristala, un vacher comme vous, un plidi, un sacré rotro, un escroc, putain, torche-cul, menteur comme vous!

D. — Vos paroles sont mauvaises, mais vos actes sont bons, car je vois que vous soignez les malades.

R. — Allez vous-en, chiffonnier, tadé, sinfrodé, hé, hé! ozel crézo! Espèce de torchon! »

Elle fait manger une démente alitée, cuillerée par cuillerée, puis la fait boire dans une timbale.

D. — « Ne faites pas la méchante, tout en rendant service à cette femme.

R. — Ridé, ridédré!

D. — Mais tous ces mots n'ont pas de sens pour moi.

R. — Tivli, frodlé! vous êtes un tadé! cocu! vieux sacré torchon! trop bête, trop bête que vous êtes. Oh, espèce d'âne!

D. — Allons, expliquez-moi au moins tadé.

R. — Tadé, c'est un calo, un homme de rien, quoi, qui a fait tout! »

Elle continue ses invectives dont les plus malsonnantes ne sont pas les néologiques. Comme je n'obéis pas à son ordre de me retirer, elle se précipite sur moi. Je lui prends les poignets. Elle essaie de me frapper avec ses pieds, de me mordre, et de prendre un inoffensif couteau. Après cette petite lutte, elle a recours aux infirmières, elle leur commande d'aller chercher deux hommes pour m'arrêter. Puis elle prend un papier, un porte-plume, et se met à griffonner des arabesques tout en disant à mi-voix ce qu'elle leur fait signifier. J'ai réussi à noter la plupart de ces paroles, que voici. Je me suis saisi à la fin de l'écrit, dont la moitié est reproduite ci-contre.

« Adieu fumier! Esprexo fouli di ja serva, lisa sérodré, ta sœur, putain. Département d'où? Maz arz 13, 39, 112. San dé trix veu. Il veut du mal, oui, c'est bien ça, c'est ce qu'il fait. Ideleur étuveuvou. Adoprabé idopridi érosmadé. Diterm chévédé était un brigand assassin. Il en est un. Da veu vé di corneil. Di corneil é seuroveil. No tràva va di un supplice, un cocu, un traître, un salaud. Voleur tel chété qui y rien. Rosmédé. Bi tré le chameau, ben di tlé fil. Casaki fronidi alaki. Le voleur de qui? belsetor. Liditrogran, draz l'enfer et l'homme déguisé ki dédi mortro ti fléda. Léta di le fil.

Une infirmière passe, elle lui commande : « Allez au bureau tout de suite, et dites qu'on envoie trois hommes pour l'attacher et l'enlever! qu'on se dépêche! voici l'ordre. » Elle se remet à rédiger l'ordre, c'est-à-dire à tracer son grimoire, et dit, en alignant ses arabesques :

« Kéroi. Un portro lététur; avait un toupet! Le mordi qui

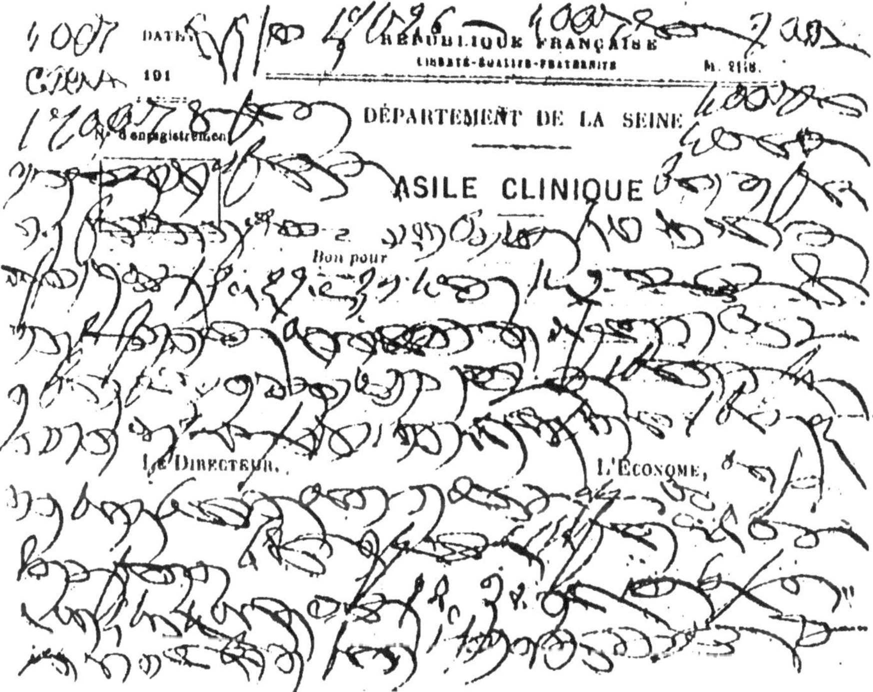

Fig. 2.

devait, qui devait quoi? faire disparaître lévanta. Divisa les asseron et un autre qui doit remplacer. Dèn dèn dio édou rescopé qui croit et jamais plus de ladite femme du monde, allez retrouver vos di carno et sel croit del imbecillité qui croit ici dimanche qui a donné les renseignements suivants : 320 francs et 4 sous pour payer deux termes chez Villombi, fille publique, et l'autre pareille, qui le vrai et le suez, je n'ai pas à expliquer tous ces revers de ces cocus, vil bréca, sacré trolee alidéti, emprisonné trois fois, et quatre du jour et menacé. »

L'affaiblissement intellectuel d'Élisa H. peut être interprété de deux manières assez différentes.

Si l'on commence par la juger d'après ses néologismes et ses hiéroglyphes, d'après la valeur logique de ses productions idéatives et verbales, d'après les contradictions de sa pensée et de sa conduite, on doit la considérer comme très profondément démente. Et alors, on demeure étonné qu'elle travaille si utilement. On conclut que la démence extrême comporte la survivance de capacités de travail automatique tout à fait surprenantes. Cette première interprétation est celle de Foville. Elle est classique.

Mais il en est une seconde. On peut commencer par juger Élisa H. d'après ses actes vrais plutôt que d'après ses simulacres, d'après les services qu'elle ne cesse de rendre dans la salle et dans le pavillon, d'après sa vigilance, sa ponctualité, sa sollicitude envers les malades. On doit alors la considérer comme non extrêmement démente. Et comme le délire des idées, des paroles, des sentiments, des actes peut être colossal alors que l'affaiblissement intellectuel est peu de chose, on ne s'étonne pas que cette bonne travailleuse, assez sérieusement démente, présente une surface d'abracadabrante déraison. Cette dernière conception est peut-être plus psychologique que la précédente; mais elle a le désavantage d'être plus subtile et moins usitée.

L'examen d'Élisa H. laisse les deux systèmes face à face et ne fournit point de raison suffisante à une préférence. La défiance hautaine et la violence de cette persécutée lui font refuser de se prêter si peu que ce soit à une investigation, et l'on en est réduit à se contenter de l'aspect tout extérieur de sa personnalité délirante. C'est auprès de nos autres déments travailleurs que nous allons quêter des raisons d'option en faveur de l'une ou l'autre des deux thèses qu'Élisa H. permet du moins de formuler clairement.

Obs. XVIII. — Marthe-Lucie L., vingt-neuf ans, ancienne sage-femme en chef dans un service hospitalier, démente précoce hébéphrénique, donne l'impression exprimée par

Foville. Elle fait de fort belles broderies, à peu près comme une normale ; or, tout en comptant ses points, elle parle et rit toute seule ; et si l'on ose s'approcher d'elle et la nommer, elle injurie, frappe, pleure, devient incohérente [1].

Il est impossible de prendre sur cette malade des mesures d'attention et même de sonder par quelques conversations l'état réel de ses capacités intellectuelles. Non qu'elle soit incapable de comprendre, de bien réagir, de bien répondre : mais elle est d'un abord peu accueillant, et si on la contrarie en insistant, elle a une crise de colère bientôt transformée en crise d'agitation.

Nous mettrons Lucie L. à côté d'Élisa H. [2]. Si elles n'étaient éclairées par leur comparaison avec les autres, nos observations XVIII et XXXIII laisseraient en équilibre indifférent la théorie de Foville et la théorie adverse. Mais nous allons maintenant recueillir un certain nombre d'indications en faveur de la seconde. Bien réelle est la discordance entre l'extravagance incohérente et l'excellence du travail : mais cette extravagance incohérente est plus paradémentielle que démentielle. Elle tient à des phénomènes surajoutés d'hallucination, de délire, d'agitation. L'affaiblissement intellectuel vrai, la démence proprement dite ne doit point être mesurée par ces manifestations bruyantes, mais en somme superficielles, et qui peuvent se calmer. Que l'on regarde ces malades travailler en paix : l'une vaque aux soins de la salle, l'autre combine et exécute sa broderie à peu de chose près comme une infirmière et comme une brodeuse. Leur allure n'a rien de particulièrement automatique. Un mécanisme habituel ne s'est point miraculeusement conservé parmi des ruines intellectuelles. La conservation des autres facultés est à peu près proportionnelle à la conservation du travail, et peut se mesurer par les reliquats d'habileté ouvrière. Certes, bien des déments présentent des phénomènes morbides qui contrastent avec leurs capacités de travailleurs. Mais ces

1. Voir ci-dessus, p. 68.
2. Voir ci-dessus, p. 160.

phénomènes morbides ne sont pas proprement démentiels : ils sont des effets contingents ou des causes adjuvantes; ils sont la perturbation, ils ne sont pas l'affaiblissement.

Existence réelle de perturbations paradémentielles.

Obs. XXIV. — Albertine F., quarante-deux ans. « Démence, délire mélancolique, tentatives de suicide, idées de persécution, hallucinations multiples » (Dr Dagonet). Travail remarquablement bon, phénomènes morbides remarquablement intenses.

8 juin 1911. — Elle est assise dans une galerie, elle coud tranquillement. On nous a montré de ses ouvrages : ils sont parfaits; elle fait à la main des coutures à points petits, égaux, alignés, on les croirait piquées à la machine. Elle prépare même les raccommodages, les reprises pour les autres malades. Elle arrange le linge qui doit aller à la buanderie. Elle fait la vaisselle. Elle est habile, active, entendue.

A notre approche, elle s'enfuit en poussant un cri. Elle a jeté à terre son ouvrage et son nécessaire, sa chaise même est renversée. Nous la rejoignons. La voici haletante, elle cache son visage avec ses avant-bras, elle se lamente, elle se défend, elle menace. Elle parle de ses enfants avec angoisse, avec terreur, avec indignation; on leur fait subir des tortures; elle est en butte à de terribles persécutions, où elle nous implique. Ce n'est pas sans peine que nous la rassurons un peu. Elle demeure bouleversée, à la fois craintive et coléreuse; ses propos sont incohérents; elle ne paraît guère comprendre les nôtres, elle ne consent pas à reprendre son travail.

10 juin 1911. — Deux infirmières sont allées la chercher dans la galerie où elle cousait paisible. Elle sont obligées de la traîner comme une victime. Elle s'accroche à la porte pour ne pas entrer dans la pièce où nous l'attendons. Elle crie, elle pleure, elle a peur, elle se fâche, elle divague. Après de longues supplications, nous parvenons à l'amener vers une chaise, où elle refuse de s'asseoir. Enfin elle répond à quelques questions, et même elle s'assied un moment. Mais à chaque instant elle se lève et veut fuir. Il est impossible d'obtenir qu'elle se prête à notre test d'attention. Voici l'interrogatoire, bien des fois interrompu.

D. — « Votre nom?

R. — Albertine F.

D. — Votre âge?

R. — Quarante-deux ans.

D. — La date de votre naissance?

R. — 28 juillet 1869 (exact).

D. — Le lieu de votre naissance?

R. — 11 et 13, rue Croix d'Or, à Chambéry (exact).

D. — Êtes-vous célibataire?

R. — Mariée.

D. — Avez-vous des enfants?

R. — J'en ai trois de vivants; j'en ai perdu deux.

D. — Votre profession?

R. — Je n'en ai pas. Mes sœurs non plus. J'ai quatre sœurs, dont deux mariées.

D. — Votre dernier domicile?

R. — Fontenay-aux-Roses, 34 rue des Châtaigners.

D. — Quel est aujourd'hui le jour de la semaine?

R. — C'est samedi (exact).

D. — Le mois?

R. — C'est le 10 juin 1911 (exact).

D. — Est-ce en ce moment le matin, ou le soir?

R. — Mais, monsieur, est-ce pour savoir si j'ai toute mon intelligence? je l'ai toujours eue.

D. — Quelle heure est-il?

R. — Il est deux heures et demie bientôt (exact : deux heures vingt-deux) de l'après-midi.

D. — Quelle est cette maison, ici?

R. — C'est bien Sainte-Anne.

D. — Qu'est-ce que Sainte-Anne?

R. — C'est un endroit de refuge, pour des pécheurs, pour la santé.

D. — Quelles maladies soigne-t-on ici?

R. — Bien, la frayeur donne bien cause à la folie aussi.

D. — Dans quelle ville sommes-nous?

R. — C'est tout près de l'Avenue d'Orléans, à Paris. »

La terreur la reprend; il est impossible de continuer l'entretien. Mais n'en avons-nous pas vu assez long? Cette malade est parfaitement orientée; elle répond aux questions avec promptitude et justesse; elle se rend compte que nous cherchons à apprécier l'état de son intelligence. Tant qu'elle n'est pas effrayée, elle se comporte très raisonnablement parmi les personnes familières du service. Elle raisonne bien, déclare la surveillante. Elle s'intéresse à ce qui se passe autour d'elle, elle s'enquiert des malades, des employées. La surveillante est sortie mercredi : Albertine F. a demandé où elle était, si elle n'était pas souffrante. Elle est très régulière dans son travail. Mais si la peur la prend, elle perd la tête, elle a des impulsions, elle jette en l'air ce qu'elle tient : sa couture, un verre, une marmite, un baquet. Elle frappe. Elle vous jette une chaise à la tête. Elle prend les infirmières aux cheveux. L'autre jour, elle a jeté des chaussettes sur le haut des lilas; puis elle est allée les reprendre. Une fois calmée, elle a des regrets, elle les exprime.

La nécessité d'une distinction entre l'affaiblissement démentiel de l'intelligence et les phénomènes paradémentiels apparaît ici clairement. Crises émotives, impulsions, idées délirantes et probablement hallucinations rompent tout à coup une trame psychique qui, hors ces accidents, n'est assurément pas d'une solidité normale; un certain degré de désorganisation l'expose à de tels accrocs; mais la texture est encore loin d'être désagrégée; la personnalité, la compréhension, l'attention gardent un degré de consistance auquel correspond justement le degré de conservation du travail. Travail et intellection sont à la fois amoindris, à la fois entamés par des brèches, troublés par des perturbations, rétablis quand renaît le calme. Loin que les qualités ouvrières de Mme Albertine F. soient une infraction heureuse à sa démence, ce sont, tout au contraire, ses crises paradémentielles qui constituent des infractions, et le degré de la démence s'accorde avec le degré de déchéance, d'ailleurs indéniable, du travail.

Obs. XXVI. — Célestine K., quarante-six ans, ancienne marchande de nouveautés. Démence; hallucinations; idées mélancoliques; idées de persécution; tentatives de suicide; impulsions; crayonnage des murs, accompagné de paroles inintelligibles. Le 4 février 1895, M. le Dr Voisin posait le diagnostic : « Délire de persécution avec hallucinations auditives »; elle avait cherché à s'asphyxier, elle se plaignait d'être en butte à des personnes qui lui en voulaient. Le 14 juin 1896, elle a pris une malade à la gorge et a tenté de l'étrangler. Le 15 mars 1897, elle s'est jetée sans provocation sur une malade et l'a souffletée. Le 17 mars 1897, elle s'est disputée, a fait et reçu des égratignures. C'est au quartier des agitées que l'on est obligé de la maintenir. Elle y a abîmé tous les murs en y gravant, avec un caillou, partout où elle peut atteindre, des griffonnages informes, accompagnés de vociférations inarticulées. M. le Dr Dagonet la signale comme l'une de ses démentes les plus typiques par le contraste entre leur déraison et leur travail : cette impulsive incohérente est une des meilleures lingères du service. Ses travaux de couture sont très soignés. Elle ne produit assurément pas autant qu'une ouvrière normale; mais si les malades du quartier des cellules n'étaient privées de pécule, elle serait parmi les mieux payées, elle pourrait recevoir vingt-cinq ou trente centimes par jour.

Remarquons que quand Célestine K. crayonne les murs en s'égosillant, elle ne travaille pas. Les actes qui la font exclure des autres pavillons sont des crises. Son état mental ordinaire, celui qui constitue la trame de sa personnalité et de sa conduite, celui pendant lequel elle coud, et dont elle ne sort que de loin en loin, n'est pas un état d'actuelle incohérence impulsive, mais de cohérence et de frénation adéquates à son travail. L'activité externe vaut ce que vaut l'intellectualité sous-jacente : il n'est point de meilleur baromètre des orages intellectuels de Célestine K. que ses criailleries et ses griffonnages; il n'est point de meilleur baromètre de son niveau d'équilibre habituel que sa couture.

La conversation et l'expérimentation démontrent en effet que cette malade n'est pas atteinte d'un affaiblissement intellectuel disproportionné à ses reliquats ouvriers, mais qu'avec un affaiblissement intellectuel proportionné à ses reliquats ouvriers, elle a, de temps en temps, des chutes paradémentielles profondes.

9 juin 1911. — D. — Votre nom?
R. — K., Célestine.
D. — Votre âge?
R. — Quarante-six ans.
D. — La date de votre naissance?
R. — 21 janvier 1865 (exact).
D. — Le lieu de votre naissance?
R. — Paris.
D. — Êtes-vous célibataire?
R. — Oui.

D. — Avez-vous des enfants?

R. — Non.

D. — Votre profession?

R. — Couturière et marchande de nouveautés, sur les marchés.

D. — Votre dernier domicile?

R. — Rue de Bercy. Sur le boulevard de Neuilly je louais des places; j'y installais une boutique.

D. — Étant enfant, alliez-vous à l'école?

R. — Oui, rue des Hospitaliers Saint-Gervais, dans le IVe. J'y suis allée depuis quatre ans jusqu'à treize ans et demi.

D. — Étiez-vous une bonne élève?

R. — Très bonne. Je n'ai pas eu mon certificat d'études, mais j'ai été reçue à l'examen écrit; c'est à l'oral que j'ai été refusée. »

Elle répond promptement et exactement à toutes les questions concernant l'orientation dans le temps et dans l'espace.

D. — Qu'avez-vous mangé hier soir au dîner?

R. — Hier soir, on a mangé de la soupe, avec du bœuf bouilli, des cornichons, du fromage, du pain, du vin (exact).

D. — Depuis quand êtes-vous ici?

R. — Je suis ici depuis le 5 février 1895 (exact).

D. — Pourquoi êtes-vous ici?

R. — Je ne sais pas. Je ne croyais pas que j'allais y rester : sans cela je ne serais pas venue.

D. — Mais vous êtes venue malade?

R. — Je n'ai pas été malade plus de vingt-quatre heures.

Ses réponses sont claires, alertes; elles n'imposent pas le paradoxe d'une désharmonie entre le degré d'affaiblissement intellectuel et le degré de déchéance du travail. La surveillante et les infirmières disent que Célestine K. est fort avisée, qu'elle trouve, souvent mieux qu'elles-mêmes, la solution des devinettes des journaux, et qu'elle leur donne les indications dont elles ont besoin pour leurs courses dans Paris. Elle comprend tout de suite notre test d'attention[1].

1. La première ligne représente les signaux donnés à haute voix par l'investigateur; chacune des autres lignes représente une série de réactions fournies par le sujet. Les signaux ont été répétés par chaque série.

Mesures d'attention conjuguée.

I3	E5	O2	U4	A3	O4	E1	U2	A4	E2	U1	I5	E3	O5	I1	A5	O2	E3	U2	A4
3,5	5	4,5	3	5	3	2	2	1,8	1,4	1,5	2	1,2	2	2	1,8	2,2	1,5	1	2
2	1,5	1,5	2	1,2	0,6	0,8	1,5	0,8	0,8	1,2	1,5	1	0,8	1,8	1,8	2,5	1,5	1,8	1
2,5	1,5	1,5	2	1,2	1	1,2	1,2	1	1	2	2,2	0,8	1	2	2	1	2	2	1

MOYENNES
2,42
1,34
1,5

Moyenne générale : 1",75.
Célestine K., 8 juin 1911.

L'AFFAIBLISSEMENT DÉMENTIEL VRAI RÉVÉLÉ PAR LA CESSATION D'ANCIENNES PERTURBATIONS PARADÉMENTIELLES.

Par définition même, l'affaiblissement intellectuel démentiel, qu'il soit léger ou profond, peut s'accroître, peut rester constant, mais ne saurait en aucun cas s'amender. Un affaiblissement intellectuel qui rétrocède n'est pas démentiel. Si quelque rééducation ou suppléance est possible et parfois masque la diminution subie, cette diminution n'en subsiste pas moins, définitive. Il peut y avoir récupération plus ou moins suffisante d'opérations, il n'y a pas récupération vraie des pertes infligées à la fonction, car il faut réserver le nom de démence à l'atteinte comminutive, destructive, des facultés intellectuelles et morales. Dans la majorité des cas, l'amélioration apparente d'un dément résulte de l'atténuation de phénomènes morbides surajoutés, paradémentiels, qui avaient fait croire, parfois durant de longues années, à un affaiblissement beaucoup plus profond qu'il ne l'était en réalité. Voici quelques malades dont l'évolution instructive départage d'une part des phénomènes adventices tenaces et durables, et d'autre part un affaiblissement démentiel vrai, beaucoup moindre qu'on ne l'avait cru longtemps, et fort tardivement démasqué.

OBS. IV. — Louis-Prosper G., soixante-cinq ans, dément sénile [1].

Depuis vingt ans, ce malade est employé, à la cuisine du

1. Voir ci-dessus, p. 147.

pavillon Ferrus, à laver la vaisselle. L'affaiblissement intellectuel existait dès l'âge de quarante-quatre ans, accompagné de productions délirantes. Plus tard la sénilité, sans atténuer l'affaiblissement intellectuel, et même en l'augmentant, a réduit à peu de chose les phénomènes délirants.

Antécédents héréditaires. — Grand-père maternel bizarre et violent. Mère surmenée par 15 grossesses, morte à quarante-et-un ans d'un « catarrhe ». Oncle maternel mort « de nostalgie » au régiment. Père normal, et qui a dépassé quatre-vingt-huit ans. L'une des grossesses de la mère s'est terminée par une fausse-couche; le malade a eu quatorze frères et sœurs, dont 8 sont parvenus à l'âge adulte. Un frère a eu des idées de suicide et est mort alcoolique à Sainte-Anne. Une sœur a des idées de mélancolie. Une autre se serait suicidée. Le frère jumeau du malade est mort de convulsions en bas âge.

Antécédents personnels. — Louis-Prosper G. a eu, étant enfant, un accès de léthargie tel, que son cercueil était prêt quand il s'est réveillé. Otite moyenne droite à huit ans, surdité complète de ce côté. Rougeole dans l'enfance. Blennorrhagie à seize ans. Accès mélancolique dans l'enfance; idées de suicide, fatigue intellectuelle rapide. Diabète depuis 1889 : 4 l. d'urine en vingt-quatre heures, 52 gr. de sucre. Difficulté des mictions.

État ayant motivé l'internement. — Ce malade a été reçu à l'admission en septembre 1889 : M. le Dr Legras a rédigé (10 septembre) le certificat suivant : « Dépression mélancolique. Obnubilation intellectuelle. Tentatives de suicide. Troubles de la sensibilité générale. Divagations et hallucinations de la vue (?) Criminalité imaginaire. Vols supposés. Tremblement des mains. Croit qu'on veut l'arrêter. » Le même jour, M. le Dr Dagonet posait le diagnostic de démence : « Est atteint de dépression mélancolique, obnubilation, propos incohérents, affaiblissement intellectuel, tremblements des mains et des lèvres, otite. Alcoolisme probable. »

Période de contraste entre l'apparence démentielle et le travail : 1891-1900 environ. — Deux ans plus tard, l'agitation mélancolique s'étant calmée, il commence à travailler, dans le service, à faire la vaisselle (1891); il a cependant des idées délirantes nombreuses et peu cohérentes; un contraste existe entre l'absurdité, le décousu de ses propros, et la régularité de son travail. Il est tourmenté par des idées hypocondriaques, il se plaint de ne pas pouvoir uriner, d'éprouver des douleurs d'estomac, des crises douloureuses générales. Délivré des troubles sensoriels de la période 1889-1891, il en reste activement préoccupé : il se demande d'où provenaient les détonations d'artillerie, les bruits de camions qui hantaient ses insomnies, les visions de flammes nocturnes; il rapporte tout cela à une révolte de Paris. Il demeure sous l'impression d'une hallucination mystique où une belle femme brune, vêtue de blanc, lui apparut : c'était la Sainte Vierge. Il n'a pas oublié non plus les sensations de bêtes grouillantes qu'occasionnait la perturbation de sa sensibilité générale. A ces souvenirs de troubles psycho-sensoriels s'ajoutent d'actuelles idées de persécution. On le vole pendant son sommeil, pendant qu'il travaille, à chaque minute; on lui prend son tabac, son argent, ses dessins. Il désigne ses persécuteurs, un infirmier et un malade. Ils sont sorciers, ils lui font mille misères, c'est à leur malice occulte qu'il attribue les troubles psychomoteurs, les sensations d'arrêt[1] qui continuent à survenir pendant qu'il lave la vaisselle, qu'il dessine, qu'il joue de l'accordéon, qu'il ouvre sa tabatière. Il se plaint spontanément; tout en travaillant, il maugrée contre les magiciens et les filous. Mais il ne se livre pas à des réactions défensives violentes. Il garde un caractère doux et pacifique.

Période actuelle. — Depuis 1900 environ, les souvenirs pénibles ont à leur tour perdu leur activité. Louis Proper G., devenu vieux, ne songe plus à ses anciennes hallucinations. Si on l'interroge, si on les lui raconte, il en parle comme de tracas depuis longtemps disparus, comme d'une affaire classée, concernant un moi que les années ont éloigné. Le temps a passé là-dessus, la mémoire s'est endormie, la paix intérieure s'est établie, et désormais l'affaiblissement intellectuel se montre tel qu'il est, et tel qu'il fut sous l'apparence exagérée que lui prêtaient, dans la période précédente, certaines extravagances des propos et de l'attitude. Il ne reste plus aujourd'hui qu'un petit nombre de phénomènes paradémentiels, assez légers pour ne pas aggraver la physionomie clinique de la démence. Le vieux laveur de vaisselle se plaint bien encore qu'on puise dans sa tabatière pendant qu'il dort, et il montre la fermeture à secret qu'il a imaginée; mais il n'accuse plus des personnes particulières, sa méfiance même n'est plus qu'une habitude.

L'interrogatoire montre une mémoire sénile, bonne pour les souvenirs d'enfance, lacuneuse et paresseuse pour les faits récents. Les connaissances scolaires élémentaires ou bien ont été perdues, ou bien n'ont jamais été possédées.

1. Voir ci-dessus, p. 147.

L'orientation dans le temps et dans l'espace ne laisse pas trop à désirer. La conversation ne suscite pas de paroles ou d'actions incohérentes ni grossièrement choquantes. C'est un vieil ouvrier tourneur alsacien, d'une intellectualité abaissée, mais non point infime. On n'est nullement surpris que ce bonhomme soit capable de laver la vaisselle; on ne perçoit pas de disproportion entre son travail et le degré de son affaiblissement intellectuel. Voici ses réactions d'attention :

Mesures d'attention conjuguée.

I3	E5	O2	U4	A3	O4	E1	U2	A4	E2	U1	I5	E3	O5	I1	A5	O2	E3	U2	A4
6	3	5	4	9	5	4	4	3	2,5	2,2	4,2	3,2	2,5	5	3,5	3	2,5	3	3
3	2	2,2	2,8	4	3	2,2	2,5	2,5	3	2	3	3	2	3,5	2,2	2	2,5	2,2	2
2	2,8	1,8	1,5	3	3	2,5	2,5	3	3	2,5	3,5	2	1,5	3,5	2,2	2	2	2,2	2

MOYENNES
3,85
2,58
2,425

Moyenne générale : 2",9.
Louis-Prosper G., 15 mai 1911.

elles cont. .ment l'adéquation approximative des capacités de travail habituel aux capacités de travail non habituel.

Cette observation fait faire un pas de plus à notre démonstration. Un dément sénile a donné autrefois, par suite de troubles mentaux concomitants à la démence l'impression, conforme à la théorie classique de Foville, d'une disproportion entre le degré démentiel et les reliquats de travail. Mais aujourd'hui, cette illusion clinique s'est évanouie, depuis que se sont apaisés les phénomènes paradémentiels, depuis que l'affaiblissement intellectuel vrai demeure à peu près dépouillé des perturbations ou causales ou adventices qui, pendant longtemps, en exagérèrent la valeur apparente.

Obs. XXI. — Jeanne M., hébéphréno-catatonique. On s'est demandé pendant des années si cette malade, stéréotypée, muette, ne réagissant à la piqûre que par la dilatation pupillaire, n'était pas tombée au dernier degré de l'affaiblissement intellectuel démentiel. Nous savons aujourd'hui que ce masque immobile et cette bouche close cachaient une intelligence inerte à la fois par apathie et par volonté délirante, mais en réalité médiocrement affaiblie. Les phénomènes paradémentiels ont fini par s'atténuer, l'affaiblissement intellectuel vrai se dégage : il n'est nullement plus intense que ne le comportent les travaux de crochet, de couture, de repassage auxquels Jeanne M. se prête depuis qu'elle se prête à la conversation, à l'examen médical et psychologique[1].

OBS. XXIX. — Léonard B., cinquante et un ans, dément précoce paranoïde. En pleine poussée hallucinatoire et délirante, il a pendant six mois exercé à Paris le métier de cocher de remise. Entré à Sainte-Anne, il travaille depuis quatre ans comme frotteur au pavillon de chirurgie. Assailli par des troubles psychiques de tout genre, il s'acquittait pourtant bien de sa tâche. Actuellement, les perturbations paradémentielles s'atténuent, le degré d'affaiblissement intellectuel apparaît, parfaitement adéquat au travail.

Antécédents héréditaires. — Son père est mort à soixante-six ans, subitement. Sa mère est morte de vieillesse à quatre-vingts ans. Il a eu huit frères et une sœur, dont quatre sont bien portants. Les cinq autres sont morts : l'un à vingt ans, d'érysipèle; un autre à trente-huit ans, de tuberculose pulmonaire; un autre après l'opération d'une hernie; un autre à soixante-deux ans, d'un « transport au cerveau », en huit jours; un autre à soixante et un ans, d'une affection pulmonaire accompagnée de crachements de sang.

Antécédents personnels. — Il n'a que fort peu fréquenté l'école : six mois par an jusqu'à treize ans, âge où il eut une pleurésie. Il a fait quatre ans de service militaire, puis il a été cocher de bonne maison. Marié à trente et un an, il a une fille assez bien portante. Il a divorcé à trente-quatre ans et a eu depuis lors une vie assez heureuse. Il avait des habitudes d'intempérance alcoolique, il avoue qu'il buvait par jour deux litres de vin environ, deux apéritifs, un petit verre d'eau de vie.

Début. — A l'âge de quarante-six ans, en juin 1905, il a éprouvé des maux d'estomac, des maux de tête, accompagnés d' « un changement d'idées » dont il s'inquiéta fort. Il souffrait moralement et songeait à se tuer. Le 15 juillet 1905, ses maîtres donnaient une soirée. Il était à l'office et lisait un journal, quand tout à coup il entendit une voix d'homme qui répétait ce qu'il lisait. Il se pencha à la fenêtre, pour voir si l'un des cochers stationnant dans la cour ne lisait pas tout haut le même journal que lui. Puis il s'est demandé s'il ne devenait pas ventriloque.

1. Voir ci-dessus, p. 155, et ci-dessous, p. 225.

Cette modalité de l'hallucination auditive (« écho de la pensée ») s'est par la suite maintes fois renouvelée. Il fut inquiet la nuit, il dormit mal, mais il n'eut pas de nouvelle hallucination. Le lendemain, dans la journée, des voix parlèrent à son oreille. Il pensait aller voir sa maîtresse : « Tu n'iras pas », prononçaient-elles, « nous l'empêcherons »; il songeait aussi à la dame dont il était le cocher. « Tu peux être son amant » conseillaient les voix. Il pensa que c'étaient « les princes de la science » qui lui parlaient, il se crut attendu à la Salpêtrière pour voir les malades et les guérir. Des hallucinations visuelles lui firent voir son père, sa mère, des personnes de sa connaissance; il les attribua à la « magie blanche ». Il eut aussi des hallucinations de la sensibilité générale : on lui frappait dans les mains, on l'électrisait. Il rapportait à des influences occultes son état d'excitation génitale.

Cette situation dura deux semaines. On le fit partir pour les environs de Vichy. Mais avec lui ses persécuteurs se déplacèrent. Ils continuaient, cachés dans la ville, à lui voler sa pensée, à la répéter à côté de lui. Il vit un médecin, lui demanda : « Rendez-moi à moi-même. » Il se sentit un peu mieux pendant trois mois.

Il revint à Paris, chez ses maîtres, en janvier 1906; mais il ne reprit pas, de toute l'année, son travail. Les hallucinations ne lui laissaient aucun répit. Dans le train du retour, elles lui demandaient quel roi il voulait : « Charles X? le prince d'Orléans? ou Plonplon? » Sa tête lui faisait l'effet de tomber ballante sur ses épaules. Il consulta le Dr Ménard : la percussion des tendons rotuliens fut pour lui une pratique cabalistique.

Son maître alors le congédia en lui donnant 300 f.

Il était persécuté en pleine rue. « On agissait sur la combinaison des yeux et du cerveau; on le bloquait dans les carrefours. » Le Dr Ménard l'envoya à la Salpêtrière, où le Pr. Raymond et M. le Dr Janet l'examinèrent et lui ordonnèrent des bains tièdes et du bromure.

Cédant à un penchant naturel à quelques malades, il rend les médecins responsables de ses maux. Il leur attribue la crise d'érotisme plus ou moins hallucinatoire dont il subit alors l'assaut, il construit des interprétations fantastiques et lubriques. A plusieurs commissaires de police, au procureur général de Paris, au procureur de la République à Tulle il adresse des plaintes. Il prend un avocat et un avoué, qui se chargent d'un procès contre les Drs Ménard et Raymond[1].

1. Le procès fut réellement engagé, et un jugement fut rendu. Après son

Période de contraste entre l'apparence démentielle et le travail : 1906-1908 environ. — En décembre 1906, ses économies étant épuisées, il se remet au travail, comme cocher de remise. Mais on l'électrise, ainsi que son cheval. Après un séjour de vingt jours à l'hôpital Laennec, où il met un chef de clinique au rang de ses persécuteurs, il reprend le fouet, et pendant six mois conduit une voiture. Un soir qu'il ramène ses maîtres du Pré Catelan, le fort du mont Valérien tire sur lui, avec des ondes hertziennes et par la télégraphie sans fil. Après une nuit d'insomnie, il va porter plainte chez le commissaire de police, qui le fait conduire à l'Infirmerie spéciale, d'où il est dirigé sur Sainte-Anne (20 juin 1907).

Durant les premiers mois de son internement, l'activité morbide continue à le tourmenter sans relâche, principalement dans sa cénesthésie. Le visage est animé, le geste et la parole sont expansifs et plutôt euphoriques. Quoique hypocondriaque et persécuté, il a de l'entrain, il est « allant », il n'est ni humble, ni mélancolique. Mille perturbations le harcèlent dans sa sensibilité et sa motricité, inextricablement enchevêtrées aux interprétations fantastiques dont elles sont sans doute effets autant que causes. On lui fait avoir des érections expérimentales; des sensations de femmes nues sur le corps; de piles électriques dans l'anus; on le force à parler malgré lui, par le « laryngophone »; à s'onaniser; à faire ou à cesser un mouvement; on lui envoie des odeurs et des saveurs de pourriture, d'eau de vaisselle, d'urine; des visions de couleurs, de scènes lubriques, perverses, bestiales; et des voix multiples, incessantes, nullement malveillantes, le conseillent, le consultent, le complimentent. C'est un groupe de médecins, qui le persécutent. Ils ont recours à l'envoûtement, au spiritisme, à la télégraphie sans fil, aux rayons X, aux ceintures Walther, à des bascules à poignée (commutateurs), à des grillages, à des mannequins; à des glaces envoûtées; à des appareils optiques; à des tubes acoustiques; à un laryngophone, larynx en nickel peint en noir; à des masques, à des armures de chevalier, à des mentonnières à boucles; à un « trôme ou conformateur »; à un « crânotome » analogue au miroir frontal des laryngologistes; à une armoire d'horlogerie, à une barre aimantée, à du « galvanoplatine ».

Cependant, au laboratoire du pavillon de chirurgie, il fait

internement, il a reçu des condoléances accompagnées de conseils et d'appel de fonds, pour interjeter appel et nommer un mandataire.

reluire les parquets avec ponctualité. Tout en frottant, il entend ses voix, il parle par son laryngophone. Et parfois il s'interrompt de travailler pour exécuter une parade, une réaction défensive : ébrouement semblable à un aboi de chien ou à un grognement de porc; « coupe de la vue » : la main passée devant le visage interrompt l'assaut des incubes; « coupe de justice » : deux doigts levés sur le front signifient « fichez-moi la paix » et écartent les persécuteurs.

En dépit de tant d'extravagances, Léonard B. reste un travailleur très utile. Mémoire et attention sont d'ailleurs en aussi bon état que le travail : il raconte exactement sa vie; après un examen prolongé, il n'est point distrait ou fatigué.

Période actuelle. — Les mois ont passé; l'activité morbide s'est grandement atténuée. Hallucinations et délire tendent vers l'état de simples souvenirs. Il n'en parle plus de lui-même. A peine, en cirant les parquets, fait-il de temps en temps avec sa gorge son tic familier. Une infirmière, chargée des préparations histologiques, a l'occasion de travailler près de lui plusieurs heures chaque jour. Elle dit qu'il est un travailleur régulier, calme, raisonnable. Il n'est momentanément troublé qu'après les interrogatoires où on le pousse à reparler de ses misères anciennes. L'apparence d'inégalité entre l'activité laborieuse et l'amoindrissement intellectuel s'est entièrement dissipée, depuis que les perturbations adventices ont cessé de masquer et d'exagérer l'affaiblissement.

Aujourd'hui comme par le passé, il répond bien aux questions sur son identité, sa situation dans le temps et dans l'espace, et s'il fait des erreurs de calcul, c'est que son instruction scolaire fut insuffisante. Il cause volontiers, avec jovialité. Il explique son goût pour les néologismes : le cocher de maison, dit-il, est appelé à donner son avis sur les chevaux, voitures, aménagements, achats, réparations; le langage technique accroît son autorité, endort le maître, plaide persuasivement en faveur des décisions où le cocher a son avantage. Un homme qui tient de tels propos n'est pas intellectuellement affaibli au point qu'on doive s'étonner qu'il cire même remarquablement les parquets.

Ses réactions d'attention valent celles de bien des normaux.

Mesures d'attention conjuguée.

I3	E5	O2	U4	A3	O4	E1	U2	A4	E2	U1	I5	E3	O5	I1	A5	O2	E3	U2	A4
1	4	1,6	2	3	3	2	1,5	1	1	2	1,5	1	1	2,5	1	1	1	1	1
0,8	1,5	0,9	1	1	1	1	1	1	1	1	1	1	0,5	1	1	1	1	0,8	0,5
0,5	0,8	0,8	0,8	1	1	1,2	1,5	0,5	0,5	0,5	1,2	1	1,5	0,5	1	0,5	1	1	0,5
0,5	1,2	1	1	1	1	1	1	0,8	1	1	1,2	1	1	1,2	1	1	0,8	1,2	1

MOYENNES
1,0
0,9
0,80
1

Moyenne générale : 0",75.
Léonard B., 11 juin 1911.

Obs. XXXII. — Aline C., soixante et un ans. « Démence suite de délire de persécution » (Dr Dagonet). Elle continue à être hallucinée, et cela ne l'empêche pas d'être une des meilleures travailleuses du service; elle touche le plus haut pécule, 30 centimes par jour, pour le raccommodage des blouses, tabliers, pantalons d'homme, etc.

11 juin 1911. — D. « Votre nom?

R. — C., Aline, femme D., née au Bouscat, Gironde, le 10 mars 1850.

D. — Votre âge?

R. — Ça me fait soixante ans depuis le mois de mars.

D. — Nous sommes en 1911.

R. — Soixante et un ans.

D. — Êtes-vous mariée?

R. — Légitimement, au Bouscat. Et j'ai eu quatre enfants et une fausse-couche. Ma première est morte en nourrice à trois mois et demi. J'ai élevé les trois autres. Un garçon, devenu infirme à quatre ans, est mort à seize ans.

D. — Votre profession?

R. — Couturière.

D. — En atelier?

R. — En atelier à Bordeaux. Plus tard, à Paris, j'ai fait de la couture aux pièces.

D. — Quel est aujourd'hui le jour de la semaine?

R. — Dimanche (exact).

D. — Le mois?

R. — Juin. Je ne saurais vous dire la date : je sais que c'était la Pentecôte dimanche dernier; c'est aujourd'hui le 8, ou le 10.

D. — L'heure?

R. — Dix heures du matin.

D. — Quelle est cette maison, ici?

R. — L'asile Sainte-Anne. [Spontanément :] Je suis venue ici il y a quinze ans (exact). J'avais le cerveau complètement pris.

On parlait dans ma tête. On parlait musique, théâtre, médecine : moi, je n'étais pas musicienne, ni comédienne, je travaillais. Dans les commencements, je n'en étais pas embarrassée, je suivais cela, comme tout naturel. Puis la fatigue m'avait monté la tête, j'en étais arrivée au dernier point. Mais je m'y suis habituée. Ici, je continue à entendre tout cela. Ce sont des phonographes, des installations. Il faut croire qu'il y a des personnes qui n'ont rien à faire! Ici, nous sommes cinq qui travaillons. Les autres s'amusent à ce petit métier, de vous téléphoner. Mais quoi? je m'y suis faite; il faut s'y habituer. Que tu veuilles, que tu ne veuilles pas, ce sera toujours pareil : voilà ce qu'on vous dit. Écris, ou n'écris pas, parle, ou ne parle pas, cela se fera malgré toi. Voilà mon catéchisme. J'en ai pris mon parti, pour pouvoir continuer à travailler. Il n'y a que le travail qui me sort de cela. J'aime travailler. J'ai repris tous mes mouvements. Je donne toute ma force à l'ouvrage.

D. — Quand vous travaillez, vous êtes moins taquinée par les voix?

R. — Mais cela ne m'a jamais ennuyée. »

Elle comprend immédiatement notre test d'attention.

Mesures d'attention conjuguée.

I3	E5	O2	U4	A3	O4	E1	U2	A4	E2	U1	I5	E3	O5	I1	A5	O2	E3	U2	A4
2	3	2,5	1,5	1,5	2,2	2	1,5	2,5	2,2	0,8	1,5	2	1,5	1	1,5	0,8	1,5	0,8	1
1,2	2	1,5	0,8	1,8	1,5	1,2	0,8	1,5	1	1	1,5	2	0,8	2	1	3	1,8	0,8	1,5
1,2	1	1	0,8	1	1	1,5	1,5	1,5	1	0,8	3	2	1	1,2	1	1,2	2	2	2
1,2	1	1	1	1,5	1	2	1,5	1	1,2	1,5	1	2,2	1,2	1	2	1,5	1,5	0,8	1,5

MOYENNES
1,66
1,43
1,33
1,33

Moyenne générale : 1,43.
Alice C., 11 juin 1911.

INTELLECT UN PEU MOINS AFFAIBLI ET TRAVAIL UN PEU MOINS REMARQUABLE QU'IL NE SEMBLE D'ABORD.

Restent un certain nombre de démentes travailleuses qui ne rentrent dans aucun des trois groupes précédents. Nous avons examiné d'une part leurs travaux, d'autre part leurs capacités intellectuelles, par l'interrogatoire et, autant que possible, par notre test d'attention conjuguée. Pas une ne nous a paru imposer le paradoxe d'une disproportion entre le *reliquat ouvrier*, tel que nous le définissons, et le degré d'affaiblissement intellectuel véritable. Il nous a semblé que si un contraste avait pu être remarqué entre leur travail et leur intellectualité, c'est que quelques circonstances prêtaient une apparence avantageuse à leur travail et désavantageuse à leur intelligence. L'équation que nous croyons pouvoir établir entre le reliquat ouvrier ou professionnel et le degré d'affaiblissement intellectuel s'applique à ce dernier groupe de travailleuses comme aux précédents[1].

OBS. I. — Marie Ous., cinquante-neuf ans. Diagnostic : « Démence sénile. »

Elle n'est pas parmi les meilleures travailleuses démentes. Son pécule est moyen : 20 centimes, alors que les plus hauts sont de 30 centimes. Elle fait son lit, elle travaille au ménage. Mais c'est à la couture qu'elle est employée. Elle coud grossièrement, pour de faciles raccommodages. « On prépare tout l'ouvrage, elles n'ont qu'à coudre : c'est comme pour de petits enfants, » déclare la surveillante. Nous demandons quelle est à peu près la quantité de travail qu'elle fait en un jour : « A peu près ce que ferait une ouvrière en deux heures », est-il répondu.

8 juin 1911. — D. — « Votre nom?

R. — Marie Ous.

D. — Votre âge?

R. — Soixante-deux (inexact : elle a cinquante-neuf ans).

D. — La date de votre naissance?

R. — Il y a si longtemps! je ne me rappelle pas.

D. — Où êtes-vous née?

R. — A Villemagne, Hérault.

D. — Êtes-vous mariée?

R. — Veuve.

D. — Avez-vous des enfants?

R. — Je n'en ai qu'une à présent; j'en avais deux, j'en ai perdu une.

1. Ball et Chambard, *Démence alcoolique, période prémonitoire*, dans : *Dict. de Dechambre*, p. 383 : « Qui ne se souvient au quartier latin d'un vieil étudiant connu sous le nom d'un chimiste célèbre! sa mise débraillée et excentrique, le son de sa voix, ses habitudes, le signalent au premier regard pour un alcoolique endurci, et pourtant, vient-on à pénétrer plus avant dans son intimité, ce qui est facile, on est surpris de constater que cet homme si déchu possède, quand il le veut, d'excellentes manières, emploie un langage choisi, fait preuve de quelques bons sentiments et jouit encore d'une faculté littéraire qui se traduit par des poésies qui sont loin de manquer de valeur. »

D. — Quelle était votre profession?

R. — Oh, j'ai travaillé, par là, bricolé, à mon ménage.

D. — Votre dernier domicile?

R. — A Compiègne, rue... je ne me rappelle pas.

D. — Quel est aujourd'hui le jour de la semaine?

R. — Jeudi (exact).

D. — Le mois?

R. — Juin (exact).

D. — La date?

R. — Je ne sais pas; le 10, je crois (c'est le 8).

D. — Est-ce en ce moment le matin, ou le soir?

R. — Le soir : il est quatre heures (exact : quatre heures dix).

D. — Quelle est cette maison, ici?

R. — Une maison de santé.

D. — Son nom?

R. — Je ne sais pas.

D. — Cherchez. (Pas de résultat). Tenez, je vais vous dire des noms de maisons de santé : Villejuif, Maison Blanche, Sainte-Anne, Ville-Évrard...

R. — Ah, Sainte-Anne!

D. — Dans quelle ville?

R. — A Paris.

D. — Qu'avez-vous mangé à midi?

R. — De la tête de veau (exact).

D. — Que doit-on faire quand on a manqué le train [1]?

R. — Il faut attendre.

D. — Si une malade vous marche sur le pied sans le faire exprès, que faites-vous?

R. — Je lui dirais : vous me faites mal.

D. — Si vous cassez un objet appartenant à une autre malade, que devez-vous faire?

R. — Elle me dirait quelque chose, ah là là!

D. — Pourquoi pardonne-t-on plutôt une mauvaise action faite avec colère qu'une mauvaise action faite sans colère?

R. — C'est difficile, Monsieur, ce que vous me demandez-là. Je n'ai jamais été à l'école, et je ne sais pas seulement lire!

D. — Quand on vous demande votre avis sur une personne que vous connaissez peu, que répondez-vous?

R. — Je dirais : je ne la connais pas beaucoup! »

1. Cette question et les quatre suivantes sont empruntées aux questionnaires de M. Binet.

En vain nous essayons de faire comprendre notre test d'attention[1] : Mme Marie Ous. n'a jamais su lire lettres ni chiffres, elle fait très judicieusement cette objection, et elle ajoute qu'elle n'a même jamais appris les cartes ni les dominos. N'importe : elle en a assez dit pour que nous ne soyons pas étonné qu'avec son amnésie, sa difficulté d'acquisitions nouvelles, son inculture et peut-être sa débilité congénitale elle sache encore pousser une aiguille et puisse, aidée et surveillée, exécuter de simples raccommodages.

Obs. III. — Pauline Th., femme G., soixante-cinq ans. Diagnostic : « Démence alcoolique. Hémiplégie. »

Elle était la femme d'un surveillant. Elle était adonnée à la boisson. La voici en un état démentiel chronique au milieu duquel se produisent de temps en temps des ictus. A chaque petite hémorragie cérébrale, elle est pendant quelques jours privée de ce qu'il lui reste habituellement de facultés. « Elle est tout-à-fait perdue alors, déclare la surveillante, elle ne sait plus où elle est, ni faire son lit, ni s'habiller, souvent sa langue est empâtée, sa bouche de travers. » Puis elle s'améliore peu à peu, mais en restant peut-être un peu abaissée chaque fois.

Elle cesse naturellement tout travail pendant la durée de chaque accident.

Dans les intervalles, elle est employée à la couture. Le mois dernier, elle a gagné un pécule de 5 frs. : c'est la moyenne pour les démentes travailleuses du service (20 c. par jour). Le mois précédent, elle a eu un ictus et n'a gagné que 3 frs. 50. Elle est incapable de faire le ménage; elle fait son lit, s'habille; c'est à peine si elle peut toute seule se débarbouiller : on l'aide. Elle range peu ses vêtements, elle a toujours eu, même avant sa démence, beaucoup de désordre; elle se contente de « serrer » les objets qui lui appartiennent, de peur qu'on ne les lui prenne.

7 juin 1911. — Elle entre. Sa tenue est nette, correcte; elle tient un sac de cuir bien propre et ses lunettes.

D. — Depuis combien de temps êtes-vous ici?

R. — Ma foi, je ne sais pas seulement.

D. — Il y a huit ans?

R. — Ma foi, je ne sais pas, je ne me rappelle pas bien, monsieur. Çà ne me revient pas du tout. De ce moment-ci, j'ai la tête troublée, je suis fatiguée, je ne me rappelle rien.

D. — Vous êtes entrée dans ce quartier le 9 janvier 1904.

R. — Oui, je me rappelle. La première fois que je suis venue ici, c'était en janvier aussi. (Il est exact qu'elle ait fait ici même un séjour antérieur à l'actuel : il est inexact que ce premier internement ait eu lieu en janvier.)

D. — Quel est votre nom?

R. — Pauline Th., femme G.

D. — La date de votre naissance?

R. — Je suis de 46; 1er mai (exact).

D. — Le lieu de votre naissance?

R. — Avranches.

D. — Célibataire?

R. — Mariée.

D. — Avez-vous des enfants?

R. — Deux vivants : j'en ai eu trois.

D. — Votre profession?

R. — Pas de profession.

D. — Votre dernier domicile?

R. — Villejuif (exact : elle a été transférée ici).

D. — Quel est aujourd'hui le jour de la semaine?

R. — Mercredi (exact).

D. — En quel mois sommes-nous?

R. — C'est le mois de... je ne me rappelle pas, moi! cependant, je lis le journal tous les jours! (exact).

D. — La saison?

R. — Ça doit être l'été?

D. — Le mois?

R. — Mai, juin, juillet... je ne sais pas où j'en suis, que voulez-vous!

D. — Quelle est aujourd'hui la date?

R. — Oh, je n'ai pas la tête à moi dans ce moment-ci.

D. — Est-ce en ce moment le matin, ou le soir?

R. — C'est l'après-midi, monsieur (exact).

D. — Quelle heure est-il?

R. — Près de 3 heures (en réalité 3 h. 3/4).

D. — Quelle est cette maison, ici?

R. — Une maison de santé.

D. — Quel est le nom de cette maison?

R. — C'est l'Asile... je n'ai pas la tête à moi, je suis toute émotionnée, j'ai bien dans l'idée, mais ça ne me revient pas.

D. — Dans quelle ville sommes-nous?

R. — Je ne sais pas.

D. — A Paris?

R. — Nous devons être à Paris.

D. — Je vais vous dire des noms d'asiles, et vous me direz où nous sommes : Maison-Blanche, Sainte Anne, Villejuif...

R. — Sainte Anne!

D. — Qu'avez-vous mangé tout à l'heure, au déjeûner?

R. — Je ne sais. (j'insiste : elle ne trouve pas).

D. -- Du jambon?

R. — Oui, Marguerite m'en a apporté (exact). »

Elle comprend facilement notre test d'attention et donne les réactions suivantes :

Mesures d'attention conjuguée.

I3	E5	O2	U4	A3	O4	E1	U2	A4	E2	U1	I5	E3	O5	I1	A5	O2	E3	U2	A4
1",5	erreur	2"	5"	erreur	2"	2"	2"	2",5	1",8	1"	1",5	3"	2"	2"	2",2	1",2	1",2	1"	erreur
1,4	1,8	1	1,5	2	1	1	1,8	2,5	1,5	0,8	1,2	1,8	1,2	1,2	2,2	1,5	2	1,2	2
1,2	2	1	1	1,8	1,2	1,5	1,5	1,5	1	0,8	1,2	1,4	1,5	1,2	1,2	1	1,8	1	2,5

MOYENNES
2
1,5
1,3

Moyenne générale : 1",6.
Pauline Th., 8 juin 1911.

La moyenne 1",6 indique un ralentissement certain, mais classe cette malade en fort bonne place parmi les déments, ainsi que l'on peut s'en assurer en consultant les tableaux des pages 85 et 86. Un petit travail, nouveau pour elle, a été exécuté de manière honorable; elle a fait preuve d'un certain degré de compréhension, et, pendant autant de minutes que nous avons voulu, d'une attention éveillée, sans défaillances, moins lente que chez la plupart des déments, bien que plus lente que chez les normaux. Quoi d'étonnant, dès lors, qu'elle puisse être employée aux raccommodages? Si nous constations une profonde insuffisance de la compréhension et de l'attention, nous serions obligés de considérer ses capacités de lingère comme un phénomène de survivance, comme une habitude relativement peu endommagée, surnageant, épave encore utilisable, alors que les facultés intellectuelles auraient sombré. Mais il en va tout autrement. Ce qui nous apparaît clairement, par l'interrogatoire et par l'expérimentation, c'est que les fonctions intellectuelles de compréhension, d'attention, d'adaptation, de contrôle, de jugement, sont, chez Mme Pauline Th., en dehors des ictus pendant lesquels elle cesse de travailler, parfaitement adéquates, comme degré de déchéance, à ses capacités de travailleuse.

Une vieille alcoolique négligente pour ses affaires et pour sa toilette matinale, et qui n'a peut-être jamais été très capable des soins du ménage, a des ictus apoplectiques qui, de temps à autre, la mettent dans un état presque comateux. Dans les intervalles, elle reste démente et amnésique; mais cette démence n'est pas des plus avancées. La disproportion n'est pas entre le degré de l'affaiblissement intellectuel et les reliquats professionnels : il y a sur ce point proportionnalité exacte. Le contraste consiste plutôt entre l'apparence de cette malade et son affaiblissement vrai : elle a l'air plus démente qu'elle n'est. La paresse et les lacunes de sa mémoire, son incapacité ménagère, sans doute ancienne, ses ictus fréquents, tout cela lui assigne dans le service un rang inférieur à celui qu'elle occupe à l'atelier.

Obs. X. — Estelle M., quarante-deux ans, « paralysie générale, forme prolongée » (Dr Dagonet).

Très démente, elle est pourtant employée au ménage et gagne un pécule quotidien de 10 centimes.

11 juin 1911. — D. — « Quel est votre nom?

R. — Estelle M.

D. — Votre âge?

R. — Quarante-deux ans.

D. — La date de votre naissance?

R. — Le 13 décembre 1866.

D. — Cela fait plus de quarante-deux ans.

R. — Oui, cela fait quarante-cinq.

D. — Le lieu de votre naissance?

R. — Paris, XXe.

D. — Mariée, ou célibataire?

R. — Célibataire : j'ai pas été mariée; mais il a découché une nuit, alors je suis partie; je suis allée chez maman; j'avais une fille, maman l'a gardée; et je me suis loué une chambre à mon nom.

D. — Avez-vous des enfants?

R. — J'ai que ma fille (exact).
D. — Votre profession?
R. — Papetière : je travaillais à faire des sacs en papier.
D. — Votre dernier domicile?
R. — Eh ben, j'étais au boulevard Arago, 22.
D. — Quel est aujourd'hui le jour de la semaine?
R. — Aujourd'hui, c'est vendredi. C'est lundi, aujourd'hui : hier, c'était dimanche. Non, aujourd'hui c'est dimanche, hier c'était samedi (exact). Je vais voir ma fille aujourd'hui (exact).
D. — En quel mois sommes-nous?
R. — Au mois de juin : et c'est le 11 aujourd'hui (exact).
D. — Est-ce en ce moment le matin, ou le soir?
R. — C'est le matin!
D. — L'heure?
R. — (Elle regarde la pendule). Ben, 10 h. 20.
D. — Quelle est cette maison, ici?
R. — Sainte Anne.
D. — Qu'est-ce que Sainte Anne?
R. — Eh ben, la maison de malades, quoi!
D. — Quel genre de malades?
R. — Oh, c'est ma fille qui m'a emmenée ici.
D. — Dans quelle ville sommes-nous?
R. — A Paris.
D. — A quoi travaillez-vous ici?
R. — Au balayage, et puis à frotter, épousseter, secouer les tapis. A la cuisine je vais chercher le hachis, pour le porter à la table.
D. — C'est tout?
R. — Je vais aussi au linge, pour le porter. Je descends du linge, je le range dans l'armoire. Des fois, je fais la vaisselle de ces dames. Je fais les bouteilles après, les timbales. Je touche deux sous par jour. Et je donne des fois de l'argent à ma fille, qui est dans la gêne; pour acheter des souliers à son fils, je lui ai donné 8 francs l'autre jour (exact).
D. — Comment aviez-vous ces 8 francs?
R. — Gagnés 2 sous par jour (exact). »

Elle comprend assez mal notre épreuve d'attention, et la manière dont elle se comporte est si instructive, permet si bien de voir clair en ses capacités intellectuelles, que la valeur clinique du test en est confirmée. Au signal, composé d'une lettre et d'un chiffre, elle doit trouver et désigner l'intersection d'une travée verticale, repérée par la lettre, avec une travée horizontale, repérée par le chiffre. Elle s'en acquitte sans tâtonnements quelquefois, mais rarement (5 fois sur 20) et lentement (de 2" à 5",5). Le plus souvent, elle se perd, elle ne fait pas attention à la fois aux deux composantes du signal, elle met bien le doigt dans la travée correspondant au chiffre, mais sous n'importe quelle lettre; le rappel du signal composé provoque alors une autre demi-réaction ne valant pas mieux que la première, et ce n'est qu'après quatre, cinq, six rappels qu'elle finit par tenir compte des deux facteurs simultanément, et par toucher la case exacte. Encore n'y parvient-elle pas toujours (2 insuccès persistants contre 18 succès finaux). Ces mesures occasionnant à Estelle M. un véritable labeur, nous n'avons pu en prendre qu'une seule série.

Mesures d'attention conjuguée.

I3	E5	O2	U4	A3	O4	E1	U2	A4	E2	U1	I5	E3	O5	I1	A5	O2	E3	U2	A4
12"	*6*	*18*	*8*	*7*	5	Plus d'1' sans comprendre.	20	5	5,5	*18*	*15*	*35*	Plus d'1' sans comprendre.	2,5	2	*8*	*10*	*11*	*11*

Moyenne { des 5 réactions sans tâtonnements 4"
des 13 — avec — 13",7.

Estelle M., 11 juin 1911.

Interrogatoire et expérimentation révèlent un état d'affaiblissement intellectuel prononcé, avec affaiblissement corrélatif et adéquat de la capacité au travail. Nous sommes loin encore du degré démentiel de nos malades travailleurs VI, VII, XXV, incapables de suivre une conversation; ou même de malades supérieurs aux précédents, tels que XII, XVII, XIX, chez qui l'incapacité au travail s'explique par une apathie qui n'existe pas chez Estelle M., ou par des pertes de la direction bien plus graves et fréquentes que les siennes.

L'examen de cette femme dissipe donc, si elle existait, l'impression d'une disproportion entre ses travaux ménagers (pécule de 10 centimes par jour) et son degré d'affaiblissement intellectuel.

Obs. XIV. — Théodore M., quarante-deux ans, démence précoce, forme simple, employé aux raccommodages à l'atelier

1. Les temps en italique correspondent à plusieurs tâtonnements ayant abouti, grâce aux rappels, à la réaction exacte.

des tailleurs. On trouvera ci-dessous[1] le détail de son observation. L'adéquation est évidente et parfaite entre son reliquat professionnel et son degré d'affaiblissement intellectuel.

OBS. XVI. — Sylvie M., vingt-trois ans, démente précoce hébéphrénique, travaille toute la journée, depuis des mois, à dessiner et à peindre. Sur des disques de bois blanc, elle trace au crayon des personnages et des motifs ornementaux, inspirés librement de livres et journaux à gravures. Elle altère involontairement et volontairement aussi elle stylise non sans goût ses modèles. Puis, avec des crayons de couleur et de la salive, elle pose des teintes plates, qui ne manquent pas de finesse. Ancienne modiste, elle fait des chapeaux excentriques dont quelques morceaux de papier et d'ouate hydrophile fournissent les matériaux.

Ces travaux de fantaisie, où l'imagination inventrice a une part, ne sont pas supérieurs au niveau intellectuel de cette jeune précieuse, de qui les réactions d'attention conjuguée sont parmi les meilleures que nous aient fournies les déments (Moyenne : 0,78)[2].

OBS. XXXI. — Julie D., cinquante-quatre ans. « Démence vésanique, idées de persécution » (Dr Dagonet).

Cette malade fait bien ce qu'elle fait : son lit, sa toilette. Elle range ses affaires, elle se raccommode spontanément. Elle travaille à la couture et obtient un des plus forts pécules, 30 centimes par jour. Or, ajoute la surveillante, « elle est très démente : sitôt qu'elle est dehors, elle crie seule, ça marche toujours, toujours ».

8 juin 1911. D. — « Votre nom?

R. — Julie D., femme M.; D., c'est mon nom de famille, M., c'est mon nom de dame, car ici on ne m'a pas mise sous mon nom de femme mariée, on m'a mise sous mon nom de demoiselle.

D. — La date de votre naissance?

R. — Je suis de 1857, monsieur. Ça doit faire cinquante-deux ans, à peu près.

D. — Le lieu de votre naissance?

R. — Varenne-sur-Allier.

1. Voir ci-dessous, p. 222.
2. Voir son observation, p. 63.

D. — Célibataire?

R. — J'ai été mariée trois fois.

D. — Avez-vous des enfants?

R. — Non.

D. — Votre profession?

R. — Plisseuse à la machine. Je sais bien coudre, faire la lingerie; je sais travailler; même faire des chapeaux. »

Elle est parfaitement orientée dans le temps et dans l'espace. Elle comprend sans peine notre test d'attention.

Mesures d'attention conjuguée.

I3	E5	O2	U4	A3	O4	E1	U2	A4	E2	U1	I5	E3	O5	I1	A5	O2	E3	U2	A4
3	10	6	1	2,8	3	1,7	1	1,5	1,2	7,5	2	1	2	2	3,8	1,5	1,2	1	1,5
2,5	2,5	1,5	1,2	1,5	1,2	1	1,5	2	1,2	1	1,8	1	1,5	2	2	1,5	1	0,8	1
0,8	1,2	0,8	1	1,5	1,8	1	1,2	1	1	0,8	0,8	0,8	1	1,5	1,8	1	1	1,8	1

MOYENNES
4,38
14,8
1,19

Moyenne générale : 2",35.
Julie D., 8 juin 1911.

Obs. XXXIV. — Annette D., soixante-seize ans. « Démence suite de délire de persécution et incohérence » (Dr Dagonet).

C'est une des meilleures repasseuses de l'asile. Bien entendu, elle n'a pas à faire des repassages difficiles, mais seulement à lisser au fer des pièces telles que draps de lit, blouses, tabliers, mouchoirs. En outre, elle s'amuse à faire à l'aiguille de la broderie de fantaisie en point de boutonnière. Elle a composé ainsi un bonnet de forme cylindrique, dont le fond intérieur porte un compartiment « pour mettre le petit chignon ».

Son ancien délire s'est assez endormi; elle n'en parle guère spontanément; mais elle croit toujours qu'un mystère enveloppa sa naissance et sa vie. Elle est en outre, par sénilité, devenue quelque peu amnésique.

8 juin 1911. D. — « Votre nom?

R. — D., Annette. Et mon nom de femme, B.

D. — Votre âge?

R. — Je suis dans mes soixante-seize, soixante-dix-sept ans.

D. — Où et quand êtes-vous née?

R. — A Clermont-Ferrand, en 1835, le 7 avril. Et quand je me suis mariée, on m'a dit, à la mairie, que j'étais du 16. Il y a eu un mystère.

D. — Vous êtes mariée?

R. — J'ai été mariée en 1857, le 2 mai, avec M. Louis-Victor B.

D. — Avez-vous eu des enfants?

R. — J'ai deux enfants, un garçon et une fille. Et j'ai eu un petit garçon de mort, puis une fausse couche.

D. — Votre profession?

R. — J'étais culottière, couturière culottière. J'avais travaillé dans plusieurs corps d'état, chez M. Godillot, aux boucles de gendarmes, et ailleurs à d'autres genres de travaux. J'ai fait bien des petites choses!

D. — Votre dernier domicile?

R. — Boulevard de la Chapelle, 18. J'y ai été à peu près dix-neuf ans.

D. — Quelle est aujourd'hui la date?

R. — La date, aujourd'hui? nous sommes, voyons, je ne vais pas me tromper. C'est-il l'année, ou le jour, que vous voulez?

D. — Tout.

R. — Voyons. Nous sommes en 1911; au mois de juin; le 8. (Exact).

D. — Quelle heure est-il?

R. — De ce moment-ci, nous sommes pour aller déjeûner, c'est onze heures (exact). De ce moment, nous avons des ouvriers, deux fumistes, qui sont en train, à l'atelier, d'arranger le fourneau. Ce n'est pas encore sonné : il va être onze heures. Et voilà trente-deux ans que je suis à l'asile Sainte-Anne.

D. — Pourquoi y êtes-vous?

R. — Monsieur, c'est un monsieur, sergent de ville, et un secrétaire, qui m'a dit par la fenêtre : « Descendez! »

D. — Désirez-vous partir?

R. — Oui.

D. — Où irez-vous?

R. — N'importe où. Un logement, comme j'ai toujours fait, et travailler dedans. J'ai des enfants. Je dois en avoir deux. Ceux qui viennent me voir sont-il les vrais? Je n'y crois pas. Quand je suis venue ici, j'étais comme aveugle. Quinze ans se sont passés : comment être sûre de reconnaître, après quinze ans? »

Elle a beaucoup de peine à comprendre notre test d'attention. Au bout de trois minutes d'explications, elle montre encore séparément la lettre et le chiffre, au lieu de désigner le croisement des deux travées. Enfin, elle a saisi, elle indique les croisements. Mais elle n'y parvient qu'en comptant chaque fois, avec son doigt, les cases au-dessous de la lettre. Les deux premières séries ci-dessous ont été obtenues de cette manière. Son éducation s'est trouvée suffisante alors, et nous avons pu obtenir qu'elle donnât les réactions de la troisième série en allant droit à la bonne case.

Mesures d'attention conjuguée.

I3	E5	O2	U1	A3	O1	E1	I2	A1	E2	U1	I5	E3	O5	I1	A5	O2	E3	U2	A1
16	22	6	3,8	4	4	2	2,8	4	3	1	5	2	4	1,5	5	6	2,5	1,8	3
2	2,5	2,5	1,5	1,8	2	1	1,8	1,8	1,2	1,2	2,2	1,8	1,5	1 [1]	1,2 [2]	1,5	1	1	2
0,8	1	1	1,5	1,5	1	se perd	1,2	1,5	1,5	0,8	1,2	2,5	1	1	2	2	1,2	1	2

MOYENNES
5
4,85
1,35

Annette D., 8 juin 1911 [3].

En prenant congé, elle oublie, sur une chaise où elle les a posés en entrant, le panier et le paquet qu'elle transporte partout avec elle. La surveillante doit les lui rappeler.

La survivance du travail chez les déments est proportionnelle a la survivance des capacités intellectuelles.

De l'examen critique de nos déments travailleurs ressort précisée la définition de l'affaiblissement intellectuel démentiel.

Nous avons, au début de cet ouvrage, défini la démence une déchéance des facultés intellectuelles et morales, avec ou sans manifestations délirantes, hallucinatoires, agitées, dépressives ou confusionnelles. Nous pensons avoir démontré maintenant que ces complications contingentes sont souvent disproportionnées à la déchéance. Avec la démence, entendue comme affaiblissement des facultés, il ne faut pas confondre la déraison ou le dérangement des facultés. Il existe de profondes démences avec minime déraison, et d'extravagantes déraisons avec minime démence.

Il y a deux catégories de déments non travailleurs : 1° Ceux

1. « Le doigt du créateur, » dit-elle.
2. « C'est l'âme, c'est l'esprit, je ne crois pas me tromper, » dit-elle.
3. Nous ne donnons pas la moyenne générale, elle ne signifierait rien, étant donnée la différence dans le mode de réagir de la 1re à la 3e série.

qui ne travaillent pas parce qu'ils sont trop déments. Leur inactivité vient de leur impuissance intellectuelle, de la perte de leurs moyens. — 2° Ceux qui ne sont pas trop déments pour travailler, mais que des phénomènes paradémentiels empêchent. On ne peut donc, par la seule absence de travail, mesurer le degré d'affaiblissement intellectuel.

Mais, au contraire, la seule présence du travail autorise à considérer l'affaiblissement intellectuel vrai comme non extrême. En effet, il y a deux catégories de déments travailleurs, et le travail est proportionnel aux capacités intellectuelles des uns comme des autres : 1° Ceux qui travaillent selon leurs moyens résiduels, sans être dérangés par des phénomènes paradémentiels. — 2° Ceux qui travaillent selon leurs moyens résiduels en dépit de perturbations paradémentielles.

Relisons maintenant le passage de Foville qui a servi de texte à cette discussion. L'affaiblissement intellectuel y est confondu avec le dérangement intellectuel. Les capacités ouvrières d'un sujet y sont considérées par rapport à leur utilisation dans l'établissement, bien plutôt que dans leur double relation, d'une part avec les capacités antérieures à la maladie, d'autre part avec les capacités actuelles hors du travail ouvrier et abstraction faite des épiphénomènes paradémentiels.

Tout observateur s'étonne d'abord avec Foville de voir grossièrement déraisonner d'assez bons travailleurs. Mais ne construisons pas trop vite une hypothèse; ne considérons pas aussitôt le dément travailleur comme une machine; n'invoquons pas tout de suite l'automatisme; n'affirmons pas d'emblée que ce travail est un pur phénomène de survivance, une habitude autrefois si cultivée journellement, qu'elle est demeurée relativement peu endommagée, parmi des capacités intellectuelles très endommagées. Tout travail ouvrier, même chez le normal, est en grande partie machinal, automatique : il ne paraît pas l'être beaucoup plus chez le dément. Et si l'activité socialement utile devient, par une culture intensive, un axe de résistance et comme la colonne vertébrale de l'organisme psychique, son état de conservation, dans la désagrégation démentielle, représente précisément ce qu'il reste encore d'organisation intellectuelle, et permet de mesurer l'affaiblissement vrai, souvent dissimulé par des troubles adventices. Appliquons aux sujets quelque test expérimental de travail intellectuel; dirigeons la simple conversation de manière à déceler, non ce qu'il y a de déraisonnable en ce travailleur, mais au contraire ce qu'il reste de normal en cet aliéné : nous constatons alors que, sous le désarroi de l'hallucination, du délire, sous les perturbations tapageuses de surface, les capacités intellectuelles sont approximativement adéquates aux capacités résiduelles de travail.

Foville a d'ailleurs bien soin de le faire remarquer, alors même que l'on s'étonne de voir certains déments travailler, il est bien entendu que la qualité de leurs productions est toujours inférieure. Il admire seulement que, depuis longtemps en démence, ils puissent

exécuter des travaux, sinon très fins et très élégants, du moins suffisants pour la consommation de l'établissement.

Nous avons tenu à avoir l'opinion des chefs d'atelier. Ouvriers eux-mêmes, ces surveillants contre-maîtres sont particulièrement compétents. Voici les données qu'ils nous ont fournies.

Dans l'appréciation du rendement des ateliers d'asile, il faut avant tout tenir compte d'un fait. Les ouvriers ne s'efforcent pas de produire leur maximum. Ils savent que le travail est pour eux une distraction, un moyen de traitement et non un but. Dans les ateliers de normaux, il y a des sanctions. Ici, chacun est libre de travailler peu, ou pas du tout. Les capacités résiduelles peuvent donc ne se dévoiler qu'incomplètement.

En revanche, aucun des chefs d'atelier que nous avons consultés ne partage l'étonnement souvent inspiré aux visiteurs non ouvriers par le travail des aliénés. Jamais ils ne voient un malade travailler mieux que ne semble le comporter son degré actuel d'intelligence. Ceux dont l'affaiblissement intellectuel est marqué ne peuvent être utilisés qu'à des manipulations élémentaires et inoffensives. Ne sont admis à manier les outils dangereux de la menuiserie et de la serrurerie que des hommes qui, en dépit de troubles passés ou actuels, sont capables de juger, de mesurer, de combiner, de comprendre. Si un individu peut convenablement raboter ou limer une pièce en vue de son ajustement et conformément au modèle, cet homme donne une bonne preuve d'intelligence éveillée et présente. Car, dit M. Roullier, chef de l'atelier de menuiserie, pour raboter, il faut affûter[1], et l'affûtage, c'est l'épreuve de la personnalité, c'est le tour de main, c'est la signature inimitable. Dans un atelier, sur cinquante compagnons, il n'y en a pas quatre qui affûtent de même. Il faut affûter fin ou non, selon le bois; le sapin a des nœuds, il demande un tranchant robuste, sans délicatesse. Et affûter n'est pas tout, il faut aussi ferrer, c'est-à-dire donner au tranchant plus ou moins de saillie hors du rabot. Suivant la matière, le but et le tempérament, on ferre long ou court. A la manière dont un malade rabote, on voit ce qu'il a su faire et jusqu'à quel point il est touché. M. Roullier n'a guère eu affaire à des affaiblis intellectuels notoires, parce que la menuiserie est un travail noble, réclamant du savoir-faire et du jugement. Pourtant il lui est arrivé une fois d'employer un paralytique général qui était assez entamé; il maniait le rabot; mais c'était seulement pour dégrossir des morceaux de bois que d'autres ensuite prenaient pour les parfaire. Les meilleurs ouvriers de l'atelier sont des alcooliques, nullement déments, et dont certains travaillent aussi bien « qu'un homme du dehors », jusqu'à établir eux-mêmes les plans et ensuite à les exécuter. Pour ce qui est de la fatigabilité, M. Roullier ne l'a jamais con-

1. *Affûter*, aiguiser le tranchant du fer.

statée plus grande que chez les normaux. Après une journée de travail, ses ouvriers sont le soir aussi frais et dispos que lui-même. Mais il observe quelquefois le phénomène inverse; quelques travailleurs[1], surtout nouveau-venus à l'atelier, ne sentent pas la fatigue : il faut les arrêter, pour les empêcher d'attraper chaud.

Pour faire une clef, déclare M. Gauthier, chef de l'atelier de serrurerie, un ouvrier normal met de une à deux heures. Ici, quand un ouvrier habile met trois quarts de journée (c'est-à-dire quatre heures et demie), c'est un des bons. La lime, ajoute-t-il, est le rabot du métal; le menuisier affûte et ferre : nous, nous avons à choisir à chaque instant la lime qui convient, parmi les limes douces, demi-douces, bâtardes, ou parmi ces grosses limes d'Allemagne qui ont jusqu'à un millimètre entre leurs dents. Et de même que le coup de rabot c'est l'homme, il y a aussi un certain cachet personnel dans le coup de lime.

M. Gauthier observe souvent une fatigabilité peu normale. Sans que ce soit par paresse, des ouvriers ont besoin de sortir pour se reposer. Mag., forgeron, n'est certes pas un paresseux, il fait tout ce qu'il peut, il ne s'amuse pas. Mais il est très lent, et parfois il est obligé de s'arrêter, même de dormir, assis sur une chaise, une demi-journée.

M. Dutrieux, chef d'atelier des cordonniers, exécute lui-même tous les travaux un peu difficiles. C'est lui qui coupe le cuir avec la broche (machine à couper à l'emporte-pièce), et c'est lui qui coud avec la machine Blake. Ses ouvriers font trois espèces d'ouvrages : tresser des chaussons; exécuter des chaussures clouées dont les pièces sont fournies toutes prêtes; coudre à la main des chaussures dont les pièces sont préparées également. Le meilleur de tous ses ouvriers est un nommé G., un infatigable; mais en une heure de temps, il

1. Contrairement aux surveillants des services, les surveillants des ateliers ne connaissent guère les diagnostics et le passé nosologique de leurs malades; ce qui n'est pas une mauvaise condition pour comparer la capacité ouvrière à la valeur générale de l'intelligence actuelle.

fait bien moins qu'un normal; il fait par jour une paire et demie de « cloué », bien qu'il soit le premier arrivé à l'atelier et le dernier sorti : c'est bien peu; il « chatouille son travail », c'est-à-dire il le fait trop minutieusement, ce qui, pour du « cloué » est un manque d'à-propos, un coulage. Il met quinze heures à faire une paire de « cousu-main » : un normal met douze heures pour une bonne façon. G. est un bon point de repère, puisqu'il est le meilleur ouvrier de l'atelier; d'autant qu'il n'est pas dément, c'est un alcoolique simple. A la cordonnerie, on emploie quelques déments, surtout pour tresser des chaussons. Dans l'industrie, on ne tresse plus à la main, mais à la machine, et de même dans les prisons. Pour avoir des points de repère normaux, il faut savoir ce que font quelques rares chaussonniers qui travaillent encore à la main; il en reste dans le département de la Somme; un normal doit faire de 8 à 10 paires par jour. Il y a eu ici un travailleur remarquable, qui était peut-être affaibli intellectuellement, mais pas beaucoup : il faisait jusqu'à 6 paires en 7 heures de temps. Mais voici Sch., qui est un dément authentique : il fait par jour un seul chausson, et par semaine trois paires; bien entendu il n'est pas capable de travailler au cousu, ni même au cloué; il était bijoutier de son métier, voilà tout ce qu'ici il a pu apprendre.

Ce bijoutier devenu cordonnier à l'asile nous remet dans le vif du débat. S'il avait été autrefois cordonnier, il serait aujourd'hui, avec ce même degré de démence, capable de faire plus d'un chausson par jour, et même peut-être d'aborder le difficile « cousu-main » : la capacité ouvrière ne mesure donc point le degré d'affaiblissement intellectuel, nous objectera-t-on.

Nous répondons :

1° La capacité ouvrière ou professionnelle brute doit être appréciée, non dans un métier appris récemment, depuis la maladie, mais dans un métier exercé avant la maladie.

2° Même ainsi définie, ce n'est pas la capacité ouvrière brute qui peut renseigner sur le degré d'affaiblissement intellectuel, c'est un rapport fort différent, que nous avons dénommé le *reliquat ouvrier* ou *reliquat professionnel*. Tandis que la capacité brute est le rapport entre ce que fait un travailleur et ce que fait un autre travailleur pris pour type, ou la moyenne des autres travailleurs, au contraire, le reliquat est le rapport entre ce que fait un dément et ce qu'il faisait lui-même avant sa démence.

Et c'est ce rapport entre la capacité personnelle avant la maladie et ce qu'elle est devenue après et par la maladie, qui peut, au cas où le dément travaille encore, mieux que bien d'autres considérations plus subtiles, contribuer au diagnostic du degré d'affaiblissement intellectuel véritable.

L'étonnement premier que ne manque pas d'inspirer le travail des déments est occasionné non par la profondeur vraie de la démence, mais seulement par des phénomènes paradémentiels. Et si le reliquat de travail, tel que nous l'avons défini, est une bonne mesure du degré de déchéance vraie, c'est pour une raison bien simple : c'est qu'il coïncide avec le reliquat d'intelligence; or le reliquat d'intelligence ou le degré d'affaiblissement intellectuel, c'est tout un.

TROISIÈME PARTIE

ÉCHELLE CLINIQUE DES DEGRÉS DE L'AFFAIBLISSEMENT INTELLECTUEL CHEZ LES DÉMENTS

CHAPITRE XV

LOIS DE LA DESINTÉGRATION DE L'INTELLIGENCE

Notre esquisse de huit degrés d'insuffisance de l'intellection, obtenue par la récension et le classement naturel des malades, conduit à formuler deux lois de la désagrégation démentielle. La première, partant de notre distinction des formes psychologiques générales de l'activité, exprime leur ordre de déchéance. La seconde, ne partant d'aucune idée directrice préalable, mais seulement de l'examen tout empirique des déments, extrait, recueille et énumère selon l'ordre de disparition les opérations intellectuelles cliniquement caractéristiques.

Les diverses formes de l'activité : momentanée et prolongée, *proprio motu* et provoquée, ne sont pas également atteintes chez un même sujet. L'une d'elles peut être très insuffisante tandis que telle autre est ou paraît presque normale.

Demandons par exemple à Maurice M., dément précoce, forme simple, et de qui l'insuffisance de l'activité intellectuelle est du IIIe degré, de dire des noms d'étoffes : il était tailleur de son métier. Son attention momentanée provoquée présente quelque raideur : il répond « J'en connais beaucoup », puis il se tait. Insistons : il est docile, il n'a pas de négativisme ; pressons-le de citer des exemples. Il cherche, pesamment, et trouve, lentement. Quand il reste trop longtemps silencieux, relançons-le par un « Quoi encore? ». Voici ses réponses et les temps :

« J'en connais beaucoup, l'Albion. Corscrew. (45") Homespun (1'). Sedan. Pickling, épinglé. Diagonale. Sergé. Drap mousseline. Beaver (2'). Elbeuf; les draps d'Elbeuf. Astrakan (3'). Nid d'abeilles. Marengo; c'est une couleur et une étoffe en même temps. Chevronné (4'). Il y en a bien encore, mais... (5') » (Il ne trouve plus rien).

On le voit, l'activité momentanée provoquée est, chez Maurice M., relativement peu troublée. La qualification insuffisance *notable* est certainement assez énergique.

Or, il faut reconnaître à Maurice M. une insuffisance bien plus marquée, disons *grave*, de l'activité momentanée *proprio motu*. En effet, laissé à lui-même, il demeure toute la journée silencieux, immobile, ne remarque rien, ne s'intéresse à rien, pas même passagèrement; il faut, pour éveiller un peu son attention, aller le chercher dans son coin, secouer son habituelle et constante inertie.

Enfin, le même Maurice M., considéré au point de vue de l'activité prolongée, mérite l'étiquette encore plus sévère d'insuffisance *extrême*, et même d'absence totale. Incapable, soit spontanément, soit sollicité et aidé, du moindre rudiment de travail continu utile, il ne s'adonne même pas, comme font d'autres insuffisants du même rang, à un amusement familier.

Les sujets étant une fois répartis, par comparaison mutuelle, entre nos six degrés, précisons pour chacun d'eux, comme nous venons de le faire pour Maurice M., l'état relatif des quatre formes d'activité que nous avons coutume de distinguer. Une relation régulière générale ne tarde pas à se dégager, une loi de l'ordre de déchéance des formes de l'activité intellectuelle.

Ière LOI : ORDRE DE DÉCHÉANCE DES FORMES GÉNÉRALES DE L'ACTIVITÉ INTELLECTUELLE. — *Chez un déficient intellectuel, quel que soit son degré de déficit, les diverses formes de l'activité ne sont pas insuffisantes également; elles le sont dans l'ordre suivant, en allant de la plus à la moins insuffisante : 1° activité prolongée provoquée; — 2° activité prolongée proprio motu; — 3° activité momentanée proprio motu; — 4° activité momentanée provoquée.*

Se soumettre à un travail nouveau de longue haleine est l'activité la plus difficile; accomplir un travail routinier est plus facile; prêter, sans aide, une attention passagère à quelque chose d'insolite est plus facile encore; enfin, l'acte le plus facile de tous, c'est de prêter passagèrement attention à quelque chose, alors qu'on y est sollicité, aidé, encouragé par quelqu'un.

On voit un inconvénient de la « Pyschologie expérimentale ». Elle s'adresse à l'activité provoquée. Or l'activité provoquée prolongée est la première à disparaître : trop souvent, chez les déficients, l'expérimentateur n'en peut constater que l'absence. D'autre part, l'activité provoquée momentanée est au contraire celle qui garde bonne apparence le plus longtemps : ici encore, l'expérimentation reste à la porte des phénomènes intéressants, où, seule, l'observation peut entrer.

IIe LOI : ORDRE DE DÉCHÉANCE DÉMENTIELLE DES FORMES CLINIQUES DE L'ACTIVITÉ INTELLECTUELLE. — *L'affaiblissement intellectuel progressif atteint les opérations de l'intelligence dans un certain ordre constant; cet ordre est le suivant, en allant des premières atteintes à celles qui subsistent les dernières : 1° travail professionnel, socialement utile; 2° adaptation intellectuelle momentanée dans la conversation; — 3 idéation individuelle même hors de la conversation; — 4 excitabilité psychique élémentaire, en l'absence de toute idéation. Si cet ordre se trouve modifié, c'est qu'à l'affaiblissement intellectuel s'ajoute une perturbation intellectuelle*[1].

1. Pour l'explication de cette seconde loi, voir ci-dessous, p. 216, le paragraphe sur la *Hiérarchie des activités*.

CHAPITRE XVI

LES DEGRÉS DE L'AFFAIBLISSEMENT INTELLECTUEL CHEZ LES DÉMENTS

LA NOTION DE « CUBAGE INTELLECTUEL ».

Des normaux de valeur ouvrière inégale, s'ils subissent une diminution démentielle égale, se retrouvent inégaux à l'atelier de l'asile : mais le rapport entre ce que chacun valait autrefois et ce qu'il vaut actuellement outils en mains est une mesure précieuse de la chute. Pareillement, des normaux de valeur individuelle inégale dans la conversation ou dans la pensée solitaire, s'ils subissent une même diminution démentielle, se retrouvent inégaux devant l'interrogatoire et devant l'examen de leurs productions intellectuelles : mais ici encore, le rapport entre le passé et le présent de chacun peut renseigner sur la dénivellation survenue.

Pour que ces moyens de mesure puissent fonctionner, il est deux conditions préalables, l'une concernant l'appréciation du niveau passé, l'autre celle du niveau actuel.

Il faut, d'une part, que, par l'entourage du malade ou par le malade lui-même, on possède quelques renseignements, qui peuvent être très sommaires, sur son niveau intellectuel passé :

A-t-il son certificat d'études primaires?
Quelle était sa profession?
Combien gagnait-il?

Ces trois données suffisent à la rigueur pour une détermination cliniquement satisfaisante.

Il faut, d'autre part, que la diminution, la détérioration

ou la cessation du travail, de la conversation, de l'idéation soit attribuable à l'affaiblissement intellectuel proprement dit, et non aux perturbations paradémentielles : délire, hallucination, agitation, dépression, confusion. C'est ici que surgissent toutes les difficultés et toutes les finesses de la clinique. Tant qu'il subsiste des doutes à cet égard, la mensuration n'est que provisoire : mais elle reste alors même possible et utile, pourvu que l'on parle de *niveau démentiel apparent*, de manière à réserver l'avenir et ses surprises.

La notion de degrés de démence a été formulée par Ball et Chambard, qui se sont servis de l'expression heureuse de « cubage intellectuel. »

« La démence étant dûment constatée, il importe de passer à la seconde partie du problème (quel en est le degré? quelle en est la cause?). A l'aide d'un interrogatoire habilement dirigé et de questions graduellement posées, l'aliéniste procédera à l'inventaire des facultés intellectuelles, morales et instinctives de son malade. Il lui posera d'abord les questions les plus simples : la table de Pythagore est un excellent criterium du degré d'attention et de mémoire qu'il possède encore; s'il sort victorieux de cette épreuve, on lui parlera de ses affaires, de ses intérêts, et, lorsqu'il a conservé les débris d'une éducation élevée et d'une instruction supérieure, il pourra convenir d'aborder avec lui les questions générales. Ses facultés affectives, ses instincts, seront explorés de la même manière. C'est ainsi que, par une conversation habilement et méthodiquement conduite dans laquelle la forme interrogative devra souvent être prudemment exclue, l'aliéniste parviendra à mesurer l'étendue et la profondeur de la perte subie par les facultés et à procéder à une sorte de *cubage intellectuel* du dément soumis à son observation [1]. »

Ce texte ne contient pas seulement l'idée d'une mesure du degré démentiel. Il a en outre le mérite d'indiquer pour unité de mesure non un repère extérieur, banal et artificiel, postulant faussement l'égalité intellectuelle des normaux, mais un repère individuel. Le coefficient démentiel apparaît comme

1. Ball et Chambard, 1882, Démence, *Dict. de Dechambre*, p. 602. Les italiques sont dans l'original.

une fraction ayant pour numérateur le bilan passé des facultés et pour dénominateur le bilan actuel. Mais pour arriver à une conception cliniquement pratique de degrés définis d'affaiblissement intellectuel chez les déments, il reste encore, après Ball et Chambard, bien des difficultés à surmonter; c'est comme en passant que ces auteurs se contentent de jeter la trop fugitive indication que nous venons de rapporter.

Récemment un psychologue et un médecin se sont appliqués à mesurer le niveau intellectuel des déments à l'aide d'une « Échelle métrique de l'intelligence[1] ». Cette *Échelle* consiste en une série de tests de psychologie expérimentale, répartis en groupes. Chaque groupe ou échelon correspond, d'après les investigations que les auteurs ont faites dans les écoles communales, aux capacités des enfants normaux de un an, deux ans, trois ans, etc. Ils appliquent ces tests aux déments, et déclarent que tel malade a un niveau de sept ans, de quatre ans, de deux ans.

Cette idée ingénieuse dérive des essais d'« anthropométrie mentale » institués par les psychologues américains[2].

Malheureusement, elle a tous les inconvénients de la notion arbitraire et vague sur laquelle elle repose, la notion de « type moyen ». Et de plus, elle en acquiert ici beaucoup d'autres, car un prétendu type moyen de l'enfant normal du milieu ouvrier, élève des écoles primaires parisiennes, est appliqué d'une manière bien inattendue, comme unité de mesure, à des individus qui ne sont pas des enfants, ni des normaux, ni des écoliers, ni même souvent des ouvriers parisiens.

Et d'ailleurs, pour être exportés si hardiment en pays étranger, il faudrait que d'abord ces tests enfantins fussent bien incontestables en leur domaine propre. Or il suffit d'y soumettre quelques enfants de la catégorie même désignée par les auteurs, pour tomber sur autant d'exceptions indivi-

1. Voir ci-dessous la *Bibliogr. analytique et critique*.
2. Jastrow, 1891, A Study on Mental statistics, *New. Rev.*

duelles. On nous répondra que c'est le propre des moyennes de se tenir à distance des faits particuliers. Et nous serons obligés d'avouer que c'est en partie pour cette raison que nous nous défions des statistiques et des moyennes, du moins en psychologie[1].

Voici par quelle série de glissements ces auteurs se contentent d'un instrument aussi mal adapté. Ils ont été entraînés de proche en proche de la manière suivante : 1° constitution de tests caractéristiques de chaque âge, pour les enfants normaux du milieu ouvrier; — 2° application à ceux des arriérés, même adultes, qui peuvent passer pour d'anciens enfants normaux arrêtés dans leur développement, et figés à un certain âge ; — 3° application à tous les idiots et imbéciles, même ne répondant pas à la précédente condition ; — 4° application aux déments séniles « retombés », comme on dit, « en enfance » ; — 5° application aux déments paralytiques et aux déments précoces. — Il est clair qu'à partir de 3° (et même à partir de 2°), la tentative est téméraire, et la méthode, mal appropriée. Une échelle des niveaux mentaux des déments doit être conçue et constituée pour les déments, inspirée, discutée, mise au point par leur observation, et non par celle des élèves des écoles primaires de Paris. Songerait-on à classifier les écoliers à l'aide de cadres imaginés pour les déments? la réciproque n'est pas plus admissible.

Tandis que Ball et Chambard songeaient à la détermination du *niveau* intellectuel *relatif*, c'est-à-dire à la comparaison des capacités présentes et passées d'un même individu, MM. Binet et Simon ont tenté la détermination du *niveau intellectuel absolu*, par l'application à l'individu d'un système d'unités communes et publiques. L'insuccès de cette dernière

1. Claude Bernard, *Introd. à l'ét. de la médecine expérimentale*, II, ch. II, § 9 : « L'emploi des *moyennes* en physiologie et en médecine ne donne le plus souvent qu'une fausse précision aux résultats en détruisant le caractère biologique des phénomènes... Le sublime du genre a été imaginé par un physiologiste qui, ayant pris de l'urine dans un urinoir de la gare d'un chemin de fer où passaient des gens de toutes les nations, crut pouvoir donner ainsi l'analyse de l'urine *moyenne* européenne! »

tentative provient du choix fortuit ou arbitraire des unités, et de l'hétérogénéité des sujets à qui on les impose.

En nous gardant de chercher à découvrir une mesure applicable à l'humanité entière, de la crèche à l'asile de vieillards et à l'asile d'aliénés, nous allons présenter une échelle clinique des degrés de l'affaiblissement intellectuel chez les déments. C'est seulement à la détermination du *niveau relatif* qu'elle vise. Pourtant, si la hiérarchie des activités, telle que nous la concevons, est admissible, le niveau relatif ne sera pas dépourvu de tout repère à l'égard d'un *niveau absolu*, car il se localisera dans un barème public des valeurs individuelles, celui du travail ouvrier et professionnel, défini avec une approximation cliniquement suffisante par le taux des salaires.

Hiérarchie des activités.

La principale opération à effectuer pour rendre praticable l'accès de cette question, c'est, semble-t-il, la délimitation des phénomènes intellectuels proprement démentiels, et des phénomènes concomitants, troubles paradémentiels généralement plus visibles, souvent même seuls visibles d'abord. Les précédentes analyses nous ont amenés à considérer comme paradémentiels le délire, l'hallucination, l'agitation, la dépression, la confusion, lorsque ces troubles se produisent chez les déments. Elles ont, d'autre part, essayé de discerner, parmi les modalités multiples de la mobilité, de la lenteur, de l'incontinence, de l'antagonisme intellectuels, celles qui sont vraiment démentielles.

Comme seconde opération préparatoire à la définition de degrés de l'affaiblissement intellectuel, nous proposons la conception suivante d'une hiérarchie des activités.

1° *L'activité laborieuse.* — De toutes les activités humaines, la plus importante, la plus sérieuse, la plus méthodiquement développée, la plus constamment exercée, celle où chacun donne généralement son optimum, et, d'autre part, la plus exactement évaluée par l'expérience sociale, c'est le travail professionnel.

2° *L'activité verbale objective.* — La parole socialement encadrée et contrôlée, la conversation, non sur des fantaisies individuelles, mais sur des questions appartenant au domaine commun, avec un interlocuteur intellectuellement supérieur, qui pose des questions, qui fait des objections, qui représente la discipline sociale, voilà la seconde pierre de touche.

3° *L'activité subjective.* — Ce n'est qu'en troisième lieu qu'il faut chercher les signes démentiels dans les productions plus ou moins aberrantes de la pensée solitaire. Si un individu se repaît, dans l'idéation personnelle, de fantaisies d'une qualité inférieure, et que, dans la conversation objective, et mieux encore dans la production laborieuse utile, il fasse preuve de valables capacités, c'est sur son travail, c'est sur ses bonnes réponses qu'il mérite d'être jugé d'abord. De même qu'il convient d'estimer les gens d'après leurs actes plutôt que d'après leurs paroles, de même il vaut mieux sonder l'intelligence des aliénés dans leur travail que dans leur conversation, dans leur conversation sur des points où ils ne délirent pas, que dans leur délire.

Cette triple distinction n'est pas faite par Ball et Chambard. Ils attribuent à la tenue de la pensée dans le délire une importance primordiale et presque exclusive, tandis que l'idéation subjective n'a d'après nous qu'une importance de troisième ordre dans la mesure du degré de démence :

« Aussi est-ce surtout aux modifications survenues dans les troubles intellectuels eux-mêmes que l'on peut mesurer les pertes subies par l'intelligence du malade...

Dès le début, en effet, les caractères du délire s'altèrent, ses couleurs tendent à se fondre dans une teinte plus uniforme : le maniaque est moins agité [1], le mélancolique est moins triste, le sitiophobe résiste moins à l'alimentation; les conceptions délirantes perdent de leur vigueur et il ne s'en crée plus de

1. Ceci implique l'existence, contestée, d'une démence maniaque. Il s'agit sans doute d'agitation pseudo-maniaque ouvrant la scène à une psychose démentielle (hébéphrénique ou paranoïde).

nouvelles, leur enchaînement devient moins logique et moins systématique; les hallucinations présentent un moindre caractère d'extériorité et se montrent de plus en plus confuses; en même temps une dégradation analogue se montre dans le moral des malades, ils sont plus dociles, plus gouvernables, leurs sympathies et leurs antipathies sont moins prononcées, à leurs passions se substituent peu à peu l'indifférence et l'apathie[1]. »

Assurément, dans les démences précédées ou accompagnées de délire, et à la condition qu'elles soient, en outre, progressives, l'accroissement de la déchéance ne peut manquer de se traduire dans le délire par un amoindrissement de la variété, de la résistance, de la fécondité, de la cohérence, de la netteté, de la constance, de la sentimentalité. Mais les mêmes stigmates démentiels se retrouvent dans n'importe quelle autre production que le délire, et il doivent être recherchés chez tous les malades suspects d'affaiblissement intellectuel, alors même que cet affaiblissement n'est pas progressif, alors même qu'il n'existe que peu ou point de productions intellectuelles délirantes.

Les degrés.

Si l'on attribue ainsi aux trois activités 1° *laborieuse*, 2° *verbale objective*, 3° *subjective* trois coefficients décroissants, et si l'on tient compte de nos précédentes analyses et de la distinction qui en résulte entre les phénomènes intellectuels démentiels proprement dits et les phénomènes mentaux para-démentiels, on obtient la définition des degrés suivants.

Ier DEGRÉ

Désintégration partielle de l'activité laborieuse, quel que soit l'état des deux autres activités.

Tous les modes d'activité sont conservés, y compris le tra-

1. Ball et Chambard, *Démence vésanique, première période*. Article cité, p. 598.

vail professionnel. Mais s'il n'est pas aboli, le travail professionnel est lésé, amoindri. Cet amoindrissement consiste essentiellement en une perte de l'initiative, des vues d'ensemble, de la suite dans les conceptions, de la capacité de combinaison.

Outre le travail professionnel, toute autre espèce d'activité prolongée, qu'elle soit spontanée ou provoquée, est affaiblie. On éprouve de la difficulté à obtenir du sujet un acte demandant un quart d'heure de réflexion méthodique, tel que la rédaction d'une lettre importante. Voilà les symptômes de ce premier degré : c'est l'attention de longue haleine qui les fournit. Ces troubles ne sautent pas aux yeux : il faut les rechercher soigneusement. De lui-même, le sujet, presque normal, continue de vaquer à ses occupations habituelles. Mais un examen minutieux décèle quelques défauts de l'allure intellectuelle et de la production. Par exemple, le sujet éprouve une certaine difficulté, une fois terminée sa tâche quotidienne, à n'y plus songer, à se faire l'esprit libre, à se reposer de plein cœur, efficacement : cette obsession professionnelle révèle un trouble tout à la fois de la frénation et de la récupération. La fatigabilité est un peu exagérée. La mise en train est longue et nécessite un effort. La période de fonctionnement optimum manque de régularité. La capacité d'apprendre, de progresser, est médiocre ou nulle. Le sujet commet plus d'erreurs qu'un normal. La quantité de sa production en un temps donné est médiocre. La durée des séances de production effective est écourtée.

Quant à l'activité verbale objective, elle fournit ici peu d'indices. Provoquée par la conversation ou par des épreuves expérimentales, elle se montre à peu près normale. L'idéation subjective, laissée à elle-même dans la vie spontanée, est un peu négligente : le sujet est souvent *absent*, *abstrait*, il ne remarque guère par lui-même les choses extérieures.

A. — Premier degré d'affaiblissement intellectuel démentiel sans phénomènes paradémentiels.

Ce cas ne comporte pas l'internement et ne peut être objet d'observation directe que sous les apparences d'une « psychasténie » que l'évolution ultérieure fait reconnaître pour une démence, soit grâce à l'apparition de phénomènes paradémentiels caractéristiques de l'hébéphrénie, de la démence précoce paranoïde, de la paralysie générale ou de la démence sénile, soit par la progression de l'affaiblissement intellectuel, soit enfin par ces deux ordres de données à la fois. C'est surtout par l'anamnèse de déments classés actuellement dans l'une des catégories suivantes que cette modalité peut être rétrospectivement connue comme période prodromique d'une psychose démentielle.

Obs. XIII. — Maurice M., né le 12 septembre 1872, ancien tailleur, dément précoce, forme simple, a présenté pendant quatre ans un affaiblissement intellectuel du premier degré, sans phénomènes paradémentiels. Puis il est tombé au second degré, où il est resté un an. Puis au troisième degré, où il séjourne depuis sept ans. Nous exposerons ici son histoire jusqu'à l'entrée dans le second degré, où nous la reprendrons ci-dessous.

Antécédents héréditaires. — Le père est tailleur à Paris. Il a toujours été très « nerveux » et très méticuleux. Opéré en 1887 pour une tumeur froide de l'épaule, il a souffert par la suite de rhumatismes.

La mère, d'origine anglaise, était d'une intelligence médiocre et « simple »; quoiqu'elle ait vécu quarante ans en France, elle n'a jamais parlé ni écrit correctement le français. Elle était, elle aussi, « nerveuse ». Elle a toute sa vie souffert de l'estomac. Elle est morte en 1903 d'accidents pulmonaires.

La grand'mère paternelle est morte jeune, tuberculeuse, alors que le père de Maurice avait deux ans.

Le grand-père paternel est mort alors que le père de Maurice avait onze ans, d'une maladie indéterminée.

La grand'mère maternelle est morte jeune.

Le grand-père maternel était un homme jovial.

Maurice a eu une sœur aveugle qui mourut à quatorze ans.

Il a trois frères : Georges, celui qui a donné ces renseignements sur la famille, est bien portant, mais a de l'asymétrie faciale; Théodore est notre malade XIV, atteint comme Maurice de démence précoce simple; Louis est dyspeptique, d'humeur gaie, et a deux enfants bien portants.

Antécédents personnels. — Maurice M. est allé régulièrement à l'école, mais il était peu intelligent, il occupait un des derniers rangs dans sa classe. Il n'a pu faire que des études primaires fort incomplètes. Pourtant il n'était pas regardé par ses maîtres comme un anormal, il n'était incapable ni de comprendre ni d'apprendre. Il n'était pas indiscipliné, mais doux et tranquille. Il n'était pas émotif ni timide.

A dix-huit ans il a eu une pleurésie et une hémoptysie.

A vingt ans, il a été réformé pour phtisie.

Il avait appris le métier de tailleur et travaillait sous la direction de son père. Mais il ne fut jamais un très bon ouvrier.

L'alcoolisme n'est pour rien dans sa psychose. Il ne lui arrivait que très rarement d'absorber des boissons alcooliques, il les supportait mal et les redoutait. « Quand il avait bu un petit verre de rhum, a déclaré son frère Georges, il devenait exubérant et se figurait être empoisonné. Un jour, à vingt-cinq ans, il alla chez sa fiancée, n'osa pas refuser un verre de liqueur, et, en rentrant chez lui, il dit qu'elle a voulu l'empoisonner. Il cessa de boire même du vin, disant que c'était du poison. »

Il mangeait gloutonnement et abusait du tabac. Il ne commit jamais d'excès sexuels.

Il était d'un caractère indifférent et ne s'est jamais fait d'amis.

Premier degré d'affaiblissement intellectuel sans phénomènes paradémentiels. — Vers l'âge de vingt-cinq ans, la manière d'être de Maurice se modifia. Georges, qui donne ces renseignements, a remarqué en 1897 qu'il n'était plus le même, qu'il ne faisait plus convenablement son ouvrage. La famille en vint à le considérer comme malade, et pour cette raison chercha à le dissuader du mariage. Il s'est marié à vingt-sept ans, en 1899. Georges déclare que son état s'est aggravé tout de suite après le mariage.

La femme de Maurice est d'un avis différent. Elle connaît Maurice depuis 1898. Elle ne l'a vu changer qu'en 1903, époque où il perdit sa mère. Jusqu'alors, peut-être était-il devenu plus médiocre travailleur : mais elle n'a remarqué, en famille, aucun trouble intellectuel ni affectif.

B. — Premier degré d'affaiblissement intellectuel démentiel avec phénomènes paradémentiels.

Obs. XIV. — Théodore M., né le 27 février 1868, frère du précédent, est actuellement atteint d'un affaiblissement intellectuel du deuxième degré sans phénomènes paradémentiels. Mais auparavant il a présenté pendant trois ans un affaiblissement du premier degré avec légers phénomènes paradémentiels.

Antécédents héréditaires. — Voir l'observation précédente.

Antécédents personnels. — Il a été un élève beaucoup plus intelligent que Maurice. Il parle trois langues, le français, l'anglais et l'allemand. A sept ans, il a eu une otite moyenne. A huit ans, la typhoïde. Depuis lors, son caractère est bizarre; il fait de temps en temps des réflexions saugrenues. Il fut toujours, comme Maurice, doux, solitaire, sans amis. Il n'a, pas plus que Maurice, pu devenir un bon ouvrier; lui aussi fut employé par le père comme médiocre ouvrier tailleur. Il buvait quelque peu, mais sans commettre de grand excès. Il a deux filles, bien portantes.

Affaiblissement intellectuel du premier degré. — En 1900, déclare son père, son travail devint très irrégulier, plus lent, plus mal fait, sans pourtant qu'aucun autre symptôme vînt donner l'éveil. Cette situation a duré deux ans.

Phénomènes paradémentiels. — A partir de 1901, il se met à faire des fugues. Le 14 avril 1902, étant à Bois-Colombes, il écrit à son père la lettre suivante :

« Cher Père. J'ai eu des informations par un Docteur de Bois-Colombes, Monsieur le Docteur Roll que tu dois te lavées les pieds et que tu dois les laissées une heure dans le bains; et tu garderas cette eau jusqu'à ce que le Docteur Roll viendra pour visité cette eau que tu t'est lavé les pieds. Fils. Théo, de la part de Docteur Roll. tourné. [et, au verso :] lave tes pieds avant dinné et garde surtout cette eau. »

Il a des hallucinations de l'ouïe : il parle seul, il colle son oreille aux becs de gaz et se croit au téléphone. Il a des hallucinations de la sensibilité générale : il croit qu'à distance on l'électrise. Il commet des actions délirantes : son père lui donne un jour 20 francs; il les dépose dans la boîte aux lettres d'un médecin qu'il ne connaît pas, afin, dit-il, d'être électrisé. Il croit que des personnages mystérieux le persécutent; un jour, il croit les avoir vus dans sa chambre. Il a une fois ordonné à sa fille aînée, âgée de douze ans, de prendre un couteau et de frapper sa sœur.

IIe DEGRÉ

Désintégration presque totale de l'activité laborieuse, quel que soit l'état des deux autres activités.

Aucun des modes de l'activité n'est entièrement aboli : il subsiste même quelques rudiments du travail professionnel; mais profonde est la dégradation des capacités laborieuses. L'attention de longue haleine est gravement tarée. Le sujet est notoirement un malade, incapable de continuer, même moins bien, son emploi passé. Pourtant, il reste encore capable, et c'est là la principale caractéristique du deuxième degré, de quelque humble travail professionnel, d'espèce très inférieure. Les défectuosités de l'allure et celles de la production sont, dans l'accomplissement de ce travail, poussées à l'extrême. Lenteur extrême de la mise en train ; pertes de la direction; insuffisance grave de la frénation (« vertige du travail infime »); initiative nulle, niveau le plus bas; productivité minime : voilà les troubles profonds de cette activité laborieuse résiduelle. Si l'ancien métier ne comporte pas d'emploi assez modeste, le malade est obligé de le quitter, et de se laisser conduire à un autre, qui admette une contribution de la plus enfantine facilité, qui laisse une place pour un quasi-inutile.

A. — Deuxième degré d'affaiblissement intellectuel démentiel sans phénomènes paradémentiels.

Obs. XIII. (*Suite*). — En novembre 1903, la mère de Maurice M. meurt : il assiste à l'agonie, il éprouve, dit sa femme, une violente émotion. Dès ce moment, son caractère n'est plus le même; il est oublieux, absent, jusqu'à commettre des omissions bizarres. Néanmoins il continue à travailler. Mais ses erreurs deviennent fréquentes et graves : il se trompe sur les mesures, il coupe les étoffes trop large ou trop étroit. « Il fallait, dit sa femme, le brusquer pour obtenir de lui quelque chose. »

Cette situation dure jusqu'en novembre 1904, époque où une nouvelle secousse émotionnelle va, comme nous le verrons ci-dessous, le faire descendre encore d'un degré.

OBS. XIV (*Suite*). — Interné à Sainte-Anne en avril 1903, Théodore M. a pendant trois ans continué à avoir des hallucinations et des idées délirantes, et cessé de travailler.

En janvier 1906, ces perturbations paradémentielles n'existent plus. Il déclare qu'il se porte mieux, il désire sa sortie, il demande spontanément à travailler à l'atelier des tailleurs. Il y va assidûment depuis lors. Son pécule est de 30 centimes par jour.

Malgré son indifférence émotionnelle, son absence d'initiative, sa désorientation partielle, il est utilisable à la rigueur. Tranquille et docile, il est assis à la turque, le visage atone, et pas une minute il ne cesse de tirer lentement l'aiguille. Le surveillant, chef de l'atelier des tailleurs, M. Fournier, déclare : « Ce qu'il fait en un jour, un normal le ferait en deux heures, et mieux fait. »

30 mai 1910. — Théodore M. se prête avec flegme à quelques épreuves. Il donne d'abord 60 réactions d'attention conjuguée; puis il reconnaît des odeurs; puis il fait des points aussi rapides que possible sur un papier; puis il donne 21 réactions de « dénominations »; puis il énumère de mémoire les sept objets qu'il vient de voir chacun trois fois. L'ensemble de ces petits travaux a duré une demi-heure, avec les interruptions. Théodore M. n'est pas fatigué, car il ne s'est pas beaucoup dépensé; au contraire, le voici à son maximum d'entrain, si l'on peut employer ce mot pour un tel apathique; il donne en ce moment son optimum. Voyons combien il va pouvoir faire d'évocations mentales sur un thème facile.

D. — « Dites le plus vite possible tous les objets rouges que vous connaissez.

R. — (Pendant la première minute :) Sang (6"). Vin (20"). Drapeau anglais (30"). Tout ce qui est rouge? (50"). Carotte. (Pendant la deuxième minute :) Carotte. Carotte. Carotte. C'est tout. (Pendant la troisième minute :) C'est à peu près tout. »

Son indifférence affective est extrême :

16 juin 1910. — D. Qu'est-ce que vous faites, depuis que vous êtes ici?

R. — Je fais que coudre.

D. — Est-ce qu'on vient vous voir?

R. — Oh, très souvent. Assez souvent.

D. — Qui vient vous voir?

R. — Mes parents. Mes parents et mes enfants.

D. — Il n'est rien arrivé dans votre famille depuis que vous êtes ici?

R. — Oh, non. Il est arrivé un deuil.
D. — Quel?
R. — Le deuil de ma mère.
D. — Vous trouvez que ce n'est pas un événement?
R. — Pas autre chose, il est arrivé.
D. — Vous avez pleuré?
R. — Oh non. Je l'ai su que plus tard. Je l'ai su très tard.
D. — Combien de temps après?
R. — A peu près un mois. Trois mois, je crois; trois mois après.
D. — Vous n'avez pas pleuré, quand on vous l'a dit?
R. — Oh non, je n'ai pas pleuré. Je regrette, mais j'ai pas pleuré.
D. — De quoi est-elle morte, votre mère?
R. — Je ne saurais pour dire. Je ne sais pas. On m'a dit un abcès. Un abcès dans le poumon. Elle est morte d'un abcès dans le poumon.
D. — Ça ne vous a pas fait un très grand chagrin.
R. — Non, oh non. C'est regrettable pour mes enfants.
D. — Quoi?
R. — Qu'elle est morte, qu'elle n'est plus du monde.
D. — Mais vous, cela ne vous a pas fait beaucoup de peine.
R. — Non.
D. — Vous ne l'aimiez pas beaucoup.
R. — Si, ah si, je l'aimais assez. »

B. — Deuxième degré d'affaiblissement intellectuel démentiel avec phénomènes paradémentiels.

Obs. XXI[1]. — Jeanne M. est restée douze ans dans un mutisme qui fut absolu pendant environ quatre ans. Son immobilité et son automatisme, l'absence de toute réaction, même physionomique, à tout ce que l'on pouvait lui dire ou lui faire, la rareté et la faiblesse de ses mouvements de retrait pour des piqûres passablement intenses, tout cela pouvait faire croire à une stupeur allant jusqu'aux derniers confins de l'affaiblissement intellectuel. Or aujourd'hui elle travaille assez bien, elle parle assez raisonnablement, elle fait preuve d'un affaiblissement intellectuel certain, mais non point extrême. Quelles que soient les lacunes, les erreurs, et sans doute les interprétations rétrospectives dans le récit qu'elle fait de ses années silencieuses,

1. Voir ci-dessus, p. 155, la première partie de cette observation.

il est évident qu'elle en a gardé maint souvenir, qu'elle a perçu et compris des choses qu'elle ne paraissait pas percevoir et comprendre, que dans son inertie il y avait certes de l'impuissance, d'ailleurs transitoire puisqu'elle a cessé, mais aussi du non-vouloir, un parti-pris, ainsi que maint indice le fit, sur le moment même, soupçonner. Elle n'avait rien à dire, elle avait des motifs pour ne rien dire : tel est le résumé, parfaitement acceptable, de ses explications, dont le détail est moins sûr.

10 juillet 1910. — Sa tenue est propre et soignée; elle porte une robe de toile grise, épinglée d'une petite broche; ses cheveux sont nattés et bien lissés. Sa physionomie est inerte. Parfois, elle fait entendre un petit rire sans signification : « C'est maladif », dit-elle quand on l'interroge sur ce point. Son ton est calme, comme enjoué.

Avant tout interrogatoire, mesurons une série de vingt réactions d'attention.

Mesures d'attention conjuguée.

I3	E5	O2	U4	A3	O4	E1	U2	A4	E2	U1	I5	E3	O5	I1	A5	O2	E3	U2	A4
1",2	4	0,8	1,4	2	4,2	2,2	1,2	5	4,5	2,5	1,4	2,5	2,5	4,5	2	1,2	4,5	3	1,5

Moyenne 2",6.

Jeanne M., 2 juillet 1910.

Travail. — D. — « Travaillez-vous?

R. — Toute la journée. Je repasse du linge tous les après-midi; je fais de la dentelle à celles qui m'en donnent à faire. J'ai fait beaucoup de dentelle, depuis que je suis ici. Je leur suis utile[1] : c'est pour ça qu'ils ne me laissent pas sortir; mais je peux très bien sortir, comme n'importe qui. Il y en a qui sortent, du reste.

Occupations d'agrément. — D. — Aimez-vous lire?

R. — Non, monsieur. Très peu souvent. Si je lis, ce sont des journaux passagers, des petites histoires comme ça. Je n'aime pas les livres de la maison[2].

D. — En avez-vous lu?

R. — Non, je n'aime pas ces histoires, c'est vieux comme le temps. Cela me ferait plus de mal que de bien. J'ai déjà la tête malade, je n'ai pas besoin de ça. J'ai essayé : ça me déplait horriblement. J'aime mieux travailler.

Conversations. — D. — Causez-vous?

1. Tout ce qui précède est exact.
2. Son horreur pour Sainte-Anne fut pour beaucoup dans son négativisme.

R. — Un petit peu, pas beaucoup.

Sentiments affectifs. — D. — Quelle est votre préférée, parmi les personnes avec qui vous vivez?

R. — Oh, il n'y en a pas. Pas de préférence. Tantôt l'une, tantôt l'autre. On est toujours en mauvaise intelligence.

D. — Votre mère vient vous voir?

R. — Oui.

D. — Désirez-vous sa visite?

R. — Pas plus que ça.

Plaintes sur sa santé. — D. — Vous avez dit : On est en mauvaise intelligence.

R. — Oui, avec soi-même premièrement.

D. — Comment cela?

R. — Parce que j'ai la tête malade, c'est bien simple. De plus en plus. J'ai eu beaucoup de migraines, et c'est ce qui m'a détraqué le cerveau.

D. — Avez-vous encore ces migraines?

R. — Oui, monsieur. Moins fréquentes, depuis quelque temps. C'est le métier de repasseuse, aussi, qui fait ça. Et avant de repasser, d'ailleurs, c'était pareil. Je n'en ai jamais eu d'aussi fortes qu'ici, je n'ai jamais été si malade que dans cette maison.

Niveau passé. — D. — Avez-vous fait, enfant, de bonnes études?

R. — J'ai eu le certificat d'études, et puis c'est tout. Et encore, avec beaucoup de peine. A quinze ans. J'étais en retard. Pour tout, j'étais en retard.

D. — Quelle a été plus tard votre profession?

R. — J'étais manchiste dans une grande maison de couture, place de la Bourse.

D. — Vous étiez bonne ouvrière?

R. — Oui : on m'a gardé sept ans. J'avais une ouvrière, c'est moi qui dirigeait toutes les manches de la maison. C'était trop d'ouvrage!

D. — Quelle était la durée du travail chaque jour?

R. — Dix heures par jour, plus les veillées forcées.

D. — Vous laissait-on arranger l'ouvrage à votre guise?

R. — On me disait ce qu'on voulait, ou encore on me donnait le modèle. J'exécutais, et montrais à la Première, qui disait si c'était bien, ou à refaire. Comme travail, j'aime mieux être ici que là où j'étais. C'était trop de combinaisons, très difficile, très difficile!

D. — Étiez-vous gaie?

R. — Par instants. On n'avait guère le temps d'être gaies.

Quand la Première était partie, on chantait toutes ensemble. Si on avait le temps.

D. — Lisiez-vous, alors?

R. — Jamais. Je n'avais pas le temps. Je déteste la lecture. »

Identité. Orientation. — Elle répond très exactement à toutes les questions sur son identité et sur l'orientation.

Un souvenir appartenant à la période d'apparente stupeur. — D. — Quand m'avez-vous vu la dernière fois?

R. — Dans l'entrée, il y a un mois.

D. — Et la première fois?

R. — Il y a bien au moins cinq, six ans (en réalité, huit ans, en 1902, mais elle parle d'une rencontre plus récente). Les années passent vite. Vous n'aviez pas de barbe. Vous m'aviez fait appeler dans le petit pavillon neuf pour la photographie; vous étiez plusieurs (tout cela est exact).

D. — Comment est-ce que je m'appelle?

R. — Je ne sais pas.

D. — C'était l'époque où vous ne parliez pas.

R. — Oui.

D. — Qu'a-t-on fait?

R. — On a voulu me photographier. Il y avait une grande toile. Je ne voulais pas être photographiée. Vous m'avez tenue. Seulement, vous avez été obligé de renoncer, parce qu'il manquait quelque chose pour l'appareil (tout cela est exact).

Souvenir des premiers troubles mentaux. — D. — En 1890, lors de votre première venue ici, vous disiez que vous étiez coupable.

R. — C'est une maladie que j'avais comme ça, une obsession. Je disais cela parce qu'on me le faisait dire. On m'obligeait à parler.

D. — Si c'était une maladie, on ne vous obligeait pas!

R. — Si, si, on m'obligeait, les médecins m'obligeaient à répondre. C'était un cauchemar. Je ne dormais plus.

D. — Vous rappelez-vous ce cauchemar?

R. — Je me le rappelle très bien, mais c'est difficile à expliquer. Je me sentais coupable, mais je n'avais rien fait de mal. C'était une maladie noire. On peut se sentir coupable sans avoir rien fait. C'est une maladie que l'on vous donne, que l'on vous impose comme ça. Je l'ai toujours, la maladie noire. Cela m'arrive encore maintenant : mais aujourd'hui je sais bien que je n'ai rien fait.

D. — Vous sentez alors une angoisse à la poitrine?

R. — Non, là, à la tête (elle touche son front) : des migraines là, qui tournent à la maladie noire.

D. — Vous n'avez jamais la maladie noire sans migraine?

R. — Si, monsieur, je l'ai maintenant sans tant de migraines. Alors je sens seulement comme un poids dans la tête, et je vois tout en noir. On a la tête démolie. Je ne sais pas d'où ça vient.

D. — Vous avez cherché à vous donner un coup de couteau, en 1899.

R. — Ah, ça, c'est une autre histoire. On m'avait ensorcelée. Et puis, vous ne savez pas tout, j'ai voulu sauter par la fenêtre. J'étais à moitié endormie. Toute la maison était ensorcelée, tout le monde était malade. On venait de me faire prendre du sirop pour me faire dormir. Et tout d'un coup je me suis levée, j'ai voulu sauter par la fenêtre. On m'a arrêtée. Je ne savais pas ce que je faisais.

D. — Il vous semblait, dans le délire, que la maison était ensorcelée.

R. — Non, il se passait quelque chose de drôle, qui n'était pas ordinaire.

D. — Quoi?

R. — Eh bien, je ne sais pas, je n'y comprends rien. Et puis, ici, c'est la même chose. Chacun est ensorcelé.

D. — Moi, je suis ensorcelé?

R. — Oui, tout est sorcier, tout ce qui se passe, tout ce que l'on fait, tout ce que l'on dit. (Elle chantonne, comme une personne qui ne s'en laisse pas imposer). Vous l'êtes, pour ce que vous faites. Moi, je crois que plus l'on parle, plus l'on est malade.

D. — C'est pour cela que vous vous êtes tue pendant tant d'années?

R. — Non. C'était une maladie que j'avais. Je n'avais rien à dire.

Souvenirs d'enfance et d'adolescence. — Elle donne des détails très précis, et dont nous avons contrôlé l'exactitude, sur son enfance, qui se passa en province, sur les occupations qu'avait alors son père, sur son frère et la carrière militaire de ce polytechnicien, sur sa sœur et sur son beau-frère.

6 juillet 1910. — Elle commet quelque erreur sur la durée de son séjour dans sa famille entre ses deux internements. Elle raconte exactement le séjour qu'ils firent alors à la campagne, son retour à l'atelier, son second internement.

7 juillet 1910. — Elle a connaissance de quelques événements survenus depuis lors. Elle sait qu'un aéroplane sert à voyager dans les airs, et qu'il y a eu, l'hiver dernier, des inondations à Paris. Elle se prête peu docilement aux épreuves expérimentales, mais assez cependant pour montrer sa capacité d'évoquer des images mentales visuelles, auditives, tactiles, olfactives.

Ses réactions de dénomination sont lentes :

3″ — 2,5 — 1 — 0,8 — 2 — 2,8.

Voici une nouvelle série de réactions d'attention prises au milieu d'une séance, et ses réponses au test d'association des idées.

Mesures d'attention conjuguée.

I3	E5	O2	U4	A3	O4	E1	U2	A4	E2	U1	I5	E3	O5	I1	A5	O2	E3	U2	A4
1″,5	1,5	1,2	1,5	2,5	1,2	2	1,2	2,8	2	2	2,5	2,8	1,5	3	2	2,5	2,2	3,2	3

Moyenne : 2″,1.

Jeanne M., 7 juillet 1910.

MOTS SIGNAUX	TEMPS	RÉPONSES	QUALITÉ
Vanille . . .	4″	« gousse	visualisation
Route	1,5	chemin	synonymie.
Peur.	4	rassurez-vous	contraste.
Craquement .	30	broyer	analogie.
Honneur. . .	2	déshonneur	contraste.
Fusil	1,8	pistolet	analogie.
Dieu.	5	l'univers	liaison rationnelle.
Partir	1	rester	contraste.
Bouteille. . .	2	flacon	synonymie.
Semaine. . .	6	jour	liaison rationnelle.
Kilomètre . .	3	à l'heure, kilomètre à l'heure	liaison rationnelle.
Chercher . .	5	vous trouverez	liaison rationnelle.
Orage	3	tonnerre	liaison rationnelle.
Souvenir. . .	25	médaille	liaison rationnelle.
Planche . . .	8	morceau de bois	visualisation.
Pourquoi? . .	1,8	parce que	liaison rationnelle.
Lourd	5	pesant	synonymie.
Diable. . . .	4	démon	synonymie.
Homme . . .	3	femme	contraste.
Bateau. . . .	2	vaisseau	synonymie.
Casser. . . .	2	briser, tous les carreaux (elle rit)	liaison rationnelle.
Triste	2,5	et morose	synonymie.
Cambrioleur.	1,8	voleur	synonymie.
Perdre. . . .	1,8	retrouver	contraste.
Folie	2,5	la raison »	contraste.

Quantité d'évocation. — Une montre étant posée sur la table, Jeanne M. consent à écrire le plus possible de mots suggérés : « Montre. Platine. Marche seule (1′). L'heure tourne (2′). Et puis on reste là. L'heure va plus vite que nous. Les années passent vite. Et nous restons toujours là (3′). L'heure fuit (4′). L'heure passe. Et l'heure vole (5′). »

Imagination. — « D. — Aimez-vous faire des châteaux en Espagne?

R. — Non, je pense à mon ouvrage.

D. — En travaillant, votre imagination ne trotte pas?

R. — J'étais toute à ce que je faisais, et je le suis de plus en plus. Ou alors, je fredonne un peu. Quelquefois, on s'égaie mieux à deux que seule. J'avais une amie à l'atelier, Henriette.

D. — Vous l'aimiez bien?

R. — Oh, pas plus qu'une autre. Nous n'étions pas toujours d'accord.

D. — Imaginez un voyage, voulez-vous?

R. — Je n'ai jamais voyagé de moi-même. Ce sont mes parents qui mettaient tout en train.

D. — Supposez-vous mariée. Où aimeriez-vous faire votre voyage de noces?

R. — Oh! je n'y pense pas du tout. J'aime mieux faire un voyage en famille, à la campagne.

D. — Qu'est-ce que vous y feriez?

R. — On irait se promener dans les bois.

D. — Vous aimez les bois?

R. — Un petit peu, pas plus que ça.

D. — Et après?

R. — On irait dans les champs, en restant sur la route. (Elle fait un vers, mais qu'il est prosaïque!) C'est ce qu'on faisait. Nous allions, avec mon père, mon beau-frère, passer la journée dans les bois, ou dans une ferme; on emportait le déjeûner.

D. — On riait?

R. — Non, pas plus que ça. On cueillait des fleurs.

D. — Où?

R. — A Rueil, dans la forêt de Saint-Germain. Il y avait une fête, tous les ans, nous y allions. Et aussi dans une autre campagne, où mon père travaillait, à Triel. Il avait loué une chambre, et puis alors, on y faisait la cuisine.

Définitions de mots par l'usage : D. — A quoi sert...?

MOTS PROPOSÉS	RÉPONSES
Maison	« Pour rester dedans.
Mouchoir . . .	Rien du tout.
Omnibus . . .	Je vais toujours à pied.
Casserole . . .	A rien. A tout casser. A vous casser les dents, dedans.
Église	A démolir.
Lit	A rien du tout, puisque l'on doit se passer de tout.
Fleur	A vous égayer.
Parapluie . . .	A rien. Je ne m'en sers jamais.

MOTS PROPOSÉS	RÉPONSES
Jardin	A se promener.
Manteau . . .	Oh! à rien! Là, là, là. Pas à grand'chose. Ici, on ne connaît plus çà! D. — Mais quand on en a un? R. — Ben, on ne le met pas.
Bicyclette. . .	A voyager.
Pâtissier . . .	Oh, ça, c'est meilleur. J'aime mieux le pâtissier que la bicyclette.
Boue.	A bouillir.
Dentelle . . .	Oh, à ... à pas grand'chose. A me distraire pour la faire.
Violon	A égayer.
Yeux.	A rien du tout!
Oreilles. . . .	On ne sait pas ce que l'on entend.
Fourchette . .	Eh, ... je n'en sais rien. A se casser les dents.
Mer	A saler la soupe.
Nuages. . . .	A voyager. D. — Pourquoi? R. — Parce que, sans nuages, on ne pourrait pas voyager ».

Calcul mental.

QUESTIONS	RÉPONSES	QUESTIONS	RÉPONSES
9 × 6	60 — 9	Si l'on partage 30 f. en trois parts égales, de combien est chaque part?	10
60 — 9	51		
5 × 9	5 × 10 = 50; 50 — 9 = 41	Sur une somme de 30 f., on donne 10 f. à Pierre, 15 f. à Paul. Combien reste-t-il?.	5
5 × 9	45		
6 × 9	55	A une somme de 30 f., on ajoute un jour 10 f.; le lendemain, on en retire 15. Combien reste-t-il?	25
2 × 4	8		
3 × 4	12		
4 + 3 — 5	2		
5 + 7 — 9	3	Comment partager une somme de 35 francs entre 3 personnes, de manière que la seconde reçoive deux fois plus que la première, et la troisième deux fois plus que la seconde?	Elle ne parvient pas à le résoudre.

D. — Comment peut-on s'y prendre pour résoudre le dernier problème?

R. — On peut commencer par faire trois parts égales.

D. — Non. Mais celui qui reçoit le moins reçoit une part; l'autre deux parts; le troisième quatre parts; cela fait en tout sept parts. Donc il ne faut pas diviser 35 en trois, mais en sept. Le septième de 35 est 5, les parts sont : 5, 10, 20.

R. — La solution est trouvée, mais je ne vois pas le moyen de la trouver.

D. — Je viens de vous l'expliquer. Pourquoi ai-je partagé 35 en 7?

R. — Par un truc. »

Il suffit : observation, interrogatoire, expérimentation concordent. Jeanne M. est atteinte d'un affaiblissement intellectuel notable, mais beaucoup moins marqué qu'on n'a longtemps été tenté de le croire. Les démences précoces les plus notoires, aux phénomènes paradémentiels les plus intenses et simulant un affaiblissement intellectuel extrême ne comportent souvent qu'un affaiblissement intellectuel vrai assez peu prononcé.

IIIe DEGRÉ

Désintégration totale de l'activité laborieuse, et désintégration partielle de l'activité verbale objective, quel que soit l'état de l'idéation subjective.

Absence de tout travail continu utile, même inférieur. Parfois existence d'une occupation habituelle inutile, puérile, stéréotypée. Raideur de l'attention. L'adaptation intellectuelle momentanée, dans la conversation, est insuffisante. Commande, dépense, qualité, quantité se montrent défectueuses, même dans cette forme relativement facile d'activité, l'*activité verbale objective.* Nous entendons par cette expression la parole soutenue par l'assistance d'un interlocuteur expert à jouer le rôle de guide, et portant sur des questions communes. L'activité momentanée provoquée, dans ce mode particulier de conversation qu'est un interrogatoire, est notablement insuffisante. Elle est inerte, elle manque de souplesse, elle est pesante et raide. Alors que le sujet n'est pas dur d'oreille, alors que ce qu'on lui dit est tout à fait accessible, on est assez souvent obligé, pour se faire comprendre, de répéter jusqu'à deux ou trois fois. Tandis que depuis un instant, et bien évidemment pour tous les assistants normaux, la conversation, dans laquelle il est directement en cause et pris à partie, est passée d'une première idée à une seconde, parfois le dément continue mal à propos la première, il faut l'interpeller et l'avertir pour l'amener à la question nouvelle (*viscosité mentale*).

Quant à l'activité subjective, c'est-à-dire à l'idéation personnelle, elle est beaucoup moins significative. Le malade en exhibe quelque chose dans ses propos libres, alors qu'on le laisse parler à sa guise, au lieu de lui proposer des questions objectives. Les discours subjectifs (délirants ou non) sont plus ou moins familiers et prêts d'avance. Aussi peuvent-ils conserver une cohérence, une qualité, une tenue que n'a déjà plus l'activité verbale objective. L'examen du travail d'un aliéné et de ses réponses aux questions communes sur lesquelles il ne délire pas, permet de déceler la démence et de discerner des degrés, avant même cette apparition, signalée par Ball et Chambard, des stigmates démentiels au sein du délire.

A. — Troisième degré d'affaiblissement intellectuel démentiel sans phénomènes paradémentiels.

OBS. XIII (*Suite et fin*). — Maurice M. est depuis un an descendu au second degré d'affaiblissement intellectuel. Il travaille encore, mais déplorablement. Un nouveau surmenage mental, de nature émotionnelle, va lui faire subir encore une chute, et l'amener au troisième degré.

En novembre 1904, sa femme a un accouchement difficile. Il en est bouleversé et sort de cette crise diminué mentalement. Il abandonne dès lors tout travail, et sa femme loue à Asnières un logement où il demeure inerte pendant que, pour gagner leur vie, elle va faire des ménages. De temps en temps Maurice M. sort, sans dire où il va; il s'assied sur un banc, dans la rue, il y reste immobile indéfiniment, et ne rentre que chassé par la nuit.

Il a eu à cette époque quelques troubles mentaux légers et fugitifs : des cauchemars en dormant; quelques idées de persécution contre sa femme qui voulait, disait-il parfois, l'empoisonner; de violentes colères, au cours desquelles il criait, cassait, mais ne frappait pas. Il cessa complètement de sortir. Il restait tout le jour sans bouger. Il ne lisait jamais. Il ne s'intéressait à rien, pas même à sa fillette, âgée de quelques mois. Le bruit qu'il faisait de temps en temps occasionna des plaintes. On l'interna en septembre 1905.

Depuis lors, il passe ses journées assis sur un banc de la cour, sans rien faire et sans penser. Les visites de sa femme, les interrogatoires médicaux ne le tirent qu'à demi de ce néant où il retombe aussitôt. Il n'a plus de colères, il n'a pas de négativisme, les quelques propos hypocondriaques qu'il a tenus et les quelques allusions à la métempsychose qu'il a faites étaient sans aucune consistance. Il n'est pas confus, mais vague : s'il est mal orienté, ce n'est pas comme un égaré qui se cherche, c'est simplement par indifférence, inattention, absence d'effort.

25 mai 1910. — Amené par un gardien, il entre d'un pas traînant; son visage est complètement atone. Ses réponses se font attendre. Sa voix est sourde et lente.

D. — « Votre nom?

R. — M., Maurice.

D. — Votre âge?

R. — Je dois avoir trente-cinq ans (il en a trente-huit). Je ne puis préciser (formule bien caractéristique de son état intellectuel), car je ne sais pas moi-même à quelle date nous sommes. Vous comprenez, je ne lis pas les journaux au jour le jour (il n'en lit jamais); alors, je ne suis pas renseigné des dates fixes.

D. — La date et le lieu de votre naissance?

R. — 12 septembre 1876 (inexact : il est né le 12 sept. 1872 à Paris).

D. — Marié?

R. — Oui.

D. — Avez-vous des enfants?

R. — Non (il a une fille).

D. — Profession?

R. — Tailleur.

D. — Dernier domicile?

R. — Rue... attendez donc. Voyons, rue Daunou. Rue Daunou, habitant chez ses parents. (Il ne parle pas de son dernier domicile, rue Chevreul, à Asnières).

D. — Où avez-vous couché cette nuit?

R. — Oui.

D. — Voyons, où avez-vous couché cette nuit?

R. — Oh, c'est en haut, dans une grande salle, mais je ne sais pas, n'est-ce pas, s'il s'agit d'un petit mouvement pour aller au diable vert? (il éclate de rire mornement).

D. — Qu'est-ce que je vous demande?

R. — Où j'ai passé la nuit.

D. — Et vous répondez?

R. — En haut, dans une grande salle. Il y a trois étages en pierre à monter. Maintenant, où la maison porte, je ne sais. Où le regard peut aller, où les lumières, cela ne rentre plus dans la combinaison.

D. — Qu'avez-vous mangé tout à l'heure au déjeûner (il est 3 h. de l'après-midi)?

R. — Je ne sais pas. Je ne peux pas me rappeler. Je cherche bien. Mais je me dis enfin, nom d'un chien, j'ai bien déjeûné quelque chose, voyons. Je ne peux pas me rappeler. Était-ce de la viande? Je ne sais.

D. — Quel est le jour de la semaine, aujourd'hui?

R. — Je ne sais pas non plus! Je ne sais rien du tout. Je ne peux pas me rappeler d'aucune date, qu'est-ce que vous voulez? Je n'ai pas de mémoire. Ça revient, par moments. Mais, s'il fallait la conserver tout le temps, ma foi!...

Raisonnement. — D. — Tâchez de trouver au moins le mois.

R. — (Il cherche un calendrier aux murs, puis un journal dans sa poche). Ah, je ne sais pas. Je ne sais pas en quel mois nous sommes (il trouve un vieux morceau de *Mon Dimanche*, journal d'enfants, portant la date du 15 mai 1910). Je ne peux pas me renseigner. Il y a plusieurs jours que je l'ai, ça, déjà.

D. — Combien?

R. — Environ deux jours.

D. — En quel mois sommes-nous?

R. — Mois de mai? (il regarde son journal). Je ne pense pas qu'il soit écoulé déjà ; mois de mai 1910... 1912, 1912!

D. — 1910, ou 1912?

R. — Je pense que c'est 1912... Car voilà 1910, n'est-ce pas? (il touche du doigt la date 1910) et voilà environ deux jours que je l'ai (il additionne les jours et les années).

D. — Voyez cette date.

R. — 15 mai 1910.

D. — Combien y a-t-il de temps que vous avez ce papier?

R. — Environ deux jours.

D. — Alors, quelle est aujourd'hui la date?

R. — C'était le 15, il y a deux jours. Alors, c'est aujourd'hui le 13. 13 mai 1910 (il soustrait au lieu d'additionner).

D. — Si c'était le 15 il y a deux jours, quelle est aujourd'hui la date?

R. — (Il réfléchit). Ah! le 17. Ce serait alors le 17.

D. — Non. En réalité, c'est le 25.

R. — Aujourd'hui? 25 mai?

Orientation dans l'espace. — Elle est bonne, mais on a grand peine à arracher les réponses :

D. — « Quelle est cette maison, ici?

R. — Ici?

D. — Oui.

R. — (Il regarde les murs). Je ne sais pas, monsieur. Je ne sais pas.

D. — Qu'est-ce que je vous demande?

R. — Vous me demandez quelle est cette maison, si c'est toujours Sainte-Anne.

D. — Et qu'est-ce que c'est, Sainte-Anne?

R. — Sainte-Anne, un hôpital, un hospice, un asile clinique, un asile de vieillards; où il devrait y avoir, d'après moi, des personnages ne présentant pas de véritables figures humaines, mais qui n'en sont pas moins instruits, ni, ni convenants... pour ça... n'est-ce pas? (il rit d'un air morne).

Mémoire. — D. — Avez-vous des souvenirs de votre enfance?

R. — Oui, mais bien vaguement.

D. — Où avez-vous fait vos classes?

R. — En France (sa famille est à demi anglaise), très longuement.

D. — Dans quelle ville?

R. — Paris.

D. — Dans quelle école?

R. — A l'école communale, rue d'Argenteuil.

D. — Quel était le nom du directeur?

R. — Steff (il épelle).

D. — Jusqu'à quel âge?

R. — J'y ai fait huit ans de classes, jusqu'à quatorze ans et demi.

D. — Quel est le métier de votre père?

R. — Tailleur.

D. — Celui de votre mère?

R. — Ma mère était... Ma mère était... n'exerçait pas de métier, parce qu'elle avait... son mari, n'est-ce pas? Antérieurement, dans son jeune âge... se sont mariés ou unis... à cause de l'esprit qu'ils devaient avoir, n'est-ce pas?.. pour le reste, je ne sais pas si...

D. — Comment s'appelle le fer des tailleurs?

R. — C'est un carreau, ou fer à repasser.

D. — De quoi se servent les tailleurs pour marquer les mesures sur l'étoffe?

R. — Craie. »

Il énumère un certain nombre d'étoffes[1]. Il répète correctement des phrases de 1 à 19 syllabes. A partir de 20 syllabes, il fait des erreurs de mots, mais conserve le sens. C'est normal. Il s'efforce d'apprendre par cœur un petit texte, sans y parvenir. Ses réactions de dénomination sont lentes : 2",7 — 1,5 — 1,8. Après quelques erreurs, il réussit à exécuter trois commissions données simultanément.

Ses réactions d'attention conjuguée sont lentes : 2", 14.

Voici ses réactions d'association des idées.

MOTS SIGNAUX	TEMPS	RÉPONSES	QUALITÉ
Vanille . . .	6",5	« Bois	lien vague.
Route	4 ,4	tracé	liaison rationnelle.
Peur.	2 ,5	saisi	synonymie.
Craquement .	7	fendre, fendre	liaison rationnelle.
Honneur. . .	5	vaillant	liaison rationnelle.
Fusil	10	fusil, ou fusion?	assonance.
Fusil.		Fer	liaison rationnelle.
Dieu.	4 ,5	diable	contraste.
Partir. . . .	2 ,8	arriver	contraste.
Bouteille. . .	1 ,7	verre	liaison rationnelle.
Semaine. . .	7	semaine; 4" semence	assonance.
		semaine; calendrier	liaison rationnelle.
Kilomètre . .	7	kilomètre; 13" c'est une mesure	liaison rationnelle.
Chercher . .	4 ,8	perdre	contraste.
Orage. . . .	7	Orage; 5" vent	liaison rationnelle.
		5" doux; orage; calme	contraste.
Souvenir. . .	7	souvenir? 10" oubli	contraste.
Planche. . .	7	planche; bois	liaison rationnelle.
Pourquoi?. .	21	pourquoi? (il cherche; au bout de 120") : pourquoi?	0.
Lourd. . . .	12	léger	contraste.
Diable. . . .	3	Dieu	contraste.
Homme . . .	7	homme; 8" femme	contraste.
Bateau. . . .	3	bateau; 3" eau	liaison rationnelle.
Casser. . . .	7	cassé; 10" réaccordé	contraste.
Triste	3	gai	contraste.
Cambrioleur.	5	cambrioleur; 30" cambrioleur; 23" cambrioleur; 5" cambrioleur; 3" grimpade.	liaison rationnelle.
Perdre. . . .	7	perdre; 1" gagner.	contraste.
Folie	9	folie; folie; folie; qu'est-ce qui pourrait répondre à folie? 96" sainteté »	contraste.

1. Voir ci-dessus, p. 241.

Calculs mentaux.

QUESTIONS	RÉPONSES
9 × 6	54
9 × 2	18
8 × 6	48
Si l'on partage 30 francs en trois parts égales, de combien est chaque part?	10
Sur une somme de 30 francs, on ajoute un jour 10 francs; le lendemain, on en retire 15. Combien reste-t-il?	25
Comment partager une somme de 35 francs entre 3 personnes, de manière que la seconde reçoive 2 fois plus que la première, et la troisième 2 fois plus que la seconde?	(Il cherche, demande si les nombres sont en « fractures », dit « ça doit se faire ... voilà le hic », répète intelligemment les termes du problème, et n'aboutit pas.)

Je lui donne 35 jetons, sans répéter l'énoncé. Il les range en quatre lignes. Il fait une ligne de 11. Il fait deux autres lignes de 11. Restent 2 jetons. Il vérifie et dit : « 3 fois 11, 33. Et 2,35. Donc, le premier doit avoir le double du second... » Il n'aboutit pas.

Je lui explique la solution à l'aide de jetons.

D. — Expliquez.

R. — 5, plus 2 fois 5, plus le double du deuxième, 20; 5 + 10 + 20 = 35. (Il a compris).

B. — Troisième degré d'affaiblissement intellectuel démentiel avec phénomènes paradémentiels.

Obs. XXVIII. — Jean-Marie B., paranoïde théomane, ne travaille pas et n'a jamais été capable de travailler depuis dix ans qu'il est à la Clinique. Ce ne sont pas ses troubles paradémentiels qui le détournent du travail, c'est bien sa démence qui l'en rend incapable. Le voici calme, sa réticence tient maintenant en grande partie à ce que son délire est « refroidi »; il n'aime pas qu'on le ramène sur cette vieille histoire, elle ne lui a valu que des désagréments; il y croit toujours, mais il y pense rarement. Les phénomènes hallucinatoires et délirants surajoutés à la démence le laissent enfin tranquille : mais il ne peut être employé à aucun travail, parce qu'il n'a pas assez de suite dans les idées.

L'écrit que nous avons reproduit ci-dessus[1] a une certaine

1. Voir p. 122.

tenue : mais c'est un évangile rédigé autrefois, et gardé jalousement intact.

C'est dans la conversation qu'il faut rechercher s'il a des pertes, momentanées ou durables, spontanément réparées ou irréparables, de la direction mentale une fois adoptée ou consentie. Nous avons étudié sa persévération, d'une part alors qu'il parle librement et qu'il expose son idéation subjective; d'autre part, dans la parole objective, c'est-à-dire dans la conversation dirigée par nous et dans les épreuves de laboratoire.

Les manquements sont assez fréquents. Au cours d'une conversation un peu longue, l'élocution de Jean-Marie B. se ralentit, il répète à satiété une formule, ne sachant plus très bien où il en voulait venir. Souvent il s'engage sur une voie latérale, il se perd dans une digression.

IVe DEGRÉ

Désintégration totale de l'activité laborieuse et presque totale de l'activité verbale objective; désintégration partielle de l'idéation subjective.

Radicalement inapte au plus élémentaire travail, un dément parvenu à ce degré de déchéance intellectuelle continue parfois à s'adonner à une occupation oiseuse et misérable, stéréotypée, sans substrat intellectuel quelconque, passivement en proie au « vertige de l'amusement infime ». L'impossibilité est absolue de lui faire exécuter un acte qu'on lui propose, si facile soit-il, s'il doit durer quelques instants. L'insuffisance de l'attention momentanée provoquée est profonde. Notre test d'attention conjuguée n'est pas compris; celui des dénominations est praticable. Lenteur extrême des temps de réaction, fatigabilité excessive, erreurs très fréquentes, imprécision des actes d'adaptation mentale, telles sont les caractéristiques de ces réactions.

Aucune conversation digne de ce nom n'est possible, c'est-à-dire aucun échange d'idées quelconques ayant suite. Par bribes, on obtient pourtant encore, dans quelques moments favorables, des restes de souvenirs personnels anciens, des éléments inorganisés de compréhension présente. Dans ces tentatives peu fructueuses d'interrogatoire, on constate d'incessantes, durables, souvent définitives pertes de la direction. Quoique le sujet ne soit pas dur d'oreille, l'investigateur, armé de toute sa patience, est souvent obligé de répéter un grand nombre de fois la chose la plus simple. S'il ne se décourage pas trop tôt, s'il pousse la curiosité jusqu'à fournir cinq, six répétitions et plus, il finit en général, moyennant cette inlassable insistance, par être compris imparfaitement et fugitivement.

Ce malade est donc réduit à son idéation individuelle. Or elle est partiellement désintégrée. Sa parole libre, une fois mise en train, s'écoule lentement, mal endiguée. Elle charrie des lambeaux du passé, et parfois de petits ensembles assez bien conservés, épaves à la dérive. Rareté, pauvreté, imprécision, inadaptation au présent, stéréotypie, rabâchage, incohérence, tels sont les caractères de cette activité subjective résiduelle, que nous avons plus haut étudiée sous le nom de *perte des idées*[1].

OBS. VI. — Joachim R., quatre-vingt-huit ans, dément sénile[2].

9 mai 1910. — D. — « Quel est aujourd'hui le quantième?

R. — Ah! je n'en sais rien. Depuis que je suis ici, je n'ai plus à m'occuper qu'à boire et à manger. Je ne sais plus seulement quel jour que c'est, aujourd'hui. Je suis à toute extrémité, pensez : quatre-vingt-dix ans!)

D. — Vous savez bien au moins quelle est l'année? (question répétée 3 fois).

R. — Non. Je ne lis plus les journaux. Je ne fais plus rien. Je suis arrivé au dernier degré. Le médecin m'a dit : boire et manger, et prendre de l'exercice. C'est tout.

D. — Où êtes-vous né?

R. — A Nogent-le-Rotrou.

D. — Vous y êtes resté jusqu'à quel âge?

R. — Quand j'étais soldat, j'ai resté à la garde.

1. La distinction des cas *avec* et *sans* phénomènes paradémentiels n'est intéressante que pour les degrés précédents, à cause de la disproportion qui peut exister entre le *degré démentiel apparent* et le *degré démentiel vrai*. A partir du 4e degré, cette illusion cesse généralement d'être possible.

2. Voir plus haut, p. 138. Il est mort le 16 mai 1911, après trois ou quatre jours d'affaiblissement progressif, sans fièvre; il était somnolent et refusait les aliments; il n'y a pas eu d'autres symptômes terminaux. L'autopsie a été pratiquée par M. Laignel-Lavastine.

D. — A Nogent?

R. — Non. C'est des souvenirs lointains, ça, monsieur.

D. — Quand est-ce que vous avez quitté Nogent?

R. — Je l'ai quitté en 44, pour être soldat.

D. — Vous n'êtes plus retourné à Nogent?

R. — J'ai une de mes sœurs qui est décédée. Et puis, ma femme, qui est venue hier : elle est de mon âge, aussi.

D. — Vous avez fait la guerre?

R. — Non. La dernière guerre, c'était en 70.

D. — Vous l'avez faite?

R. — Non. Nous avons perdu Metz et Strasbourg, qui appartenaient à l'Allemagne.

D. — A la France?

R. — A la France, mais les Allemands les ont pris.

D. — Où est-ce que vous étiez, pendant la guerre?

R. — J'étais à l'administration des postes.

D. — Dans quelle ville étiez-vous, pendant la guerre?

R. — Ben, j'étais à Paris, je pense. Oh oui, j'étais à Paris. Les cours de longitude, c'est à l'Observatoire. Les Champs Élysées. Les Champs Élysées. Les Champs Élysées. Les Champs Élysées. La place de la Concorde. La littérature. Rue Soufflot. M. Burdeau. Il m'a serré la main rue Soufflot. Il repose au Panthéon. Les Archives, rue Rambuteau. C'était de ma jeunesse. Maintenant, je ne fais plus rien, que de boire et de manger, voilà tout. On va déjeûner dans un quart d'heure. Oui. Oui, les cours de longitude. Le Collège de France, pour la physique et la chimie. Et puis, c'est l'Académie, qui est le plus beau. Et puis, comme je vous ai dit, n'y a plus que pour la santé. Non. Je vas dejeûner dans vingt minutes. »

Je lui montre divers objets : encrier, porte-plume, papier, table, montre. Il les nomme.

D. — « Quelle heure est-il? (je lui présente la montre).

R. — Onze heures et quart (exact). Et à Biarritz, en ce moment, c'est l'été.

D. — Qu'est-ce qu'on appelle un triangle?

R. — Un triangle?

D. — Oui.

R. — Oh, c'est pour la marine. C'est comme le Collège de France. Le Collège de France, c'est pour la physique et la chimie. La Sorbonne, c'est joli. Et M. Burdeau est décédé en revenant de Russie. Il m'a salué rue de Vaugirard. M. Burdeau repose au Panthéon. Ah, M. Burdeau. Oui, oui, oui, il repose au Panthéon, M. Burdeau. »

19 mai 1910, quatre heures soir.

D. — « Comment est faite une rose?

R. — Une rose? ah non, la rose, elle vient dans les jardins, dans les palais. Les dames s'en servent.

D. — Comment c'est-il fait?

R. — Y en a des rouges et blanches.

D. — Dessinez une rose sur ce papier.

R. — (Il prend le crayon.) Mais il faudrait de l'encre.

D. — Non, c'est un crayon.

R. — Il n'y a pas d'encre (Il commence à écrire le mot : Rose).

D. — N'écrivez pas le mot, dessinez une rose.

R. — (Il écrit de nouveau le mot. Répétitions de la question : il écrit ainsi cinq fois le mot).

D. — Non, dessinez-en une.

R. — Je ne pourrai pas ».

Pendant que je rédige mes notes, il continue à parler de palais, de fleurs, et à répéter qu'il est arrivé au dernier degré.

D. — « Comment est faite une feuille d'arbre?

R. — Ah, les feuilles d'arbre, les voilà (il rit en regardant la fenêtre). Tristes, en ce moment-ci, pleines de neige... Ah, on va manger dans une demi-heure.

D. — Dessinez ici une tasse à café ».

Il entreprend indéfiniment, malgré mes instances, d'écrire le nom, au lieu de dessiner l'objet. Quand enfin, après une dizaine d'explications, il comprend ce que je lui demande, il répond :

R. — Je ne peux pas. La rose, c'est rouge. La tasse à café, c'est blanc. Et puis, c'est rond.

Association des idées

MOTS SIGNAUX	TEMPS	RÉPONSES
Vanille. . . .		0.
Vanille. . . .		« La lampe, c'est pour éclairer.
Vanille. . . .	14"	J'entends bien. (25") Bien, vanille, voilà.
Route	10	Route. (10") Route. (3") Route pour aller à la campagne. Je ne connais que le nom des routes, puis voilà.
Peur	7	Peur. (5") C'est du monde qui a peur. C'est les accidents qui arrivent. N'importe quoi, ça fait peur. N'importe où, ça fait peur.
Craquement. .	2	Craquement. (3") Craquement. (7") Bon, c'est des pays, craquement.
Honneur . . .	3	Honneur. (7") C'est les honneurs. (7") C'est les honneurs. Des titres honorables par le monde. Puis, ce qu'il y a de plus beau, c'est le soleil, et

MOTS SIGNAUX	TEMPS	RÉPONSES
		puis la lune. Le soleil et la lune nous éclairent. L'esprit et le soleil, voilà le plus beau.
Fusil.	3"	Ah, oui, fusil. (3") C'est les chasseurs. (3") Et puis l'armée.
Dieu	3	Oui. (4") Bon voilà. (3") Y a Dieu. Puis l'Église.
Partir	5	Bon, c'est partir. (6") Que le monde part pour ses affaires particulières.
Bouteille . . .	3	Les bouteilles, c'est pour servir à table, pleines de bon vin.
Semaine . . .	3	Bon, les semaines, c'est les semaines, qui commencent, et puis elles finissent le dimanche. Faut toujours recommencer les semaines.
Kilomètre. . .	3	Les kilomètres. (4") C'est pour voyager. (3") Tant de kilomètres sur la route.
Chercher. . .	2	Chercher. C'est des affaires qu'on peut pas retrouver. Faut les chercher quelque part, n'importe où.
Orage	3	Les orages? (2") oh, les orages, ça ne vaut rien. (4") Ça vient du ciel. (5") La température, ça vient du ciel.
Souvenir. . .	3	Les souvenirs des personnes, c'est les souvenirs de la jeunesse.
Planche . . .		0.
Planche . . .	3	Les planches? (3") C'est pour les ouvriers.
Pourquoi? . .	6	Eh bien, si vous me répondez ce que vous venez de me dire à ce coup ici.
Lourd	2	Lourd. (2") Ça peut être des pays. Je ne sais pas ce que c'est. Ça peut être des pays, lourd. Parce qu'il y a tellement des pays, que je ne connais pas les noms. (Il est ancien facteur).
(Explication, puis :) lourd.		Ça peut être des pays.
(Explication, puis :) lourd.	2	Ah, c'est pour peser la marchandise.
Diable. . . .	3	Ça ne vaut rien. Diable, c'est des enfants méchants. Qui courent partout. Que les parents ont du mal après. C'est des diables, qu'on appelle ça. On appelle ça des diables. Seulement y peuvent pas rester tranquilles.
Homme. . . .	2	Les hommes? (2") bon, je vais vous dire. (2") Il y a deux classes d'hommes. (5"). Les gens comme il faut, qui sont riches, et puis les ouvriers.
Bateau	2	Les bateaux, c'est sur la Seine. (3"). Y a les bateaux des mariniers. Y a que l'eau des longitudes qui est bonne à boire. Comment que ça vient dans les maisons? faut être savant pour le savoir. Faut être savant rudement. Mais l'eau y vient. C'est un commerce, sur la Seine! Ah, c'est un grand commerce!
Casser		(Ne comprend pas le mot).
Triste	2	Ah, la tristesse, ça ne vaut rien. Parce que ça vous rend malade, la tristesse.
Cambrioleur .	2	Les cambrioleurs ça ne vaut rien non plus. (3")

MOTS SIGNAUX	TEMPS	RÉPONSES
		Les cambrioleurs ce sont les jeunes gens qui courent avec les voitures, et qui risquent d'écraser le monde. Y faut que l'ouvrage se fasse, oui. Mais faut pas écraser le monde. Du reste, nous avons la police et l'armée. Y aurait pas besoin d'armée si tout le monde était bien tranquille. Faut une armée pour garder le pays.
Perdre	3	Perdre? On peut perdre n'importe quoi, dans son porte-monnaie, eh, eh, eh! On peut perdre l'argent, ça ne ferait pas l'affaire pour vivre.
Folie	7	Ah, folie? (5") Puis, y a les sourds-muets, aussi ».

J'ai été obligé de lui répéter et crier plusieurs fois chacun des cinq derniers mots. Il avait grand'peine à les comprendre.

11 Mai 1900. — D. — 9 × 6?

R. — 2 francs et quelque chose.

D. — 9 × 2?

R. — 18, je crois.

D. — 9 × 3?

R. — 18, 9, et 9, ben oui.

D. — 9 × 3?

R. — 18 et 9, ça fait 30 et quelques.

D. — 9 × 4?

R. — Ben oui, une quarantaine, quoi! que voulez-vous!

D. — 9 × 9?

R. — Ah! ça va loin, ça, 9 fois 9! ça va de 40 à 50!

D. — 9 × 7?

R. — Ça va aussi à une quarantaine, par là.

D. — 8 × 6?

R. — 8 × 6, voyons, 6 et 6 font 12; 24, 24, oh, ça va loin, ça, 8 fois 6; ça va à une cinquantaine; je ne sais pas.

D. — Combien?

R. — Cinquante.

D. — Qu'est-ce que je vous ai demandé?

R. — Cinquante.

D. — Qu'est-ce que je vous ai demandé? 8 fois...?

R. — 8 fois 8.

D. — Si l'on partage 30 francs en trois parts égales, de com bien est chaque part?

R. — Oh! c'est une dizaine de francs; 10 et 10, 20. Ça fait une trentaine de francs.

D. — Sur une somme de 30 francs, on donne 10 francs à Pierre. 15 francs à Paul : combien reste-t-il?

R. — Il en reste 30 et quelques. Il n'en reste pas. Monsieur, donnez-moi à manger, s'il vous plaît, j'en ai besoin[1] ».

Vᵉ DEGRÉ

Désintégration totale de l'activité laborieuse et de l'activité verbale objective, et désintégration presque totale de l'idéation subjective.

Non seulement le malade est absolument incapable de toute application sérieuse, mais il ne peut même plus suivre la moindre conversation. Non seulement il ne conserve pas une direction proposée par autrui, mais il n'a même plus, fût-ce avec intermittence, de direction mentale personnelle. Une désagrégation presque totale ruine l'idéation subjective, constamment et profondément inconsistante. Le degré précédent, au contraire, comportait, sur un fond général d'incohérence, la possibilité de directions mentales passagères, soit personnelles, soit même suggérées.

Obs. VII. — Voici un cas des plus rares nosologiquement, des plus typiques psychologiquement : un enfant de quatorze ans atteint de paralysie générale et tombé dans un état de démence profonde. Edmond H. a été l'objet d'une communication à la *Société de Psychiâtrie* par MM. Dupré et Fouque[2] : le diagnostic s'est de plus en plus nettement affirmé depuis lors.

Antécédents héréditaires. — Père : pas de renseignements. Mère : elle a eu un premier mari, mort tuberculeux, et qui était alcoolique, et probablement syphilitique. Il n'y a rien à signaler pour les cinq premières grossesses; la sixième s'est interrompue par

1. MM. Binet et le Dʳ Th. Simon, 1909, L'intelligence des imbéciles, *Année Pychol.*, 15, 136, ont bien défini ce vague intellectuel, cette insuffisance d'adaptation : « Ce n'est pas la première réponse venue; c'est plutôt un défaut d'élaboration. L'imbécile à qui on demande le nom d'une pièce de monnaie qu'on pose devant lui sur la table, ne répond pas un mot quelconque; il ne dira pas : c'est un chien. Il donne un nom de pièce de monnaie. De même, si on lui montre un carré de papier rouge, il ne dira pas un nom de meuble, il dira un nom de couleur; il dira, en se trompant, que c'est du blanc ou du bleu. En d'autres termes, au lieu du nom de l'espèce, il donne un nom de genre. C'est donc une première détermination, très insuffisante, mais elle leur suffit, ils ne vont pas plus loin, ils ne vont pas jusqu'à la couleur juste... »

2. Dupré et Fouque, 1911, *L'Encéphale.*

une fausse couche; la septième a produit un fils qui mourut à six ans de méningite tuberculeuse. Un second mari a donné deux fils : l'un est mort à six mois de méningite, l'autre est Edmond. Un oncle maternel est depuis quinze ans interné à Villejuif, où il est entré âgé de vingt et un ans. Une cousine germaine du côté maternel est morte internée, à treize ans et demi, après six mois d'une maladie que l'on dit analogue à celle d'Edmond.

Antécédents personnels. — Gestation, naissance, petite enfance normales. Rougeole à deux ans. Scolarité normale; élève docile et intelligent, il savait, à douze ans, lire, écrire, compter, et tenait un rang moyen dans la classe.

Début de la maladie. — A douze ans, modification du caractère, indocilité, colères. A douze ans et demi, peurs, maux de tête, parésie du bras gauche, de la langue, embarras de la parole, incapicité de continuer à suivre la classe, perte des forces physiques, apathie, cauchemars. A treize ans et demi, idées délirantes mélancoliques et hypocondriaques. « Je suis mort. On creuse ma tombe. Je sens mourir mon cœur. Je me vois ensevelir sous la neige. Mon Esprit me berce. » Gâtisme. Presque impossibilité d'articuler.

Internement. — Conduit par sa famille à la Salpêtrière, puis à l'Infirmerie spéciale du Dépôt, il est examiné par M. le Dr Dupré, qui établit le certificat suivant (14 mars 1911) : « Encéphalopathie syphilitique diffuse, à marche progressive, dont le début semble remonter à environ dix-huit mois, et caractérisée par de l'affaiblissement psychique, de l'obtusion et de la confusion mentale, des alternatives d'excitation et de dépression, des hallucinations visuelles, surtout nocturnes, zooptiques, terrifiantes, des troubles du sommeil, des idées délirantes d'auto-accusation et de négation : je suis mort, je n'ai plus de langue, d'estomac, etc., et les signes physiques suivants : Exagération et brusquerie des réflexes tendineux, spasticité diffuse, tremblement généralisé, surtout intentionnel, avec ataxie des mouvements, inertie pupillaire, troubles de la parole, qui est lente, traînante, bredouillée, nasonnée. Amaigrissement, pâleur, cachexie, muguet, tachycardie, mauvais état général. »

Il entre à la Clinique le 15 mars. M. Laignel-Lavastine pratique la ponction lombaire et formule les constatations suivantes : « Lymphocytose abondante avec quelques mono et polynucléaires. Énorme quantité d'albumine » dans le liquide céphalo-rachidien. Enfin, la réaction de Wassermann ayant été positive. M. Delmas pose le diagnostic (25 mars) : « Est atteint de paralysie générale infantile avec lymphocytose du liquide céphalo-rachidien et réaction de Wassermann positive[1] ».

13 avril 1911. — Il s'agite par moments dans son lit, frappe ses mains l'une contre l'autre, parle seul, avec une grande difficulté d'articulation, avec une extrême incohérence, émettant des séries inorganisées de locutions où figurent des nombres, et, générale-ment au pluriel et précédés de « nos », des noms d'objets et de personnes.

D. — « Ton nom?

R. — H., Edmond.

D. — Ton âge?

R. — 14, et puis, j'ai 15, maintenant; nos grands Georges (nom d'un de ses frères); nos grands Roberts (*id.*); et nos papiers verts.

D. — La date de ta naissance?

R. — 20 février (exact : il est né le 20 février 1897).

D. — L'année de ta naissance?

R. — Finvrier!

D. — Quoi? l'année de ta naissance?

R. — 20 février (Viscosité mentale).

D. — L'année de ta naissance?

R. — Oh, ben (avec colère criant :), je le dis, là : 20 février.

D. — 20 février de quelle année?

R. — Ben, de février, là! (Il crie :) Tu m'ennuies. Le vin rouge. (Association par consonance : 20, vin)... Nos voitures, nos petites voitures, nos bicyclettes, nos Georges.

D. — Tu es né en 1897, ou en 1896?

R. — 16, 50, 50 mètres. Saint Mocogrogner et saint Georges. Nos petites souris. Cuic, cuic (on entend des oiseaux qui pépient dans le jardin, il regarde la fenêtre). Et pif! pouf! Et pis, vlà toutes nos vaches. Toutes nos oranges. Tous nos verts. Tous nos signaux. Tous nos soldats.

D. — Où c'est-il, que tu es né?

R. — En 150; et en nos Paris (Exact). En nos Blanche (nom d'une de ses sœurs). Et tous nos Russie. Et nos Georges. Et puis 150.

D. — Où c'est-il, que tu habites?

R. — Au Pré-Saint-Gervais, là! (exact) Et toujours, et toujours.

D. — Quel est aujourd'hui le jour de la semaine? (jeudi).

R. — Lundi, mardi, mercredi, jeudi et dimanche, et tous nos jeudis, et nos jours. Nos cochons et nos Georges. Ben, nos

1. Nous nous sommes servis, pour cette anamnèse, de la communication de MM. Dupré et Fouque, du dossier, et des renseignements que nous ont donnés les sœurs du malade. La suite est notre observation personnelle.

Georges. Et nos papiers verts. Et nos betteraves verts. Nos bouteilles (il regarde un flacon sur sa table de nuit). Et nos wagons. Et puis en nos bouteilles. Et on a fait du café, et c'est pas bon!

D. — Quelle est en ce moment la saison?

R. — Sont l'été. En nos l'été. En nos beau temps. En nos Georges. Et en nos oranges. Et vlà tous nos Robert.

D. — Dis-donc, c'est le matin, ou le soir, maintenant?

R. — Le matin (exact).

D. — Quelle heure?

R. — Six heures, neuf heures (il est dix heures). Et le soir, ça fait minuit. Et le matin. Jour. Et nos pas froid. Et là tous nos Robert. Et tous nos Blanche. Nos papiers, et nos verts. Tous nos betteraves.

D. — Quelle est cette maison, ici?

R. — Nos maisons. Nos grandes écoles. Et tous nos betteraves. Nos sales corbeaux. Sales mouches. Et puis, tous nos verres. Et tous nos bouteilles. Et tous nos tambours. Tous nos femmes, et tous nos coquillères. Tous nos Lucie (nom d'une de ses sœurs). Tous nos Georges.

D. — Quelle est cette maison, ici?

R. — Avec nos soldats.

D. — Quelle est cette maison, ici?

R. — Nos soldats, et nos Georges, et nos Blanche. Et nos oreillers. Et nos tables.

D. — Quelle est cette maison, ici?

R. — École.

D. — Dans quelle ville?

R. — En Pré-Saint-Gervais. En Paris, là! Nos tambans.

D. — Quoi, tambans?

R. — Ah, nos tambours.

D. — Qui est-ce que je suis?

R. — Georges. Bleu (mes vêtements sont bleu foncé). Tout noir. Tout maigre. En nos Robert.

D. — Tu m'as vu, déjà? (C'est la première fois qu'il me voit).

R. — Oui.

D. — Quand?

R. — Ben, maintenant. Et tous nos lundis, tous nos mercredis. En nos lapins.

D. — Où c'est-il, que tu as couché, cette nuit?

R. — Dans mon lit.

D. — Lequel?

R. — Vert.

D. — Où est-il?

R. — Ici. A nos maîtresses, et à nos maîtres.
D. — Qu'est-ce que tu as mangé, ce matin?
R. — Ah, tch! (Imitation comique de la brusquerie de ma question, qui était destinée à aiguillonner son attention).
D. — Qu'est-ce que tu as mangé, ce matin?
R. — Tous nos bifteacks. Et tous nos constructions. En nos petits bonshommes. Et nos bonshommes. En nos ports de mer.
D. — Depuis combien de temps es-tu ici?
R. — Ben, en 150.
D. — Depuis combien de temps es-tu ici?
R. — 50!
D. — Depuis combien de jours es-tu ici?
R. — 150.
D. — Qu'est-ce que je te demande?
R. — Nos ans. Et 150. En nos papiers (j'écris sur des papiers). En nos papas (assonance).
D. — Y a combien de temps que tu es là?
R. — 50.
D. — 50 quoi?
R. — 150. Tous nos Lucie. Tous nos Georges.
D. — Comment te sens-tu?
R. — Oui. En mangeant. Le corbeau. En nos grands fronts. Tout ça.
D. — Quoi donc?
R. — Tout ça, je dis (il désigne du menton et du regard l'ensemble de la chambre. — Je tire ma montre). Et tous nos montres. Nos vlà. Nos Georges. »

Maint essai pour lui faire comprendre notre test d'attention demeure infructueux. Le test des dénominations réussit mieux :

OBJETS	TEMPS	RÉPONSES
Bouchon . .	2"	« Betterave ».
Canif. . . .	2	« Nos canifs ».
Cigarette . .	2	« Betterave ».
Crayon. . .	2	« Un oporteplume ».
Clef	0	0.
Flacon . . .	2	« Bouteille ».
Sou	2	« Un sou ».
Montre . . .	2	« Cent sous ».
Montre . . .	4	« Cent montre ».
Bouchon . .	2	« Betterave ».

A partir de ce moment, il répond « Betterave » uniformément, quelque objet qu'on lui montre.

Sur des morceaux de papier fin, des gouttes de teintures

alcooliques odorantes sont déposées; l'alcool est évaporé; le sujet est prié de flairer et de reconnaître les odeurs.

ODEURS	RÉPONSES
Camphre. . .	« La merde! »
Benjoin. . . .	« La merde! »
Anis	« Ça sent la merde! j'en veux pas! »
Menthe. . . .	Même réponse, d'une voix pleurarde.
Ail.	*Id.*

Impossible de le tirer de là tant que nous lui présentons des morceaux de papier fin. Si nous lui faisons flairer les flacons mêmes, il répond aussi invariablement : « Ça sent l'encre. » Souvent aussi, à la question : « Qu'est-ce que ça sent? » il réplique : « Ça 150[1] ».

VIe DEGRÉ

Désintégration presque totale de toute vie psychique.

Absence habituelle de toute fixation proprio motu; mais il se produit exceptionnellement des fixations imparfaites et fugitives (plaintes, appels) à l'occasion des besoins intenses (soif) et de la douleur. Absence presque totale de toute fixation provoquée : aucune excitation verbale ne peut produire une fixation d'attention. Le sujet reste dans son inertie, ou, s'il est agité, il ne fait preuve d'aucune activité intellectuelle subjective. Une excitation physique intense (piqûre d'épingle, flacon d'ammoniaque sous le nez) produisent un rudiment de fixation momentanée fort imprécise. Le malade est gâteux, et il faut lui mettre les aliments dans la bouche[2].

DIAGNOSTIC DU DEGRÉ DE L'AFFAIBLISSEMENT INTELLECTUEL CHEZ LES DÉMENTS.

Le diagnostic du degré de l'affaiblissement intellectuel d'un malade qu'une première série d'observations a déjà

1. Il est mort le 13 juillet 1911, avec une température de 40°. L'autopsie n'a pu être faite.

2. Nous ne rapporterons pas ici d'observation sur ce cas banal. Ces malades encombrent des salles entières dans certains services. Leur seule caractéristique est la nullité intellectuelle.

prouvé être un dément se fera en portant l'investigation sur les signes différentiels de nos six étages, sans la laisser errer sur n'importe quel symptôme. Ces signes différentiels et les degrés qu'ils discriminent sont les suivants.

	DEGRÉS D'AFFAIBLISSEMENT INTELLECTUEL.
Le sujet accomplit-il un travail professionnel, ouvrier, ménager?	oui : 0, I, II non : III, IV, V, VI
Dans le travail, a-t-il initiative, invention, vues d'ensemble?	oui : 0 non : I, II
Dépourvu d'initiative, d'invention, de vues d'ensemble, est-il encore capable d'un travail. .	*vraiment utile.* I *infime* II
Incapable de travail utile quelconque, comment se comporte-t-il lors d'un interrogatoire portant sur des questions objectives?	*passablement* . III *mal* IV
Incapable de suivre un interrogatoire sur des questions objectives, a-t-il une idéation subjective.	*désagrégée* . . V *nulle* VI

Quatre éventualités peuvent se présenter dans l'application de ce système de mesure :

1° Les phénomènes paradémentiels (délire, hallucination, agitation, dépression, confusion) sont nuls, faibles, rares. Ils ne contribuent pas aux insuffisances du travail, de la conversation objective, de l'idéation subjective. En ce cas, c'est bien l'*affaiblissement intellectuel démentiel vrai* qui est mesuré.

2° Les phénomènes paradémentiels sont assez développés pour contribuer aux incapacités. En ce cas, c'est l'*affaiblissement intellectuel apparent* qui est mesuré.

3° Dans le second cas ci-dessus, la discussion des phénomènes paradémentiels permet d'établir approximativement leur part dans les insuffisances du travail, de la conversation objective, de l'idéation subjective. Elle permet, par suite, d'établir approximativement le degré d'*affaiblissement intellectuel démentiel vrai.*

4° Dans le second cas ci-dessus, la discussion des phénomènes paradémentiels ne permet pas de démêler approximativement ce qui leur revient dans l'*affaiblissement intellectuel apparent*. En ce cas, le diagnostic, même approximatif, du degré d'*affaiblissement intellectuel démentiel vrai* reste en suspens.

Voici une observation répondant à ce dernier cas.

Cas où le diagnostic du degré reste en suspens.

Le diagnostic du degré d'*affaiblissement intellectuel apparent* est toujours possible à l'aide du système de mesure que nous proposons. Quant au diagnostic du degré d'*affaiblissement intellectuel démentiel vrai*, il est impossible et reste en suspens tant que l'on n'a pas les moyens de discerner approximativement les stigmates démentiels vrais sous les perturbations paradémentielles. Nous avons montré comment Jeanne M. (Obs. XXI) a pendant de longues années laissé planer cette incertitude. Son *affaiblissement intellectuel apparent* allait jusqu'aux Ve et VIe degrés. L'évolution ultérieure a révélé que son *affaiblissement intellectuel démentiel vrai* est du IIe degré seulement.

Voici une autre malade à propos de qui le doute n'est pas dissipé et ne se dissipera peut-être jamais. Son *affaiblissement intellectuel apparent* est du Ve degré. Son *affaiblissement intellectuel démentiel vrai* peut coïncider avec l'apparence, et être du Ve degré également : mais il est peut-être bien moindre.

Obs. XIX. — Gabrielle Ch., trente ans en 1910, est atteinte de démence précoce depuis l'âge de vingt-trois ans.

Antécédents héréditaires. — Son père est vivant et bien portant. Sa mère a eu deux enfants naturels : Gabrielle et un garçon; elle les a abandonnés tous deux parce qu'elle était dans la misère. Le frère est débile, instable, bizarre. Quoiqu'il eût peu d'instruction, au régiment il s'occupait de littérature et cherchait un éditeur. Il a mené une existence aventureuse, il a essayé de nombreux métiers, y compris celui de vagabond; il est actuellement homme de peine. Il a vécu aux dépens de sa sœur de la manière la plus suspecte.

Antécédents personnels. — Gabrielle Ch. a eu une très bonne santé pendant son enfance. A quatorze ans, elle souffrit de troubles gastriques accompagnés d'humeur irritable. C'est à cette époque que mourut une dame qui l'élevait.

A quinze ans, elle devient la maîtresse d'un officier, avec qui elle vit sept ans.

A vingt-deux ans, elle est abandonnée par son amant; elle en éprouve un vif chagrin et se livre à la prostitution.

Début. — La maladie mentale débute alors. Gabrielle Ch. devient bizarre en ses propos et en ses actes. Elle pérore sur le développement de la science, sur la civilisation, qui l'effraye. Elle se met nue, se frotte d'huile, pour se donner, avant de mourir, l'extrême onction. Elle se compare à Jeanne d'Arc. Elle écrit au commissaire de police (10 mai 1903) une lettre signée : « Une Française et une sœur en Jésus-Christ », où elle déclare que : « la France est perdue et passe en ce moment à l'ennemi. » Elle refuse les aliments, craint le poison, prétend que son frère et d'autres personnes la magnétisent, l'électrisent. Elle tente de se jeter par la fenêtre.

Internée le 13 mai 1903, elle est agitée, loquace, peu cohérente, mais n'a ni amnésie, ni désorientation. Voici quelques propos décousus, sur le chemin de la « fuite d'idées », mais moins désordonnés; ils correspondent au degré d'instabilité que nous avons ci-dessus[1] défini : *développement instable sur thème idéationnel peu stable, sous-tendu par un substrat émotionnel stable :*

14 mai 1903. — « La situation qui m'est faite m'a déguisée en bergère. Je me suis dévouée à la cause d'un ami. Je crois qu'il est mort. C'était un capitaine français... L'histoire de Jeanne d'Arc, c'est un rêve qu'on m'a imposé. J'aime les religieuses, mais pas celles qui se déguisent.

D. — Où avez-vous été à l'école?

R. — Je n'ai été qu'à l'école de la vie... C'est le tailleur, qu'on devrait interner. Je n'ai pas voulu sauver l'humanité, mais simplement mon cœur. Il n'y a pas besoin de cogner sur le cœur pour savoir ce qui se répercute. »

15 mai 1903. — « D. Pourquoi êtes-vous venue ici?

R. — Parce que mon amant, le capitaine T., s'est suicidé. C'est au commissariat, qu'on me l'a dit.

D. — Pourquoi s'est-il suicidé?

1. Voir ci-dessus, p. 66.

R. — Mais je le sais, allez! je l'ai déjà appris! » (elle se met dans une violente colère).

Toute la journée, vive agitation; plus de calme la nuit.

18 mai 1903. — Elle a chanté toute la nuit. Ce matin, elle est tranquille. Elle ne répond à aucune question, et si on lui tend la main, elle ne donne pas la sienne.

23 mai 1903. — Elle brise des vitres, elle se jette furieusement sur les infirmières. Elle est très agitée toute la journée. Elle casse de nouveau des carreaux et se blesse au poignet gauche.

6 juin 1903. — Examen des yeux : ils sont normaux.

9 juin 1903. — Ponction lombaire : pas d'hypertension; ni lymphocytes ni éléments cellulaires.

24 novembre 1903. — Elle se précipite, la tête en avant, sur la fenêtre et brise un carreau en se blessant légèrement à la base du nez. Elle déclare que c'était pour chasser son mal à la tête qu'elle a voulu se faire mal. Elle a aussi des impulsions érotiques.

Mai 1904. — L'état est stationnaire. Elle est habituellement alitée. Les crises de colère sont fréquentes, avec bris de carreaux.

Juin-octobre 1904. — Elle passe quatre mois à l'asile de Vaucluse. Elle y est très agitée; elle casse la jambe d'une infirmière; on est obligé de lui mettre la camisole, de l'enfermer dans une cellule. Elle revient à la Clinique le 18 octobre.

Les mêmes symptômes se maintiennent : incohérence loquace, inattention, négativisme, automatisme, stéréotypies, impulsions, violences.

20 octobre 1904. — D. — « Vous nous avez donc quittés, ces temps-ci?

R. — Probablement. (Puis, très vite :) C'est impressionnant, un cabinet de docteur!... autant qu'une plume... un revolver...

D. — Où êtes-vous?

R. — J'étais probablement où vous n'étiez plus.

D. — Vous êtes-vous ennuyée, là-bas?

R. — Un peu. Pour la Patrie, comme Jeanne d'Arc. »

Spontanément elle remarque la disparition d'une statuette, qui traînait dans le plumier, et qu'elle avait remarquée, quatre mois auparavant, lors de ses interrogatoires. Elle demande à écrire : on lui donne ce qu'il faut; mais elle hésite; son attention est instable; une idée chasse l'autre :

« Je sais encore écrire! Le combien sommes-nous? en été? le 15 août? (elle ne remarque pas qu'il y a du feu dans la cheminée). Je vais écrire une lettre de jour de l'an! » Elle entend marcher dehors et s'interrompt d'écrire pour regarder qui passe.

D. — « Qu'y a-t-il?

R. — Je ne veux pas vous le dire, vous seriez jaloux de mes pensées. Nous écrirons tous les deux, pour savoir qui bégaiera le plus vite... Je vois dans vos yeux que vous allez bégayer... J'y vois tout un joli monde... mais ils ne sont pas assortis à votre épingle... Tenez, moi, j'avais une épingle, je vais vous la dessiner... Mais je ne veux pas abuser de votre amabilité... Je continue ma lettre... C'est à un docteur, au docteur de mon âme... C'est encore le même portrait qui est au mur... C'est agréable, les bureaux : il y a une douce chaleur. » Elle écrit quelques lignes, puis s'arrête.

Voici sa lettre (20 oct. 04) :

« 15 août 004 10 h. 1/4. Mon cher Camille Je suis enchantée d'avoir l'occasion de vous fournir de mes nouvelles. J'espère que vous êtes toujours en bon état malgrés vos *prédispositions généreuses* J'ai toujours à la mémoire l'*impression* charmante que m'a laissée votre cadeau en argent si je m'en souviens c'était un oiseau en *argent* une broche [Ici elle s'arrête, s'occupe longtemps de diverses choses] Je souhaite que la Ste Marie ne vous impressionne pas trop et la St Gabriel non plus Toutes mes amitiés Gabrielle ».

Examen physique : les pupilles sont égales, les réflexes à la lumière sont un peu faibles. Les réflexes rotuliens sont forts. Il ne paraît pas exister de raideur musculaire catatonique. La langue est saburrale. Le négativisme rend cet examen malaisé.

29 novembre 1904. — Gabrielle Ch. n'est pas agitée, mais à la condition d'être isolée. A quelque moment que l'on entre dans sa chambre, on la trouve en une attitude stéréotypée, la tête enfouie sous son traversin. Elle reste dans un mutisme à peu près absolu, elle ne répond à aucune question. Parfois elle prend un vieux journal, et a l'air de le lire : mais on ne peut lui faire dire ce qu'elle a lu. Elle profère quelques mots, où apparaissent des associations d'idées par assonnance ainsi que des tendances érotiques et obscènes.

Son inactivité est absolue; elle ne prête même aucune attention fugitive à personne ni à rien.

Son négativisme est actuellement extrême : elle se détourne aussitôt que l'on approche, et l'on ne peut obtenir aucune réponse. Elle a depuis quelque temps moins d'impulsions.

Décembre 1904. — Elle continue à être calme, bien que revenue au dortoir commun.

7 janvier 1905. — Après six semaines de tranquillité, elle attaque une infirmière qui veut la reconduire à son lit; elle lui arrache des poignées de cheveux; il faut quatre personnes pour la maîtriser. Elle reste agitée toute la journée.

8 janvier. — Elle est calme, mais de mauvaise humeur. Elle est remise à l'isolement.

12 mars. — Toujours isolée, elle reste calme, et absolument inactive.

26 avril. — Inactivité, mauvaise humeur. Enrouée, elle refuse de se laisser examiner, de se couvrir, de fermer la fenêtre.

22 *mai.* — Légère hémoptysie; extrême pâleur; résistance à l'examen; pourtant on réussit à entendre, au sommet gauche en arrière, des craquements et de la matité. Administration de chlorure de calcium contre l'hémorragie.

2 *juin.* — L'hémoptysie ne s'est pas renouvelée. Expectoration muco-purulente. Fièvre tous les soirs (38°,3). Résistance violente aux tentatives d'auscultation. Toujours la même attitude, la tête cachée sous l'oreiller.

23 octobre. — Elle répond quelque peu aux questions, mais de manière contrariante :

D. — « Pourquoi êtes-vous ici?

R. — Parce que j'ai mal aux yeux. Parce que je suis borgne. »

On la touche : elle remarque la chaleur de la main, demande si l'on a de la fièvre.

Aimable d'abord et souriante, elle devient bientôt irascible, prête à frapper.

10 décembre. — Accès de colère subit, sans cause apparente : bris de deux carreaux.

15 décembre. — Accès de colère sans motif assignable : elle casse un carreau.

30 décembre 1905. — Elle brise deux carreaux. Ses colères sont impulsives : elle crie, s'agite, marche avec vivacité, claque les portes, frappe quiconque tente de lui barrer le chemin.

4 janvier 1906. — Elle brise deux carreaux.

10 janvier. — Elle se blesse au poignet en brisant quatre carreaux.

15 janvier. — État mental : affaiblissement intellectuel. On n'aperçoit point d'idées délirantes. Elle réclame sa sortie.

D. — « Pourquoi êtes-vous revenue ici?

R. — Je ne me souviens pas.

D. — Êtes-vous malade?

R. — Je suis bien portante.

D. — Que ferez-vous si on vous permet de partir?

R. — J'y réfléchis depuis longtemps.

D. — Et qu'avez-vous décidé?

R. — Je me mettrai debout et je marcherai.

D. — Où irez-vous?

R. — Voir mes parents.

D. — Que ferez-vous ensuite?

R. — C'est tout. C'est bien suffisant! »

État physique amélioré; elle ne tousse plus, elle a légèrement augmenté de poids. Elle résiste toujours à l'auscultation, mais on réussit à entendre : il y a de l'obscurité respiratoire; il n'y a plus de craquements.

27 février. — Nouvelle période d'agitation; depuis deux jours, les accès de colère se succèdent; elle a jeté des verres à la tête de deux malades; elle menace et frappe les infirmières qui veulent la maintenir.

7 septembre. — Elle a lu un roman hier; on ne peut lui faire dire ni le sujet, ni l'auteur, ni le titre, soit qu'elle ait lu automatiquement, sans attention, soit qu'elle ait de l'amnésie de fixation, soit qu'elle ne veuille pas se donner la peine de répondre.

21 septembre. — Elle refuse de descendre pour être interrogée, et menace de frapper l'infirmière qui lui présente des vêtements.

22 septembre. — Elle est toujours couchée, les cheveux ramenés sur la figure, la tête sous les couvertures. Parfois elle se lève brusquement, puis se recouche sans souci ni du froid ni de la décence. Mutisme presque absolu; quelques réponses à voix basse et tardives : « Je lis... un roman... je ne sais pas... laissez-moi... non... je ne puis rien faire... je me sens toujours fatiguée... »

1er octobre. — Ses impulsions sont peut-être subordonnées à des hallucinations auditives. Si l'on enlève brusquement le drap sous lequel elle se cache complètement, on la trouve souvent la main appliquée sur l'oreille, attitude familière aux hallucinés de l'ouïe. Hier, après midi, elle a bondi vers la porte vitrée et l'a frappée de coups de poing en criant : « Vous n'avez pas fini, de m'embêter? »

11 octobre 1906. — Elle ne répond pas aux questions; elle dit ne pas pouvoir : « Il faudrait que je puisse vous répondre. »

13 octobre 1907. — Même situation. Inertie. Attitude stéréotypée, le drap de lit sur la figure. Elle ne répond pas aux questions et ne parle pas spontanément. Lorsqu'on lui adresse la parole, elle esquisse d'abord un sourire; puis sa physionomie devient mécontente, impatiente. Elle s'accroche au drap pour empêcher qu'on ne découvre son visage. Jamais elle ne demande à manger; mais aussitôt que l'on pose les aliments sur sa table de nuit, elle mange, toujours allongée, cachée sous son drap, très lentement et peu proprement. Gâtisme par intervalles. Elle se lève dans la journée, s'habille seule, ne souffre pas qu'on l'aide. Elle est plus tranquille; elle n'a plus d'impulsions violentes.

31 mars 1908. — D. — « Eh bien, mademoiselle Gabrielle?

R. — Ça ne va pas fort... Quelle bizarrerie me fait rester ici!

D. — En quelle année sommes-nous?

R. — En 1808... je crois... je ne sais pas trop...

D. — 1808, ou 1908?

R. — C'est 1908.

D. — Quel mois?

R. — Au mois de mars... à peu près... je crois... Vous n'avez pas des nouvelles pour moi?

D. — Des nouvelles de qui?

R. — De mon ami...

D. — Où êtes-vous ici?

R. — Mais je suis ici.

D. — Dans quelle maison?

R. — Dans une maison qui ne me plaît pas! J'ai tout le temps envie de rire. C'est gentil, ce tableau! (un tableau qui est au mur). Je ne peux pas rester assise (elle se met debout). Alors, c'est moi, qui vous donne une consultation? On fait de drôles de rêves. C'est vous qui me passez sous les bras (impossible d'obtenir une explication). Ce que j'ai chaud! je vais aller me promener un peu! »

Elle continue à sauter ainsi d'objet en objet sans que l'on parvienne à capter cette attention voltigeante et à obtenir une conversation suivie. Elle range, sur la table, une feuille de papier qu'elle a déplacée en se levant. Elle ne reste pas en place, elle va et vient. Elle est dans cet état de légère agitation motrice et intellectuelle où nous l'avons vue maintes fois, par exemple lors de son premier internement (14 mai 1903). Elle s'assied tantôt sur une chaise, tantôt sur une autre. Elle rit par instants. Elle prend sa tête dans ses mains, elle met ses mains sur ses hanches. Elle n'est pas violente, elle se laisse conduire. Elle marche lentement en se dandinant. Elle a l'air fatiguée et se dit fatiguée. Ses cheveux sont en désordre, répandus sur ses épaules et sur sa poitrine, séparés toutefois par une raie médiane régulière. On voit à peine ses yeux. Sa tenue est négligée. Elle n'a pas de tics.

5 juin 1911. — Elle se laisse amener en bas par une infirmière; elle ne s'assied pas sur la chaise qu'on lui désigne, mais sur une autre, la plus éloignée, dans un coin de la pièce. Elle ne donne pas la main, mais la laisse prendre. Elle détourne le visage, et pour qu'on ne regarde pas dans ses yeux, elle les révulse et ne laisse voir que le blanc. Tête et membres résistent aux mouvements communiqués, mais tout en résistant, cèdent et conservent facilement l'attitude imposée.

Elle parle un peu, plutôt spontanément qu'en réponse aux questions qu'on lui adresse.

D. — « Quelle est la date?

R. — C'est le 1er juin. C'est écrit là, sur ce papier (inexact). Mais je peux aller au jardin. »

Elle se laisse conduire sur une chaise près de la table.

« Oh! si jamais je pensais... Le temps passe vite... »

Sa voix est basse, traînante, elle articule à peine, de longs silences séparent les lambeaux de phrases perceptibles, et beaucoup de mots, trop faiblement prononcés, échappent.

« C'est tout de même drôle, que vous puissiez me faire venir comme ça... Mais je vous ai déjà vu... Tiens, j'ai perdu un de mes chaussons. »

Elle le ramasse, le remet.

COMMANDEMENTS	RÉACTIONS
Croisez les bras!	Elle n'obéit pas.
Joignez les mains!	Id.
Joignez les mains comme ça! (Je joins les miennes).	Id.
Les mains sur la table!	Elle obéit, et joint les mains sur la table.
Levez la main droite!	Elle obéit.
Levez la main gauche!	Elle obéit.
Levez les deux mains!	Elle obéit, regarde ses mains, puis les lève encore plus haut.
Croisez les deux mains!	Elle obéit.
Les deux mains sur la tête!	Elle obéit, croise les avant-bras sur sa tête et demande : « Comme ça? » Elle demeure ainsi 6 minutes, pendant que je lui adresse les commandements suivants.
Un pied sur la table!	Elle n'obéit pas, rit, dit : « Mais enfin! » et reste souriante.
Croisez les jambes!	Elle n'obéit pas.
Donnez ce pied.	Elle se laisse prendre un pied, que je mets sur la table. Elle l'y laisse plusieurs secondes. En le retirant, elle laisse retomber ses bras.

Spontanément : « Je pourrais aller au jardin... (Elle relève ses bas :) Qu'est-ce qu'elles ont, mes jambes, elles sont molles... elles sont défaites... je ne sais pas ce que c'est... Qui donc m'envoie vers vous?... je voudrais bien savoir jusqu'à quand je dois rester ici... »

Elle s'éloigne, avec sa chaise, prononce des mots insaisissables, se laisse ramener, mais tourne le dos. Par moments elle parle, par moments elle rit.

Spontanément : « Je regrette de ne pas m'être fait donner la main avant.

D. — Par qui?

R. — Je croyais que vous saviez tout ça... On n'est pas mal, ici (son regard erre lentement)... C'est gentil, cette table-là.

D. — Quoi?

R. — Cette table-là, elle est gentille. »

Elle se lève, se dirige vers la porte, l'ouvre, s'arrête et reste là, immobile, plusieurs minutes, jusqu'à ce qu'une personne entre. Alors elle s'en va.

L'*affaiblissement intellectuel apparent* de Gabrielle Ch. est du Ve degré, d'après notre échelle. Mais quel est son degré d'*affaiblissement intellectuel démentiel vrai?* Il est au plus égal à l'apparent, et probablement beaucoup moindre : seule l'évolution ultérieure pourra apporter ici la lumière.

CHAPITRE XVII

CONCLUSIONS

1. Il peut exister un affaiblissement intellectuel, même profond, sans amnésie vraie, de même qu'une extrême amnésie d'évocation et de fixation sans affaiblissement intellectuel global.

2. L'hallucination et le délire, chez les déments, ne sont que des phénomènes paradémentiels, effets occasionnels et causes adjuvantes; ils ne sauraient servir de mesure à la démence.

3. La confusion mentale, chez les déments, est un phénomène paradémentiel. Lorsque la confusion mentale s'accompagne d'affaiblissement intellectuel démentiel vrai, elle en peut exagérer l'apparence.

4. La psychologie expérimentale, en pathologie mentale, doit élargir ses méthodes, subordonner en principe l'expérimentation à l'observation, et devenir une *Psychologie d'observation expérimentale.*

5. L'observation expérimentale de l'activité intellectuelle peut avantageusement se servir des distinctions suivantes : activité momentanée — prolongée; proprio motu — provoquée. Le fonctionnement de la pensée étant examiné comme celui d'une machine, on peut considérer tour à tour l'allure (commande, dépense) et la production (qualité, quantité).

6. Le monoïdéisme n'est que la forme inférieure de l'attention; les animaux mêmes usent d'attention polyidéique, ou mieux *polyergique* conjuguée. C'est dans les opérations d'attention conjuguée que les déments laissent le mieux apercevoir les insuffisances de leur activité intellectuelle.

7. La mesure clinique des réactions d'attention chez les ralentis est plus pratique et plus valable par notre procédé des *temps d'attention conjuguée* que par la méthode classique des réactions simples ou des réactions de choix.

8. L'agitation, chez les déments, est un phénomène paradémentiel. Lorsque l'agitation mentale s'accompagne d'affaiblissement intellectuel démentiel vrai, elle peut être indiscernable de l'agitation maniaque, non démentielle, tant que l'affaiblissement est minime.

9. Notre méthode chronométrique permet d'obtenir des réactions mesurables d'attention pendant la crise aiguë d'agitation. Ces réactions sont beaucoup plus lentes que chez le normal. Dans l'agitation, qu'elle soit maniaque ou démentielle, subaiguë ou aiguë, l'accélération du cours des idées s'accompagne d'un ralentissement des réactions attentionnelles.

10. Il existe, chez les déments profonds, une mobilité mentale, même sans agitation, et qui est proprement démentielle : la moindre excitation perçue déclenche et met en jeu un petit nombre de thèmes stéréotypés entre lesquels l'esprit oscille perpétuellement et hors de propos.

11. Il existe, chez les déments profonds, un phénomène opposé à la mobilité mentale; on l'a parfois dénommé « pseudo-apraxie », ou « intoxication par le mot, par l'idée antérieure »; l'étiquette *viscosité mentale* conviendrait mieux. Cette persistance exagérée d'une représentation s'explique par l'inertie, la lenteur d'adaptation, la difficulté à constituer une représentation nouvelle, difficulté qui, par un cercle vicieux, accroît la viscosité et est accrue par elle.

12. On peut ramener à l'insuffisance de la frénation avec ou sans exubérance de l'automatisme toute une série de troubles plus ou moins purement démentiels. L'incontinence psychique sans exubérance est proprement démentielle, et peut être dénommée *perte* des idées, paroles, émotions, actes. L'incontinence psychique avec exubérance peut être

ou non partiellement démentielle; à la *fuite* des idées, il faut adjoindre celle des paroles, émotions, actes.

13. Il est classique d'admettre qu'au beau milieu des ruines de la démence, des reliquats professionnels relativement remarquables subsistent souvent par automatisme. Ce paradoxe s'évanouit si, d'une part, on définit le reliquat professionnel par le rapport entre les capacités restantes et les capacités antérieures à la maladie; et si, d'autre part, on prend pour mesure de la démence l'affaiblissement intellectuel vrai, sans se laisser impressionner par les perturbations paradémentielles.

14. En se fondant sur les considérations précédentes, on peut définir théroiquement et pratiquement une série de degrés dans l'affaiblissement démentiel de l'intelligence. La vraie place d'un dément sur cette échelle est souvent fort différente de celle qui lui serait assignée si l'on tenait trop de compte des phénomènes paradémentiels.

15. La démence est la déchéance légère ou profonde des facultés intellectuelles et morales, avec ou sans manifestations délirantes, hallucinatoires, dépressives, agitées ou confusionnelles. Ces complications contingentes sont souvent disproportionnées à l'affaiblissement intellectuel proprement dit.

CHAPITRE XVIII

BIBLIOGRAPHIE ANALYTIQUE ET CRITIQUE

1843. VOISIN, F. *De l'idiotie chez les enfants.*

V. donne un plan détaillé, procédant par la méthode que nous appelons observation expérimentale, pour l'examen de l'état instinctif, moral, intellectuel et perceptif des idiots.

Voici seulement les titres généraux :

1° *Facultés de conservation et de reproduction*; *penchants* : a) besoins instinctifs d'alimentation; — b) érotisme; — c) attachement, amitié; — d) puissance de réaction, courage; — e) instincts de détruire; — f) instinct de ruse; — g) dextérité manuelle.

2° *Sentiments moraux* : a) estime de soi, orgueil; — b) vanité, désir de plaire; — c) prudence et circonspection; — d) bonté, charité, bienveillance; — e) sentiment du juste, de l'injuste; — f) sentiments de l'espérance; — g) esprit de saillie, gaieté; — h) sentiments d'imitation.

3° *Sens extérieurs* : a) vue; — b) goût; — c) toucher; — d) audition; — e) odorat.

4° *Éducation des sens* : a) mouvements volontaires; — b) mouvements involontaires; — c) conformation des organes de la parole; — d) sommeil; — e) aptitude à l'éducation, lecture, écriture; — f) dessin; — g) faculté d'étendue (géométrie); — h) coloris; — i) localité (orientation); — k) calcul; — l) ordre; — m) mémoire des faits; — n) musique; — o) langage et mémoire des mots.

5° *Facultés intellectuelles ou réfléchies* : a) comparaison; — b) causalité.

Sollier (Psychol. de l'idiot et de l'imbécile, 1891, 22-27) a reproduit le détail des questions.

1846. SÉGUIN. *Le traitement moral, hygiène et éducation des idiots.*

Reprend avec quelques modifications le plan d'observation psychologique établi par F. Voisin; donne le premier rang à l'attention dans l'examen de l'état psychologique. Admet que l'idiot n'est dépourvu d'aucune des facultés intellectuelles : ce qui lui manque, c'est la capacité de les appliquer à certains objets et d'une certaine manière, c'est « la synergie, la spontanéité ».

1882. Ball et Chambard. Démence. *Dict. de Dechambre.*

1889. Ribot, Th. *Psychologie de l'attention.* 1 vol. in-8°, 182 pages, Paris, F. Alcan. 4me édition 1898.

R. cherche à expliquer l'attention et ses diverses formes à l'aide de mécanismes physiologiques moteurs. Il distingue deux formes d'attention : 1° « spontanée, naturelle », 2° « volontaire, artificielle. »

1° Dans l'attention spontanée, naturelle, les phénomènes moteurs sont très apparents. Par le jeu de réflexes et d'instinctifs automatismes, une excitation sensorielle déclenche une direction appropriée et une mise au point de l'organe récepteur et de tout l'organisme. Cette adaptation organique produit l'adaptation mentale. C'est par suite de la modification de l'attitude physique, c'est grâce au jeu des muscles, que se trouve modifiée la valeur relative des divers faits de conscience, et que, sur la trame obscure des données inintéressantes, un fait plus intéressant arrive à faire relief. C'est l'adaptation musculaire qui explique et qui crée l'*intérêt*. L'attention sous cette première forme est donc une fonction biologique, elle résulte de l'influence la plus immédiate et la plus utilitaire du corps sur l'esprit.

2° L'attention réfléchie est « un produit de l'art, de l'éducation, de l'entraînement, du dressage. Prêter volontairement son attention, c'est attribuer un intérêt factice à ce qui n'a pas d'intérêt naturel. » Pour y parvenir, il faut « greffer sur un désir naturel et direct un désir artificiel et indirect. » S'inspirant ici de H. Spencer, R. distingue trois épisodes dans l'éducation d'un enfant : appel aux sentiments égoïstes, aux sentiments égo-altruistes, habitude organisée.

C'est ici que R. s'engage dans la partie délicate de sa démonstration : ce sont encore les phénomènes organiques moteurs, qui conditionnent cette évolution psychique. Pour fixer volontairement notre attention, nous nous servons d'actions musculaires, en particulier d'actions d'arrêt, d'inhibition. L'homme qui médite fixe son attitude. De plus, un organe travaille : le larynx. Nous ne pensons guère sans parler, du moins sans esquisser, lèvres closes, l'énonciation de notre pensée.

Et R. conclut que sous ses deux formes, naturelle et artificielle, l'attention est un arrêt, un séjournement, une fixation du sentiment et de l'idéation, une prévalence d'un fait mental, un état de « monoïdéisme »; et que cet état est produit par l'intervention de mécanismes corporels moteurs, les uns réflexes primitifs et naturels, les autres réflexes acquis, sociaux, verbaux, d'autres enfin, actions inhibitrices. C'est donc, dans tous les cas, par des phénomènes moteurs que l'impression peut être retenue et intensifiée. Ainsi, la « volonté » n'est pas une force abstraite, c'est la force de nos nerfs et de nos muscles. Quand notre volonté s'applique à une idée, c'est grâce aux muscles, que nous réalisons, saisissons, manions cette idée : la volonté n'agit que sur les muscles et par les muscles.

Ce livre traite de la philosophie de l'attention, plutôt que de la psychologie de l'attention. La classification des formes de l'attention porte sur l'*origine* : naturelle — artificielle; et sur le *substrat matériel* : mouvements et inhibitions musculaires. A côté de ces distinctions et sans les mettre en question, la place reste vacante pour une classification psychologique des formes et du comportement de l'attention et de l'activité intellectuelle.

D'ailleurs, la théorie motrice de l'attention a soulevé des objections, auxquelles nous ajouterons la suivante :

Dans le tétanos, maladie aiguë, suraiguë, générale du système moteur, la sensibilité et l'intelligence sont dans un état d'intégrité parfaite : les phénomènes moteurs ne sauraient donc avoir une importance sensitive ni intellectuelle fondamentale. Dans l'intoxication par le curare, l'interruption de la commande des muscles par les nerfs moteurs laisse subsister intactes la sensibilité et l'intelligence. Dans la sclérose en plaques, il y a intégrité relative de la sensibilité, alors que le système moteur est profondément altéré.

1889. Walizkaia (Mlle). Contrib. à l'étude des mensurations psychométriques des aliénés. *Rev. philos.*, 28 = 1889, 583.

1891. Sollier, P. *Psychologie de l'idiot et de l'imbécile.* 1 vol. in-8°, 276 pages, 12 planches. F. Alcan.

Nous résumons seulement ce qui concerne l'attention.

Le degré de l'attention peut servir de base à une classification des idiots et imbéciles :

1° *Idiotie absolue* : absence complète et impossibilité de l'attention.

2° *Idiotie simple* : faiblesse et difficulté de l'attention.

3° *Imbécillité* : instabilité de l'attention.

Quoi qu'en dise Binet (v. ci-dessous, p. 275), S. fait valoir plusieurs raisons pour justifier la conception que, chez l'idiot, c'est au défaut d'attention « qu'on doit rapporter le non-développement des facultés et ensuite la persistance de ce défaut de développement. » (p. 36-38) : «... la faculté d'attention est primitivement en rapport avec la vivacité des sensations. Or, chez les idiots, les sensations sont très peu vives, d'où il résulte que leur attention est très difficilement attirée ou même pas du tout dans les premiers temps de la vie (cf. ci-dessous, Van Biervliet, p. 273), et ce fait frappe tous les parents d'idiots. En conséquence de ce défaut d'attention, les sensations n'éveillent chez eux que des perceptions vagues, très confuses et aucune idée nette. Dès la naissance, le défaut d'attention empêche donc l'enfant de percevoir clairement des sensations, de les comparer, et par suite de produire l'idée qui résulte de cette comparaison de sensations multiples et semblables chacune à elle-même. A mesure que son organisme se développe et devient sujet à de plus nombreuses sensations, l'attention ne se développant pas, ces sensations sont perçues consécutivement comme isolées les unes des autres, sans éveiller aucun rapport entre elles, et partant, pas d'idées, pas de connaissances. L'état d'idiotie ne peut donc aller qu'en se confirmant de plus en plus. Les rapports les plus simples des choses, les propriétés les plus saillantes frappent toujours l'idiot de la même façon, et il ne les saisira pas plus à la centième fois qu'à la première. Dans de telles conditions, comment concevrait-on le développement du langage, qui est d'une telle importance, dans le développement de l'intelligence et dans la rapidité de ce développement, que des auteurs comme Esquirol et Dubois d'Amiens l'ont pris comme critérium de l'état intellectuel ? Soit, mais à la condition qu'on dise auparavant pourquoi le langage est possible ou ne l'est pas. Ce pourquoi réside dans l'état de l'attention. »

Le chapitre IV (p. 65-81) est consacré à l'étude de l'attention chez les idiots et les imbéciles. L'importance psychologique du travail,comme manifestation supérieure de l'attention,est signalée en passant : « Mais l'expression la plus concrète, la plus saisissable de l'attention volontaire, c'est le travail » (p. 72); diverses modalités de l'incapacité au travail sont indiquées (p. 70); outre le défaut d'intensité de l'attention, S. décrit l'instabilité (p. 74-75); deux catégories d'imbéciles inattentifs sont proposées : les *distraits dissipés* et les *distraits absorbés* (p. 77).

1895. Patrizi, M. L. La grafica psicometrica dell' attenzione. *Arch. di psichiat...*, 14, 100-107; [Trad. fr. dans :] *Arch. ital. de biol.*, 22, 189-196.

Méthode. — Signaux rapprochés : toutes les deux secondes; inscription des réactions sur un cylindre.

Résultats. — 1° Dans une première période, les temps de réaction s'abrègent graduellement, jusqu'à un optimum; dans une seconde période, l'optimum est plus ou moins longtemps maintenu; dans une troisième période, la fatigue allonge les temps de réaction. — 2° Chez certains sujets, la seconde période est très durable par rapport aux deux autres périodes; chez certains sujets, elle est très peu durable : progrès, optimum et fatigue se déroulent en soixante réactions par exemple.

[*Objection.* — Les signaux rythmiques, toutes les deux secondes favorisent l'automatisme, et on n'est pas sûr d'avoir affaire à des réactions d'attention.]

1897. Henri, Victor. Travail et fatigue. *Année Psychol.*, 3, 236.

L'étude expérimentale de l'attention doit tendre à la solution des quatre questions suivantes :

I. *Quelle est la force de concentration maxima de l'attention que l'individu peut donner dans des conditions déterminées?* (concentration).

On dispose des méthodes imparfaites que voici : 1° Audition simultanée de deux métronomes battant à rythmes différents : le sujet doit compter les battements de chaque instrument; on cherche pour quelle vitesse maxima il le peut. — 2° Exécution de deux actes simultanés : lire et écrire simultanément deux textes différents.

II. *Comment varie l'intensité de concentration de l'attention depuis le commencement d'un travail jusqu'à la fin?* (exercice et fatigue).

On peut avoir recours aux épreuves suivantes : 1° les métronomes; — 2° le calcul mental : séries de multiplications; on note la durée et le nombre d'erreurs; — 3° nombre de répétitions nécessaires pour apprendre par cœur des séries de 12 chiffres; — 4° variations de la discrimination tactile (compas de Weber); — 5° copie d'un texte renversé et de langue inconnue; — 6° souligner certaines lettres dans un imprimé (Bourdon).

III. *Comment varie l'intensité de concentration de l'attention lorsqu'on répète un même travail à des intervalles de repos déterminés?* (constance).

On fait exécuter un travail qui soit sous la dépendance de l'attention, tantôt sans et tantôt avec intervalles de repos, et l'on décèle l'influence de la continuité et de la discontinuité sur la qualité du travail (ce passage de l'article est fort obscur).

IV. *Influence de la fatigue intellectuelle, de la fatigue physique, du repos éveillé, du sommeil, des médicaments, sur l'intensité de concentration de l'attention.*

1898. Janet, Pierre. La mesure de l'attention et le graphique des temps de réaction. [Dans :] *Névroses et idées fixes*, **1**, 66-109.

L'absence d'attention peut produire le même résultat que la bonne attention, c'est-à-dire, elle peut abréger les temps de réaction. [Le premier qui ait signalé ce fait est Stanley Hall; M. Ribot l'a rappelé en 1889[1]. Külpe y est revenu en 1893[2].] P. J. publie des « courbes paradoxales » dues à la réaction automatique.

A la place de cette méthode trompeuse, voici celle que P. J. propose pour la mesure de l'attention des malades. Il définit d'abord l'attention : la puissance de synthèse mentale, pour former une perception nouvelle, un jugement, fonder un souvenir, une habitude. Et il préconise les procédés d'examen suivants :

Le malade comprend-il la parole?

Reconnaît-il un objet usuel?

Reconnaît-il un objet peu usuel?

Comprend-il à l'audition, à la lecture à voix basse, à voix haute, un petit paragraphe simple, une anecdote?

Combien de temps lui faut-il pour se fixer sur un petit travail de ce genre?

Peut-il faire une opération arithmétique? Laquelle avec succès? Peut-il résoudre un petit problème?

Comment écoute-t-il et comprend-il un petit raisonnement simple, scientifique ou moral? fait-il des objections justes?

Garde-t-il le souvenir de ce qu'il a compris?

1898. Janet, Pierre. [Mesure de l'attention par le champ visuel. Dans :] *Névroses et idées fixes*, **1**, 74-77.

J. distingue :

1° *Le champ visuel successif.* L'œil étant immobile, le sujet peut

1. Ribot, *Psychol. de l'attention*, p. 108 : « Stanley Hall, qui a eu la chance de rencontrer un sujet pouvant réagir correctement en état d'hypnotisme, a constaté une diminution très sensible du temps de réaction, qui passe d'une moyenne de 3286 (état normal) à 1939 (état hypnotique), résultat qui pouvait être prévu en raison du monoïdéisme propre à l'hypnose. »

2. Külpe, *Grundriss der Psychol.*, 38 et suiv.

voir, *successivement*, par exemple à 60° du côté interne et à 90° du côté externe.

2° *Le champ visuel simultané*. J. pense qu'il est beaucoup plus restreint que le premier.

Tous deux varient avec le degré d'attention des sujets.

1902. Blin. Les débilités mentales, *Rev. de psychiât.*, août 1902.

1903. Séglas, J. Les états d'affaiblissement et de débilité de l'intelligence : démence, stupidité, débilité mentale. *Traité de pathologie mentale* (Gilbert Ballet), 178-188.

1903. Anglade, D. Confusion mentale. *Ibid.*, 336-373.

1903. Arnaud, F. L. Démence vésanique; A, tardive; B, précoce. *Ibid.*, 801-814.

1903. Dupré, E. Démences organiques. *Ibid.*, 1244-1258.

1903. Consoni, F. Mesure de l'attention des faibles d'esprit. *Arch. de Psychol.*, 2, 209-232.

Définitions. — Distinction entre attention *statique* et attention *dynamique*. « Cette distinction, que je crois devoir admettre, de deux formes d'attention, a sa raison dans ce fait que le mécanisme attentionnel une fois constitué peut, sous l'action de causes que nous verrons plus loin (les états affectifs) maintenir sa stabilité pour un temps plus ou moins long; tout comme il peut, toujours sous l'action des mêmes causes, présenter dans un espace de temps très court une succession de répétition d'une extrême rapidité. »

Sujets. — 15 enfants, dont 11 phrénasthéniques (8 garçons et 3 filles) appartenant à l'asile-école de De Sanctis; et 4 normaux de même âge et de même condition sociale, appartenant à une école communale de Rome.

Méthode. — Esthésiométrie à l'aide du compas de Weber.

Résultats. — 1° L'attention statique conative est possible chez les enfants phrénasthéniques, mais elle est défectueuse à proportion de la gravité de leur déficit. — 2° L'attention dynamique conative peut chez ces anormaux atteindre un degré presque normal de rapidité; mais elle manque constamment d'étendue.

1903. Damaye, *Essai de diagnostic entre les états de débilité mentale*. Paris, Steinheil.

1903. ROGUES DE FURSAC, *Manuel de Psychiâtrie*, p. 58 :

Le rôle de l'attention consiste : 1° à diriger les associations 2° à régler le cours des représentations, c'est-à-dire à maintenir chacune d'elles un temps plus ou moins long dans le champ de la conscience; 3° à inhiber les associations automatiques qui menacent de faire dévier la marche des associations volontaires.

L'affaiblissement de l'attention est étroitement lié au *ralentissement des associations d'idées volontaires*. Ce dernier symptôme se manifeste cliniquement par la lenteur des conceptions et expérimentalement par une augmentation du temps de réaction.

L'affaiblissement de l'attention et le ralentissement des associations volontaires constituent les manifestations les plus précoces et les plus constantes de la paralysie psychique.

Leur intensité comporte trois degrés différents :

1er degré : capacité pour le travail intellectuel diminuée, fatigue rapide;

2e degré : obtusion intellectuelle;

3e degré : suspension complète de toute activité psychique volontaire.

L'affaiblissement de l'attention et le ralentissement des associations peuvent exister seuls comme dans certaines formes de mélancolie et surtout dans la stupeur où ils atteignent leur plus haut degré. Ils peuvent également s'associer à une exaltation de l'automatisme mental qui se traduit par une mobilité anormale de l'attention et un flux d'idées disparates (fuite des idées, incohérence) ou au contraire par l'apparition dans le champ de la conscience d'une représentation particulièrement tenace et exclusive (idée obsédante, idée fixe, idée autochtone).

1903. TOULOUSE et DAMAYE. La Démence vésanique est-elle une démence? *Rev. de Psychiât.*

Définitions. — Les « déments vésaniques » ne sont pas des déments, ce sont des confus.

Sujets. — Déments des diverses variétés.

Méthode. — Examen à l'aide des tests suivants de psychologie expérimentale :

Série I. *Temps*. — Quel est votre âge? — Quelle est votre profession? — Combien gagniez-vous par jour et par mois? — Êtes-vous marié? — Quel est votre pays natal? — Quelle était, en dernier lieu, votre adresse à Paris? — Combien de temps y avez-vous habité?

Série 2. *Lieux*. — Sommes-nous en France, en Allemagne ou en Angleterre? — En quel lieu sommes-nous ici? — Comment s'appelle la capitale de la France? — Quel est le chef-lieu du département de la Seine? — Qu'est-ce qu'une île? — La France est-elle une île? — L'Angleterre est-elle une île? — Quelles sont les cinq parties du monde?

Série 3. *Souvenirs généraux*. — Qu'était Napoléon Ier? — Qu'était Louis-Philippe? — Comment s'appelait l'ancienne reine d'Angleterre? — Quels peuples ont pris part à la guerre de 1870? — Par qui fut assassiné Henri IV? — Par qui fut assassiné le président Carnot?

Série 4. *Chiffres*. — Une addition sans retenues. — Une addition de 3 rangées de chiffres. — Une multiplication et une division très faciles.

Série 5. *Mémoire, raisonnement*. — Plusieurs épreuves sur la mémoire immédiate des chiffres. — Une épreuve sur la mémoire immédiate des phrases. — La conclusion d'un syllogisme très simple.

1903. TOULOUSE, ED. et PIÉRON, H., Les tests en psycho-pathologie (Revue critique), *Rev. de Psychiât.*

1904. VAN BIERVLIET. La mesure de l'intelligence. *J. de Psychol. norm. et pathol.*, 1, 225-235.

Définitions. — Si l'on pouvait mesurer la finesse nerveuse d'un sujet, multipliée par son pouvoir d'attention, on arriverait ainsi beaucoup plus près que par toute autre voie de la détermination de son intelligence.

Sujets. — Les 10 plus intelligents et les 10 moins intelligents d'une série de 100, pour la plupart étudiants d'Université.

Méthode. — Mesures : de l'acuité tactile par le compas de Weber; de la sensibilité rétinienne par l'angle minimum de vision distincte; de l'acuité auditive par la comparaison de deux sons; de la sensibilité musculaire par des comparaisons de poids. — Mesure de l'attention par la concordance des résultats, c'est-à-dire par la variation moyenne.

Soit la fraction :

$$\frac{\text{variation moyenne}}{\text{distance maxima de vision distincte}}$$

elle décroît si soit l'acuité, soit l'attention augmentent.

Résultats. — Cette fraction se trouve nettement et constamment plus faible chez les sujets les plus intelligents :

$$\frac{28,\ 19,\ 16,\ 10,\ 27,\ 20,\ 6,\ 19,\ 29,\ 10}{1\,000}$$

que chez les moins intelligents :

$$\frac{94,\ 38,\ 51,\ 64,\ 70,\ 63,\ 56,\ 64,\ 57,\ 68}{1\,000}.$$

1904. TOPORKOFF. Analyse psychologique des travaux manuels des aliénés. *Nouv. Icon. Salpêtrière*, 17, 311-321.

Broderies exécutées par des délirantes. Les fautes de copie et les fantaisies reflètent quelque chose de l'état mental. La méthode est celle de la graphologie, appliquée au dessin à l'aiguille.

Matériaux. — Quelques broderies sur bandes de toile identiques par une maniaque périodique, et par deux malades atteintes de l'*amentia de Meynert*; un bric-à-brac d'objets hétéroclites arrangés par une paranoiaque.

Méthode. — Résumé des quatre observations, interprétation de l'œuvre de chaque sujet par son état psychopathique.

1904. TOULOUSE, VASCHIDE et PIÉRON, *Technique de psychologie expérimentale* (*examen des sujets*), 1 vol. in-8°, 322 pages, 2e édition, 1911.

On ne saurait considérer comme un programme suffisant pour l'investigation sur l'attention des sujets normaux ou malades le petit paragraphe intitulé « Mesure de l'attention », p. 177-185, accompagné d'un tableau-test, p. 264-265. (1re éd.) Ce n'est qu'un essai de réglementation de l'épreuve de Bourdon (lettres à barrer), et de l'épreuve classique des temps de réaction, sans interprétation synthétique du but ni des moyens.

Voir notre discussion de la méthode qui inspire ce livre, ci-dessus, ch. I.

1905. BINET, A. A propos de la mesure de l'intelligence. *Ann. Psychol.*, 11, 69-82.

B. part de l'art. de Van Biervliet (v. ci-dessus, 1904). De son côté, B. a essayé, pour mesurer l'intelligence, de comparer le volume de la tête des intelligents et des sots; mais les résultats ont été négatifs. Il propose maintenant, comme coefficient intellectuel, le rapport entre le degré d'instruction d'un individu et le degré d'instruction normal pour son âge.

Une telle mesure nous paraît encore plus complexe que celle de l'attention : les causes d'erreur ou d'indétermination y sont encore plus nombreuses. En présence de l'élégante méthode de Van Biervliet, il semble que la préférence d'un procédé tel que la « méthode du degré d'instruction » aurait besoin, pour être justifiée, qu'il fût démontré que, lorsqu'on cherche une relation entre une fonction mesurable et l'intelligence, ce n'est pas à l'attention qu'il vaut mieux s'adresser. B. ne donne point cette justification; elle est seulement effleurée dans un autre mémoire (11, 180) : « Sollier a encore obéi à une idée préconçue quand il a supposé que l'attention, parce qu'elle est la plus importante des facultés de l'esprit, — ce qui est d'ailleurs sujet à caution — présente nécessairement un développement parallèle à celui de tout l'ensemble des fonctions intellectuelles, et que sa mesure servira de mesure à l'intelligence. Divers observateurs, Voisin par exemple, ont cité des faits intéressants qui prouveraient plutôt le contraire (*Leçons sur l'idiotie*, p. 80). »

1905. Binet et Simon. Sur la nécessité d'établir un diagnostic scientifique des états inférieurs de l'intelligence. *Ann. Psychol.*, **11**, **163-190**.

Les termes *faible d'esprit, arriéré, débile, imbécile, idiot,* manquent d'une définition et d'une classification précises. Pinel ne met pas à part les états stuporeux ni démentiels; Esquirol esquisse, sans jamais l'appliquer, une classification des idiots selon l'état de la parole. Ireland et Bourneville indiquent des classifications anatomo-pathologiques ou étiologiques. Les classifications symptômatiques de Jules Voisin et de Bourneville sont trop complexes : il faudrait subordonner aux symptômes intellectuels tous les autres symptômes; *la classification de l'idiotie est une classification clinique à faire par la psychologie.* « D'autre part il faut avoir recours à des mesures objectives : *Les différences quantitatives... n'ont aucune valeur si elles ne sont pas mesurées, ne fût-ce que grossièrement.* » P. Sollier a proposé une classification psychologique des faibles d'esprit, selon l'état de l'attention. A cette méthode de Sollier, B. et S. opposent l'objection suivante : « Pourquoi avoir pris l'attention plutôt que la mémoire, ou que la faculté de juger? Cela sent bien le système *a priori.* » La mesure de l'attention ne peut servir de mesure à l'intelligence.

1905. Binet et Simon. Méthodes nouvelles pour le diagnostic du niveau intellectuel des anormaux. *Ann. Psychol.*, 11, 191-244.

Trois méthodes doivent être employées cumulativement : la méthode psychologique, qui mesure le degré de l'intelligence; la méthode pédagogique, qui mesure la somme des connaissances acquises; la méthode médicale, qui apprécie les signes anatomiques, physiologiques, pathologiques de l'infériorité intellectuelle.

I. *Méthode psychologique.* — Elle suppose l'établissement d'une « échelle métrique de l'intelligence », ou plutôt d'une hiérarchie des capacités intellectuelles. B. et S. adoptent la série d'épreuves suivantes :

1. Le regard : rechercher en déplaçant une flamme si le sujet regarde. — 2. La préhension provoquée par une excitation tactile. — 3. La préhension provoquée par une perception visuelle. — 4. La connaissance de l'aliment. — 5. Recherche de l'aliment compliquée par une petite difficulté mécanique. — 6. Exécution d'ordres simples et imitation de gestes simples. — 7. Connaissance verbale des objets. — 8. Connaissance verbale des images; trouver sur une gravure les objets que l'opérateur nomme. — 9. Nomination des objets désignés. — 10. Comparaison immédiate de deux lignes, de longueur différente. — 11. Répétition de trois chiffres. — 12. Comparaison de deux poids. — 13. Suggestibilité. Pour tâter la force de jugement du sujet et la résistance de son caractère, l'opérateur cherche de temps en temps à l'induire à des réponses absurdes. — 14. Définition verbale d'objets connus. — 15. Répétition de phrases composées de 15 mots. — 16. Différence entre plusieurs objets connus, représentés de souvenir. — 17. Exercice de mémoire sur des images, 13 petites images représentant des objets familiers sont exposées au regard du sujet pendant 30"; puis le sujet dit les images qu'il se rappelle. — 18. Dessin de mémoire. — 19. Répétition immédiate de plusieurs chiffres. — 20. Ressemblance entre plusieurs objets connus, représentés de souvenir. — 21. Comparaison de longueur. — 22. Mise en ordre de 5 poids. — 23. Lacunes de poids : deviner, en soupesant les poids connus lequel a été enlevé. — 24. Exercice sur les rimes. — 25. Lacunes verbales à remplir. — 26. Faire une phrase contenant 3 mots donnés. — 27. Réponse à une question abstraite. — 28. Inversion des aiguilles d'une montre. — 29. Découpage : imagination anticipée des effets. — 30. Définition de termes abstraits.

II. *Méthode pédagogique.* — Elle « consiste à inventorier la somme de connaissances des sujets, puis à comparer cette somme à celle d'un sujet normal, à mesurer la différence, et à rechercher si l'infériorité des connaissances d'un candidat s'explique par une insuffisance de scolarité. » Il faut explorer aussi les connaissances extra-scolaires, orientation dans le temps, connaissances pratiques, etc.

III. *Méthode médicale.* — Étiologie, pronostic, antécédents héréditaires, antécédents personnels, examen somatique.

1905. BINET et SIMON. Application des méthodes nouvelles au diagnostic du niveau intellectuel chez des enfants normaux et anormaux d'hospice et d'école primaire. *Ann. Psychol.*, 11. 245-336.

Méthode. — Celle exposée ci-dessus.

Sujets. — Enfants normaux; enfants anormaux hospitalisés; enfants anormaux admis dans les écoles.

Résultats :

I. NORMAUX. — A trois ans, capacité de nommer les objets. — A cinq ans, répétition de 2 chiffres, comparaison de 2 lignes; de 2 poids (après leçon); définition d'un objet usuel. — A sept ans, souvenir de 3 phrases sur 8, avec 3 erreurs en moyenne; etc. — A neuf ans, souvenir de 4 phrases, avec 1 erreur. — A onze ans, souvenir de 5 phrases, avec 0,05 erreur; etc.

II. ANORMAUX HOSPITALISÉS :

a) *Idiots* : B. et S. proposent de réserver cette appellation aux sujets sans vocabulaire, « incapables de passer de l'objet au mot et même du mot à l'objet ». Ils distinguent : 1° L'idiot végétatif; — 2° l'idiot capable de regard volontaire; — 3° l'idiot capable de préhension; — 4° l'idiot avec connaissance des aliments; — 5° l'idiot avec faculté d'imitation de gestes.

b) *Imbéciles.* — B. et S. proposent de distinguer les *imbéciles* des débiles par l'incapacité à se rendre compte d'une différence existant entre deux choses connues, à comparer deux poids, à trouver des rimes, à répéter 6 chiffres correctement, c'est-à-dire par l'incompréhension de ce qu'on leur demande et le manque de jugement. Ils distinguent : 1° L'imbécile avec faculté de dénomination; — 2° l'imbécile avec faculté de comparaison; — 3° l'imbécile avec faculté de répétition de discours.

c) *Débiles.* — Enfin, B. et S. proposent de distinguer les *débiles* des normaux « par l'impuissance à manier l'abstraction verbale; ils ne comprennent pas une question abstraite, ou ils la comprennent mal, ou ils la comprennent insuffisamment pour pouvoir y répondre correctement. » Ils distinguent : 1° Le débile avec faculté de comparaison raisonnée; — 2° le débile avec faculté de sériation.

III. ANORMAUX D'ÉCOLE PRIMAIRE. — On pourrait mesurer leur retard sur la moyenne à l'aide des tests ci-dessus : l'examen de chaque enfant prend à peine 5 minutes.

1905. ROGUES DE FURSAC. Classification des troubles de la copie et de la dictée chez les malades mentaux. [Dans :] *Les écrits et les dessins dans les maladies nerveuses et mentales. Essai clinique.* 1 vol. 307 pages, 232 figures, Paris, Masson.

1° *Troubles de la copie :* a) Impossibilité de la copie, par aprosexie; — b) Omissions, par suite des oscillations de l'attention; — c) Désordre de la copie, par suite de l'excitation : le malade continue à écrire automatiquement, sans jugement, sans conscience des erreurs. — d) Dissociation de la lecture et de l'écriture : le malade écrit des mots sans rapport avec le texte modèle.

2° *Troubles de la dictée* : a) Impossibilité; — b) Omissions : moins fréquentes; — c) Fautes syntaxiques; — d) Homonymies.

1906. MARIE, Auguste. La démence 1 vol. in-8° 482 pages. *Bibl. internat. de psychol. expérimentale* (Toulouse). Paris, Doin. [Bibliogr. pages, 450-475].

Un bref passage seulement est consacré à l'attention chez les déments, mais il contient des indications excellentes (pp. 33-38). M. a pris, à l'aide du chronomètre de d'Arsonval, quelques temps de réaction sur 12 déments, et, comparativement, sur 12 normaux d'âges correspondants. Le temps de réaction s'est montré ralenti chez les déments, et proportionnellement à la profondeur de la démence. Les tracés montrent, en outre, des « faux pas de l'attention ».

M. semble d'ailleurs près de reconnaître que ces mesures ne sont qu'un complément à l'observation de l'activité générale des sujets : « Ces altérations de la faculté d'attention chez les déments au début se manifestent par les incapacités de continuer les occupations un peu compliquées et non automatiques. Avant même l'incoordination motrice qui vient parfois compliquer la scène, ou même surgit la première (ictus hémiplégique, par exemple), l'altération de l'attention volontaire peut être la cause de l'incapacité professionnelle initiale qui motive souvent le congédiement des individus; l'appréciation de la cause exacte échappe le plus souvent, les familles attribuent alors l'affection mentale démentielle, reconnue ensuite, au chagrin d'avoir perdu une place, alors que c'est l'altération prédémentielle de l'attention qui fut cause et non effet. » (pp. 36-37.) V. aussi un passage sur le travail professionnel, pp. 96-97, que nous citons intégralement ci-dessus.

Cet ouvrage contient un grand nombre de documents utiles. On pourrait tout au plus regretter que la texture ne soit pas toujours assez serrée. Une lacune considérable est à signaler : M. n'a pas connaissance de l'important travail de Ball et Chambard, 1882.

1906. CHARPENTIER, Clément. Quelques temps de réaction chez les aliénés. *J. de Psychol. norm. et pathol.*, 3, 226-240.

1908. ANFYMOFF, W. J. L'attention et la capacité au travail dans l'épilepsie. Rapport à la *Soc. russe de Psychol. norm. et patholog.*, St-Pétersbourg, 13 mai 1908.

Sujets. — 1° 6 épileptiques, hommes et femmes, d'âges divers; 2° 8 normaux des deux sexes.

Méthode. — 1° lettres et signes (Bourdon, Toulouse, Vaschide) à barrer; 2° additions et soustractions (Kræpelin).

Résultats. — 1° l'attention et la capacité au travail baissent beaucoup, immédiatement avant et après l'accès; — 2° la stabilité de l'attention baisse plus après l'accès qu'avant; — 3° la capacité au travail commence à se relever déjà 15 minutes après l'accès; — 4° le relèvement de l'attention après l'accès n'est achevé qu'au bout de vingt-quatre heures; — 5° le relèvement de l'attention après l'accès est surtout considérable pendant les premières heures; — 6° la ponctualité dans le travail (excepté chez les épileptiques déments) est plus grande chez les épileptiques que chez les normaux; — 7° tous ces résultats sont plus marqués dans la grande épilepsie typique que dans l'épilepsie larvée.

1908. BINET et SIMON. Le développement de l'intelligence chez les enfants. *Ann. Psychol.*, 14, 1-94.

B. et S. adoptent désormais comme suffisamment éprouvée l' « échelle de niveau intellectuel » que voici :

Trois mois : avoir un regard volontaire.

Neuf mois : faire attention au son; suivre un objet après contact ou après perception visuelle.

Un an : connaître les aliments.

Deux ans : marcher; exécuter une commission; indiquer des besoins naturels.

Trois ans : montrer son nez, son œil, sa bouche; répéter 2 chiffres; énumérer les personnages et objets d'une gravure; donner son nom de famille; répéter 6 syllabes.

Quatre ans : donner son sexe; nommer une clef, un couteau, un sou; répéter 3 chiffres; comparer 2 lignes.

Cinq ans : comparer 2 boîtes de poids différents et indiquer la plus lourde; copier un carré; répéter une phrase de 10 syllabes; compter 4 sous simples; recomposer un jeu de patience formé de 2 morceaux.

Six ans : distinguer la main droite et l'oreille gauche; répéter une phrase de 16 syllabes; faire une comparaison d'esthétique; définir des objets familiers par l'usage; exécuter trois commissions; dire son âge; distinguer le matin et le soir.

Sept ans : indiquer des lacunes dans des images; donner le compte de ses doigts; copier une phrase écrite; copier un losange; répéter 5 chiffres; décrire une gravure; compter 13 sous simples; nommer 4 pièces de monnaie.

Huit ans : faire une lecture et en conserver deux souvenirs; compter 3 sous simples et 3 doubles et donner le total; nommer 4 couleurs; compter de 20 à 0, en descendant; comparer 2 objets, de souvenir; écrire sous dictée.

Neuf ans : donner la date complète du jour; indiquer les jours de la semaine; définir mieux que par l'usage; faire une lecture et en conserver 6 souvenirs; rendre la monnaie sur 20 sous; ordonner 5 boîtes d'après leur poids.

Dix ans : énumérer les mois de l'année; reconnaître les 9 pièces de notre monnaie; composer 2 phrases dans lesquelles se trouveront 2 mots donnés; répondre à 7 questions d'intelligence.

Douze ans : critiquer des phrases absurdes; mettre 3 mots en une phrase; trouver plus de 60 mots en 3 minutes; donner des définitions de mots abstraits; reconstituer des phrases désarticulées.

Quinze ans : répéter 7 chiffres; trouver 3 rimes à un mot donné; répéter une phrase de 26 syllabes; interpréter une gravure; résoudre un problème psychologique.

[Ces tests représentent, selon B. et S., les niveaux moyens des enfants normaux d'ouvriers parisiens. Étant donné l'usage que B. et S. se proposent de faire de leur échelle, elle aurait besoin d'être à l'abri du scepticisme; or il suffit d'en essayer l'application, ainsi que nous l'avons fait, à quelques enfants appartenant au milieu social désigné, pour être pris de bien des doutes; les applications à d'autres milieux, à d'autres âges, à des mentalités anormales, enfin à des mentalités pathologiques nous paraissent donc extrêmement hasardées. Ces applications soulèvent, en outre, une autre objection non moins grave : alors même que l'échelle des âges serait indiscutable, ce cadre demeurerait inadéquat à d'autres objets, et l'idée même de le transporter tel quel ailleurs est inadmissible.]

1909. Marie A. et Martial, R. *Travail et folie; influences professionnelles sur l'étiologie psychopathique.* 1 vol. 16°, 111 pages, Paris, Bloud et Cie.

De la question « travail et folie », M. et M. n'abordent qu'une petite partie : ils recherchent des données statistiques pour classer les aliénés, répartis par maladies mentales, selon les professions exercées avant l'internement.

[La question « travail et folie » contient en outre au moins trois ordres de recherches auxquelles M. et M. ne font pas allusion :

1° Les aliénés travailleurs au point de vue industriel : le rendement des ateliers et exploitations dans les asiles et les colonies d'aliénés, par rapport aux établissements similaires à ouvriers normaux.

2° Le travail comme élément du traitement : son influence sur l'évolution des malades.

3° Symptomatologie du travail déficient chez les aliénés travailleurs.

C'est ce dernier problème qui nous intéresse présentement.]

1909. Binet et Simon. L'intelligence des imbéciles. *Ann. Psychol.*, 15, 1-147.

Essai dont le principe est doublement contestable : B. et S., armés de leur classification par « âge d'intelligence », encore douteuse pour les enfants normaux d'école, entreprennent de l'appliquer à des idiots d'hospice, de tout âge.

« Cette assimilation d'un arriéré à un enfant d'un certain âge, aurait pu passer pour une simple comparaison littéraire, il y a dix ans; mais puisque, aujourd'hui, au moment où nous écrivons ces lignes, nous avons acquis le pouvoir de fixer, à quelques mois près, ce que nous appelons *l'âge d'intelligence* de ces déficients, puisque nous pouvons à bon droit considérer tel idiot de trente ans comme l'équivalent d'un enfant d'un an, tel imbécile de vingt ans comme l'équivalent d'un enfant de six ans, et que ces déficients sont autant d'enfants arrêtés à une phase de leur développement, nous n'aurons qu'à mettre ces déficients en ordre pour avoir une série à évolution ascendante et faire avec elle et grâce à elle la psychogénie d'une fonction. »

Voici comment B. et S. conçoivent un arriéré : c'est un enfant qui est né normal et a vécu normal jusqu'à un certain âge; puis, il a subi un arrêt de développement. Le voici maintenant adulte : quel est cet âge, où il a été et demeure figé? Cette conception de l'arrêt de développement est peut-être valable pour quelques cas : mais elle devient purement métaphorique lorsqu'elle est étendue indistinctement à tous les arriérés. La plupart, en effet, ne sont pas nés normaux, n'ont pas vécu normaux quelques mois ou quelques années, n'ont pas subi un arrêt de développement à l'un des âges de l'échelle établie par B. et S. pour les enfants normaux d'école primaire. Mais ou bien ils ont subi un arrêt de développement avant la naissance, *in utero*, ou bien ils se sont développés, après comme avant la naissance, sans qu'il y ait eu « arrêt », mais d'une manière insuffisante, lente, inégale, anormale. Si bien qu'aujourd'hui tout comme il y a dix ans, la tentative de B. et S., est hasardée, et leur méthode, inadéquate.

La page écrite par Sollier sur les essais de parallèle entre l'intelligence des idiots et des enfants normaux reste vraie.

« Mais l'impossibilité théorique d'un tel parallèle saute aux yeux dès qu'on veut le réaliser, et l'on est frappé alors de la différence qui existe entre un enfant non encore complètement développé et un idiot même très éduqué. L'enfant a en germe toutes les facultés et le pouvoir de les développer... L'enfant se meut spontanément, l'idiot est un automate qui se meut suivant l'impulsion qu'on lui donne. Un enfant peut comprendre une chose et ne pas savoir la faire, un idiot peut la faire et ne pas la comprendre... A notre sens, et après bien des essais, nous pensons donc que la comparaison de l'état psychologique des idiots avec celui des enfants normaux, ne saurait mener à aucun résultat intéressant et est même impraticable. » (Sollier, 1891, *Psych. de l'idiot et de l'imbécile*, 4-5.)

En un passage de ce mémoire, B. et S. paraissent avoir un moment songé, à propos des imbéciles, à définir divers degrés d'insuffisance de l'attention :

« Le caractère auquel nous nous attacherons le plus est celui de la *mobilisation* de l'attention. Nous nous demanderons : l'attention de ce sujet peut-elle être excitée, réveillée, attirée sur un point particulier? Cette attention une fois attirée, peut-elle continuer à se fixer pendant un certain temps? Si une cause de distraction se produit, et qu'elle obéisse, peut-elle après avoir quitté le premier objet y revenir spontanément? Peut-elle même résister à la cause de distraction, et rester fixée sur le même objet, malgré toutes les influences qui l'en détournent? Ce sont là les quatre degrés que nous étudierons, et qui correspondront à une organisation de plus en plus haute de l'attention ».

Malheureusement, ce n'est là qu'une indication fugace, tracée en passant. Vainement on cherche, par la suite, la réalisation de cette promesse, une exacte classification des sujets par l'application de cette échelle à quatre degrés. Or, pour qu'une distinction de degrés existe, ne faut-il pas qu'elle permette, à peu près, avec, sans doute les aléas et les difficultés de la clinique, d'étiqueter les malades, et de poser sur chaque cas le diagnostic du degré?

1909. Binet et Simon. Une nouvelle théorie psychologique et clinique de la démence. *Ann. Psychol.*, 15, 168-272.

Le titre dépasse de beaucoup le contenu de ce travail. D'abord, B. et S. n'y étudient que deux seulement parmi les formes de la démence : la paralytique et la sénile. De plus, la formule psychologique à laquelle ils aboutissent n'est point nouvelle. Eux-mêmes le reconnaissent dans leur un peu hâtive conclusion (p. 271) :

« Seulement, ce qui est une perte chez les déments est un défaut d'acquisition chez les débiles. La différence entre les uns et les autres est celle qui sépare une inertie de fonctionnement et une insuffisance de développement; on le savait déjà, ou pour le moins on s'en doutait; notre travail a consisté surtout à mettre là dedans de la précision et à remplir ces formules un peu creuses. Nous savons maintenant que l'inertie de fonctionnement consiste dans une faiblesse de l'évocation des états de conscience et que le défaut du développement se marque dans la qualité des états de conscience, qui ne sont pas assez différenciés. »

[Voir ci-dessus, nos *Conclusions*].

1910. Binet et Simon, Les démences, *Ann. Psychol.* 16, 266-348.

Le précédent mémoire de B. et S. portait seulement sur les démences paralytique et sénile; celui-ci est la présentation de trois démentes précoces, entourée d'exposés sur la démence précoce et sur la démence en général.

Historique de la démence. — L'exposé historique de B. et S. présente des lacunes. Pour ce qui est des travaux anciens, B. et S. n'ont pas connaissance du meilleur (Ball et Chambard, v. ci-dessus). Quant aux travaux contemporains, l'exposé, comme on va voir, en est par trop imprécis.

Définitions. — Sur les quatre variétés aujourd'hui généralement admises de la démence précoce : 1° simple; 2° hébéphrénique; 3° catatonique; 4° paranoïde, les deux dernières seulement sont clairement aperçues. La première n'est même pas nommée; peut-être un passage (p. 311) s'y rapporte-t-il obscurément. La seconde n'est que nommée; rien ne permet d'entrevoir l'importance de cette forme, ni sa particularité.

Sujets. — Deux catatoniques; une paranoïde.

Méthode. — Mixte : observation clinique, expérimentation à l'aide des tests de l' « échelle de niveau intellectuel » composée par B. et S. pour les enfants normaux d'école primaire.

Résultats. — La première malade est d'un niveau bas, indéterminé. La seconde, dont l'âge réel est passé sous silence (elle paraît avoir trente-cinq ans au moment où a lieu l'observation), « atteint à peu près le niveau de neuf ans » intellectuellement. La troisième a quarante ans : « soumise à l'examen d'intelligence, elle n'a qu'un niveau de sept ans. » Or, B. et S. admettent (?) que leur « niveau de douze ans » représente le niveau intellectuel moyen normal des adultes de la classe ouvrière.

Parmi les notions théoriques exposées, notons la suivante : l'affaiblissement intellectuel, dans la démence précoce, est accompagné d'un affaiblissement des instincts; il y a aussi un affaiblissement de l'émotivité, consécutif au double déficit intellectuel et instinctif : mais l'indifférence émotionnelle est moins complète qu'on ne le dit souvent [ceci dépend des variétés, mais B. et S. ne les isolent guère]; enfin, il ne faudrait pas considérer l'affaiblissement intellectuel comme un effet de l'affaiblissement sentimental [aucun auteur n'est cité comme répondant de cette conception] : tout au contraire, l'absence de sentiments est une condition favorable à l'intelligence : « Ce qui constitue la démence précoce, ce n'est pas l'absence d'émotions: c'est la production de l'affaiblissement intellectuel malgré cette absence. »

1910. Vladytcko, L'attention, la capacité mentale au travail et les associations apparaissant librement chez les malades atteints de démence précoce. *Rev.* (russe) *de psychiât., neur. et psychol. expérim.* C. R. dans : *J. de Psychol. norm. et pathol.* 7, 173.

I. — *Travail* : 1° Augmentation de la qualité du travail et diminution des erreurs au cours de chaque séance. — 2° Le travail de certains hébéphréniques approche, par sa quantité, de celui des normaux, et l'emporte même en qualité. — 3° L'amélioration de la rapidité du travail est plus grande chez les hébéphréniques que chez les déments précoces simples, et la qualité du travail est supérieure. — 4° La fatigue mentale survient plus vite chez les déments précoces simples que chez les hébéphréniques.

II. *Attention* : supériorité des hébéphréniques à l'égard des déments précoces simples pour la capacité de fixation, la force de concentration, la stabilité.

III. — *Association* : ralentissement de l'évocation chez les hébéphréniques; ralentissement plus considérable chez les autres déments précoces. Les hébéphréniques réagissent aux idées générales par des évocations; les autres déments précoces ne réagissent pas aux idées générales.

TABLE DES MATIÈRES

TROISIÈME PARTIE

ÉCHELLE CLINIQUE DES DEGRÉS DE L'AFFAIBLISSEMENT INTELLECTUEL CHEZ LES DÉMENTS

QUATRIÈME PARTIE

CONCLUSIONS ET BIBLIOGRAPHIE

1141-11. — Coulommiers. Imp. PAUL BRODARD. — P9-11.

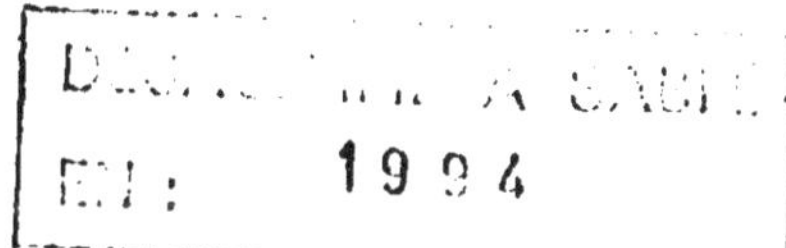

LIBRAIRIE FÉLIX ALCAN

FÉLIX ALCAN ET R. LISBONNE, ÉDITEURS

PHILOSOPHIE — HISTOIRE

CATALOGUE

DES

Livres de Fonds

OUVRAGES PARUS EN 1910 et 1911 : Voir pages 2, 6, 18, 26, 28, 29 et 30.

On peut se procurer tous les ouvrages qui se trouvent dans ce Catalogue par l'intermédiaire des libraires de France et de l'Étranger.

On peut également les recevoir franco *par la poste, sans augmentation des prix désignés, en joignant à la demande des* TIMBRES-POSTE FRANÇAIS *ou un* MANDAT *sur Paris.*

108, BOULEVARD SAINT-GERMAIN 108

PARIS, 6e

JUILLET 1911

Les titres précédés d'un *astérisque* (*) sont recommandés par le Ministère de l'Instruction publique pour les Bibliothèques des élèves et des professeurs et pour les distributions de prix des lycées et collèges.

BIBLIOTHÈQUE
DE PHILOSOPHIE CONTEMPORAINE

La *psychologie*, avec ses auxiliaires indispensables, *l'anatomie* et la *physiologie du système nerveux*, la *pathologie mentale*, la *psychologie des races inférieures et des animaux*, les *recherches expérimentales des laboratoires*; — la *logique*; — les *théories générales fondées sur les découvertes scientifiques*; — *l'esthétique*; — les *hypothèses métaphysiques*; — la *criminologie* et la *sociologie*; — *l'histoire des principales théories philosophiques*; tels sont les principaux sujets traités dans cette bibliothèque. — Le catalogue spécial à cette collection, par ordre de matières, sera envoyé sur demande.

VOLUMES IN-16, BROCHÉS, A 2 FR. 50

Ouvrages parus en 1910 et 1911 :

BALDWIN (J.-M.), correspondant de l'Institut. **Le darwinisme dans les sciences morales.** Traduit par G.-L. Duprat, docteur ès lettres. 1910.
BOHN (G.), directeur du laboratoire de biologie et psychologie comparée à l'École des Hautes-Études. **La nouvelle psychologie animale** (*Couronné par l'Institut*). 1911.
DUGAS (L.), docteur ès lettres et MOUTIER (Dr F.). **La dépersonnalisation.** 1911.
DUNAN (Ch.), professeur au collège Rollin. **Les deux idéalismes.** 1910.
JOUSSAIN (A.). **Romantisme et religion.** 1910. (*Récompensé par l'Institut*).
KOSTYLEFF (N.). **La crise de la psychologie expérimentale.** 1910.
LAHY (J.-M.), chef des travaux à l'École pratique des Hautes-Études. **La morale de Jésus.** *Sa part d'influence dans la morale actuelle.* 1911.
LE DANTEC (F.), chargé du Cours de biologie générale à la Sorbonne. **Le chaos et l'harmonie universelle.** 1911.
LICHTENBERGER (E.), professeur honoraire à la Sorbonne. **Le Faust de Gœthe.** *Essai de critique impersonnelle.* 1911.
MENDOUSSE (P.), docteur ès lettres, professeur au lycée de Digne. *** Du dressage à l'Éducation.** 1910.
OSTWALD (W.), professeur à l'Université de Leipzig. **Esquisse d'une philosophie des sciences.** Traduit par M. Dorolle, agrégé de philosophie. 1911.
PARISOT (E.) et MARTIN (E.), professeurs de philosophie. **Les postulats de la Pédagogie.** Préface de G. Compayré, de l'Institut (*Récompensé par l'Institut*). 1911.
PAULHAN (Fr.). **La logique de la contradiction.** 1910.
PÉLADAN. **La philosophie de Léonard de Vinci.** 1910.
PHILIPPE (Dr J.) et PAUL BONCOUR (Dr G.). *** L'éducation des anormaux.** 1910.
QUEYRAT (Fr.). **La curiosité.** *Étude de psychologie appliquée.* 1910.
ROGUES DE FURSAC (J.). **L'avarice.** *Essai de psychologie morbide.* 1911.
SCHOPENHAUER. **Philosophie et science de la nature.** 1911. (*Parerga et Paralipomena*).
SEGOND (J.), docteur ès lettres. *** Cournot et la psychologie vitaliste.** 1910.
SEILLIÈRE (E.). **Introduction à la philosophie de l'impérialisme.** 1910.
WINTER (M.). **La méthode dans la philosophie des mathématiques.** 1911.

Précédemment publiés :

ALAUX (V.). **La philosophie de Victor Cousin.**
ALLIER (R.). *** La philosophie d'Ernest Renan.** 2e édit. 1903.
ARRÉAT (L.). *** La morale dans le drame, l'épopée et le roman.** 3e édit.
— *** Mémoire et imagination** (Peintres, musiciens, poètes, orateurs). 2e édit.
— **Les croyances de demain.** 1898.
— **Dix ans de philosophie.** 1900.
— **Le sentiment religieux en France.** 1903.
— **Art et psychologie individuelle.** 1906.
ASLAN (G.), docteur ès lettres. **L'expérience et l'invention en morale.** 1908.
AVEBURY (Lord) (Sir John Lubbock). **Paix et bonheur**, trad. A. Monod. (V. p. 5.)
BALLET (G.), professeur à la Faculté de médecine de Paris. **Le Langage intérieur et les diverses formes de l'aphasie.** 2e édit.

VOLUMES IN-16 A 2 FR. 50

BAYET (A.). **La morale scientifique.** 2ᵉ édit. 1906.
BEAUSSIRE, de l'Institut. * **Antécédents de l'hégélianisme dans la philosophie française.**
BERGSON (H.), de l'Institut, professeur au Collège de France. * **Le Rire.** Essai sur la signification du comique. 6ᵉ édit. 1910.
BINET (A.), directeur du laboratoire de psychologie physiologique de la Sorbonne. **La psychologie du raisonnement**, expériences par l'hypnotisme. 4ᵉ édit. 1907.
BLONDEL (H.). **Les approximations de la vérité.** 1900.
BOS (C.), docteur en philosophie. * **Psychologie de la croyance.** 2ᵉ édit. 1905.
* **Pessimisme, Féminisme, Moralisme.** 1907.
BOUCHER (M.). **L'hyperespace, le temps, la matière et l'énergie.** 2ᵉ édit. 1905.
BOUGLÉ (C.), chargé de cours à la Sorbonne. **Les sciences sociales en Allemagne.** 2ᵉ édit. 1902.
— * **Qu'est-ce que la Sociologie?** 2ᵉ édit. 1910.
BOURDEAU (J.). **Les Maîtres de la pensée contemporaine.** 6ᵉ édit. 1910.
— **Socialistes et sociologues.** 2ᵉ édit. 1907.
— **Pragmatisme et modernisme.** 1909.
BOUTROUX, de l'Institut. * **De la contingence des lois de la nature.** 6ᵉ édit. 1908.
BRUNSCHVICG, maître de conférences à la Sorbonne. * **Introduction à la vie de l'esprit.** 2ᵉ édit. 1906.
— * **L'idéalisme contemporain.** 1905.
COIGNET (C.). **L'évolution du protestantisme français au XIXᵉ siècle.** 1907.
COMPAYRÉ (G.), de l'Institut. * **L'adolescence.** *Étude de psychologie et de pédagogie.* 2ᵉ éd.
COSTE (Ad.). **Dieu et l'âme.** 2ᵉ édit. précédée d'une préface par R. Worms. 1903.
CRAMAUSSEL (Ed.), docteur ès lettres. * **Le premier éveil intellectuel de l'enfant.** 1909. 2ᵉ éd.
CRESSON (A.), prof. au lycée St-Louis. **La Morale de Kant.** 2ᵉ édit. (Couronné par l'Institut).
— **Le Malaise de la pensée philosophique.** 1905.
— * **Les bases de la philosophie naturaliste.** 1907.
DANVILLE (Gaston). **Psychologie de l'amour.** 5ᵉ édit. 1910.
DAURIAC (L.). **La Psychologie dans l'Opéra français** (Auber, Rossini, Meyerbeer).
DELVOLVE (J.), maître de conférences à l'Univ. de Montpellier. * **L'organisation de la conscience morale.** *Esquisse d'un art moral positif.* 1906.
— **Rationalisme et tradition.** 1909.
DROMARD (G.). **Les mensonges de la Vie intérieure.** 1909.
DUGAS, docteur ès lettres. * **Le Psittacisme et la pensée symbolique.** 1896.
— **La Timidité.** 5ᵉ édit. augmentée, 1910.
— **Psychologie du rire.** 2ᵉ édit. 1910.
— **L'absolu.** 1904.
DUGUIT (L.), prof. à la Faculté de droit de Bordeaux. **Le droit social, le droit individuel et la transformation de l'État.** 2ᵉ édition, 1911.
DUMAS (G.), professeur adjoint à la Sorbonne. * **Le Sourire**, avec 19 figures. 1906.
DUNAN, docteur ès lettres. **La théorie psychologique de l'Espace.**
DUPRAT (G.-L.), docteur ès lettres. **Les Causes sociales de la Folie.** 1900.
— **Le Mensonge.** *Étude psychologique.* 2ᵉ édit. revue. 1909.
DURAND (de Gros). * **Questions de philosophie morale et sociale.** 1902.
DURKHEIM (Émile), professeur à la Sorbonne. * **Les règles de la méthode sociologique.** 5ᵉ édit. 1910.
EICHTHAL (E. d'), de l'Institut. **Pages sociales.** 1909.
ENCAUSSE (Papus). **L'occultisme et le spiritualisme.** 3ᵉ édit. 1911.
ESPINAS (A.), de l'Institut. * **La Philosophie expérimentale en Italie.**
FAIVRE (E.). **De la Variabilité des espèces.**
FÉRÉ (Dʳ Ch.). **Sensation et Mouvement.** Étude de psycho-mécanique, avec fig. 2ᵉ éd.
— **Dégénérescence et Criminalité**, avec figures. 4ᵉ édit. 1907.
FERRI (E.). * **Les Criminels dans l'Art et la Littérature.** 3ᵉ édit. 1908.
FIERENS-GEVAERT. **Essai sur l'Art contemporain.** 2ᵉ éd. 1903. (Cour. par l'Acad. franç.)
— **La Tristesse contemporaine**, 5ᵉ édit. 1908. (Couronné par l'Institut.)
— * **Psychologie d'une ville.** *Essai sur Bruges.* 3ᵉ édit. 1908.
— **Nouveaux essais sur l'Art contemporain.** 1903.
FLEURY (Maurice de), de l'Académie de médecine. **L'Ame du criminel.** 2ᵉ édit. 1907.
FONSEGRIVE, professeur au lycée Buffon. **La Causalité efficiente.** 1893.
FOUILLÉE (A.), de l'Institut. **La propriété sociale et la démocratie.** 4ᵉ édit. 1909.
FOURNIÈRE (E.). **Essai sur l'individualisme.** 2ᵉ édit. 1908.
GAUCKLER. **Le Beau et son histoire.**
GELEY (Dʳ G.). * **L'être subconscient.** 3ᵉ édit. 1911.
GIROD (J.), agrégé de philosophie. * **Démocratie, patrie, humanité.** 1909.
GOBLOT (E.), professeur à l'Université de Lyon. **Justice et liberté.** 2ᵉ éd. 1907.
GODFERNAUX (G.), docteur ès lettres. **Le Sentiment et la Pensée.** 2ᵉ éd. 1906.
GRASSET (J.), professeur à la Faculté de Médecine de Montpellier. **Les limites de la biologie.** 6ᵉ édit. 1909. Préface de Paul Bourget, de l'Académie française.
GREEF (de), prof. à l'Univ. nouv. de Bruxelles. **Les Lois sociologiques.** 4ᵉ édit. revue. 1908.
GUYAU. * **La Genèse de l'idée de temps.** 2ᵉ édit. 1902.

VOLUMES IN-16 A 2 FR. 50

HARTMANN (E. de). **La Religion de l'avenir.** 7e édit. 1908.
— **Le Darwinisme, ce qu'il y a de vrai et de faux dans cette doctrine.** 9e édit.
HERBERT SPENCER. * **Classification des sciences.** 9e édit. 1909.
— **L'Individu contre l'État.** 8e édit. 1908.
HERCKENRATH (C.-R.-C.). **Problèmes d'Esthétique et de Morale.** 1897.
JAELL (Mme). **L'intelligence et le rythme dans les mouvements artistiques.**
JAMES (W.). **La théorie de l'émotion**, préface de G. DUMAS. 3e édit. 1910.
JANET (Paul), de l'Institut. * **La Philosophie de Lamennais.**
JANKELEVITCH (Dr). * **Nature et Société.** *Essai d'une application du point de vue finaliste aux phénomènes sociaux.* 1906.
JOUSSAIN (A.). **Le fondement psychologique de la morale.** 1909.
LACHELIER (J.), de l'Institut. **Du fondement de l'induction**, 6e édit. 1911.
— * **Études sur le syllogisme**, suivies de l'observation de Platner et d'une note sur le « Philèbe ». 1907.
LAISANT (C.). **L'Éducation fondée sur la science.** Préface de A. NAQUET. 3e éd. 1911.
LAMPÉRIÈRE (Mme A.). * **Le Rôle social de la femme, son éducation.** 1898.
LANDRY (A.), docteur ès lettres. **La Responsabilité pénale.** 1902.
LANGE, professeur à l'Université de Copenhague. * **Les Émotions**, étude psycho-physiologique, traduit par G. Dumas. 2e édit. 1902.
LAPIE (P.), professeur à l'Université de Bordeaux. **La Justice par l'État.** 1899.
LAUGEL (Auguste). **L'Optique et les Arts.**
LE BON (Dr Gustave). * **Lois psychologiques de l'évolution des peuples.** 10e édit. 1911.
— * **Psychologie des foules.** 16e édit. 1911.
LE DANTEC (F.), chargé du cours de biologie générale à la Sorbonne. **Le Déterminisme biologique et la Personnalité consciente.** 3e édit. 1908.
— * **L'Individualité et l'Erreur individualiste.** 3e édit. 1911.
— * **Lamarckiens et Darwiniens.** 3e édit. 1908.
LEFÈVRE (G.), professeur à l'Univ. de Lille. **Obligation morale et idéalisme.** 1895.
LIARD, de l'Inst., vice-recteur de l'Acad. de Paris. * **Les Logiciens anglais contemp.** 5e éd.
— **Des définitions géométriques et des définitions empiriques.** 3e édit.
LICHTENBERGER (Henri), professeur-adjoint à la Sorbonne. * **La philosophie de Nietzsche**, 12e édit. 1911.
— * **Friedrich Nietzsche. Aphorismes et fragments choisis.** 5e édit. 1911.
LODGE (Sir Olivier). * **La Vie et la Matière**, trad. J. MAXWELL. 2e édit. 1909.
LUBBOCK (Sir John). * **Le Bonheur de vivre.** 2 volumes. 11e édit. 1909.
— * **L'Emploi de la vie.** 8e éd. 1911.
LYON (Georges), recteur de l'Académie de Lille. * **La Philosophie de Hobbes.**
MARGUERY (E.). **L'Œuvre d'art et l'évolution.** 2e édit. 1905.
MAUXION (M.), prof. à l'Univ. de Poitiers. * **L'éducation par l'instruction.** *Herbart.*
— * **Essai sur les éléments et l'évolution de la moralité.** 1904.
MILHAUD (G.), professeur à la Sorbonne. * **Le Rationnel.** 1898.
— * **Essai sur les conditions et les limites de la Certitude logique.** 2e édit. 1898.
MOSSO, prof. à l'Univ. de Turin. * **La Peur.** Étude psycho-physiologique (avec figures). 4e édit. revue. 1908.
— * **La Fatigue intellectuelle et physique.** Trad. Langlois. 6e édit. 1908.
MURISIER (E.). * **Les Maladies du sentiment religieux.** 3e édit. 1909.
NAVILLE (A.), prof. à l'Univ. de Genève. **Nouvelle classification des sciences.** 2e édit. 1901.
NORDAU (Max). **Paradoxes psychologiques**, trad. Dietrich. 7e édit. 1911.
— **Paradoxes sociologiques**, trad. Dietrich. 6e édit. 1910.
— * **Psycho-physiologie du Génie et du Talent**, trad. Dietrich. 5e édit. 1911.
NOVICOW (J.). **L'Avenir de la Race blanche.** 2e édit. 1903.
OSSIP-LOURIÉ, docteur ès lettres, professeur à l'Université nouvelle de Bruxelles. **Pensées de Tolstoï.** 3e édit. 1910.
— * **Nouvelles Pensées de Tolstoï.** 1903.
— * **La Philosophie de Tolstoï.** 3e édit. 1908.
— * **La Philosophie sociale dans le théâtre d'Ibsen.** 2e édit. 1910.
— **Le Bonheur et l'Intelligence.** 1904.
— **Croyance religieuse et croyance intellectuelle.** 1908.
PALANTE (G.), agrégé de philosophie. **Précis de sociologie.** 4e édit. 1909.
— * **La sensibilité individualiste.** 1909.
PARODI (D.), professeur au lycée Michelet. **Le problème moral et la pensée contemporaine.** 1909.
PAULHAN (Fr.), correspondant de l'Institut. **Les Phénomènes affectifs et les lois de leur apparition.** 2e éd. 1901.
— * **Psychologie de l'invention.** 2e édit. 1911.
— * **Analystes et esprits synthétiques.** 1903.
— * **La fonction de la mémoire et le souvenir affectif.** 1904.
— **La morale de l'ironie.** 1909.
PHILIPPE (J.). * **L'image mentale**, avec fig. 1903.

VOLUMES IN-16 A 2 FR. 50

PHILIPPE (Dr J.) et PAUL-BONCOUR (Dr G.). **Les anomalies mentales chez les écoliers.** (*Ouvrage couronné par l'Institut*). 2e éd. 1907.
PILLON (F.), lauréat de l'Institut. * **La Philosophie de Ch. Secrétan.** 1898.
PIOGER (Dr Julien). **Le Monde physique**, essai de conception expérimentale. 1893.
PROAL (Louis), conseiller à la Cour d'appel de Paris. **L'éducation et le suicide des enfants.** Étude psychologique et sociologique. 1907.
QUEYRAT, prof. de l'Univ. * **L'Imagination et ses variétés chez l'enfant.** 4e édition, 1903.
— * **L'Abstraction**, son rôle dans l'éducation intellectuelle. 2e édit. revue. 1907.
— * **Les Caractères et l'éducation morale.** 4e éd. 1911.
— * **La logique chez l'enfant et sa culture.** 3e édition, revue. 1907.
— * **Les jeux des enfants.** 3e édit. 1911.
(*Les six volumes ci-dessus ont été récompensés par l'Institut*)
RAGEOT (G.), agrégé de philosophie. **Les savants et la philosophie.** 1907.
REGNAUD (P.), professeur à l'Université de Lyon. **Logique évolutionniste.** 1897.
— **Comment naissent les mythes.** 1897.
RENARD (Georges), prof. au Collège de France. **Le Régime socialiste**, 6e éd. 1907.
RÉVILLE (A.). **Histoire du Dogme de la Divinité de Jésus-Christ.** 4e édit. 1907.
REY (A.), chargé de cours à l'Université de Dijon. * **L'Energétique et le Mécanisme.** 1907.
RIBOT (Th.), de l'Institut, professeur honoraire au Collège de France, directeur de la *Revue philosophique*. **La Philosophie de Schopenhauer.** 12e édition.
— * **Les Maladies de la mémoire.** 22e édit. 1911.
— * **Les Maladies de la volonté.** 26e édit. 1910.
— * **Les Maladies de la personnalité.** 15e édit. 1911.
— * **La Psychologie de l'attention.** 11e édit. 1910.
— **Problèmes de psychologie affective.** 1909.
RICHARD (G.), professeur à l'Univ. de Bordeaux. * **Socialisme et Science sociale.** 3e édit.
RICHET (Ch.), prof. à l'Univ. de Paris. **Essai de psychologie générale.** 8e édit. 1910.
ROBERTY (E. de). **L'Agnosticisme.** Essai sur quelques théories pessimistes de la connaissance. 3e édit. 1893.
— **La Recherche de l'Unité.** 1893.
— **Le Psychisme social.** 1896.
— **Les Fondements de l'Éthique.** 1898.
— **Constitution de l'Éthique.** 1901.
— **Frédéric Nietzsche.** 3e édit. 1903.
ROEHRICH (E.). * **L'attention spontanée et volontaire.** Son fonctionnement, ses lois, son emploi dans la vie pratique. (*Récompensé par l'Institut.*) 1907.
ROGUES DE FURSAC (J.). **Un mouvement mystique contemporain.** Le réveil religieux au Pays de Galles (1904-1905). 1907.
ROISEL. **De la Substance.**
— **L'Idée spiritualiste.** 2e édit. 1901.
ROUSSEL-DESPIERRES. **L'Idéal esthétique.** *Philosophie de la Beauté.* 1904.
RZEWUSKI (S.). **L'optimisme de Schopenhauer.** 1908.
SCHOPENHAUER. * **Le Fondement de la morale**, trad. par A. Burdeau. 10e édit.
— * **Le libre Arbitre**, trad. par M. Salomon Reinach, de l'Institut. 11e édit. 1909.
— **Pensées et Fragments**, avec intr. par M. J. Bourdeau. 24e édit. 1911.
— * **Écrivains et Style**, traduct. Dietrich. 2e édit. 1908. (*Parerga et Paralipomena*).
— * **Sur la Religion**, traduct. Dietrich. 2e édit. 1908. id.
— * **Philosophie et Philosophes**, trad. Dietrich, 1907. id.
— * **Ethique, droit et politique.** 1908, traduct. Dietrich. id.
— **Métaphysique et esthétique**, traduction Aug. Dietrich. 1909. id.
SOLLIER (Dr P.). **Les Phénomènes d'autoscopie**, avec fig. 1903.
— * **Essai critique et théorique sur l'Association en psychologie.** 1907.
SOURIAU (P.), professeur à l'Université de Nancy. * **La Rêverie esthétique.** 1906.
STUART MILL. * **Auguste Comte et la Philosophie positive.** 8e édit. 1907.
— * **L'Utilitarisme.** 7e édit. 1911.
— **Correspondance inédite avec Gust. d'Eichthal** (1828-1842) — (1864-1871).
— **La Liberté**, avant-propos, introduction et traduct. par Dupont-White. 3e édit.
SULLY PRUDHOMME, de l'Académie française. * **Psychologie du libre arbitre** suivi de *Définitions fondamentales des idées les plus générales et des idées les plus abstraites.* 1907.
— et Ch. RICHET. **Le problème des causes finales** 4e édit. 1907.
SWIFT. **L'éternel Conflit.** 1907.
TANON (L.). * **L'Évolution du Droit et la Conscience sociale.** 3e édit. revue, 1911.
TARDE, de l'Institut. **La Criminalité comparée.** 7e édit. 1910.
— * **Les Transformations du Droit.** 6e édit. 1909.
— * **Les Lois sociales.** 6e édit. 1910.
TAUSSAT (J.). **Le monisme et l'animisme**, 1908.
THAMIN (R.), recteur de l'Acad. de Bordeaux. * **Éducation et Positivisme.** 3e édit. 1910.
THOMAS (P. Félix), docteur ès lettres. * **La Suggestion**, son rôle dans l'éducation. 4e édit. 1907.
— * **Morale et Éducation**, 3e édit. 1911.
WUNDT. **Hypnotisme et Suggestion.** Étude critique, trad. Keller. 5e édit. 1910.
ZELLER. **Christian Baur et l'École de Tubingue**, trad. Ritter.
ZIEGLER. **La Question sociale est une Question morale**, trad. Palante. 4e édit. 1911.

BIBLIOTHÈQUE
DE PHILOSOPHIE CONTEMPORAINE

VOLUMES IN-8, BROCHÉS
à 3 fr. 75, 5 fr., 7 fr. 50, 10 fr., 12 fr. 50 et 15 fr.

Ouvrages parus en 1910 et 1911 :

BASCH (V.), chargé de cours à la Sorbonne. * **La poétique de Schiller.** *Essai d'esthétique littéraire.* 2e édition revue. 1911 ... 7 fr. 50

BERR (H.), directeur de la *Revue synthèse historique.* **La synthèse en histoire.** *Essai critique et théorique.* 1911 ... 5 fr.

BERTHELOT (R.), membre de l'Académie de Belgique. **Un romantisme utilitaire.** *Étude sur le mouvement pragmatiste. Le pragmatisme chez Nietzsche et chez Poincaré.* 1911 ... 7 fr. 50

BRUGEILLES (R.), juge suppléant au tribunal civil de Bordeaux. **Le droit et la sociologie.** 1910 ... 3 fr. 75

CELLÉRIER (L.) * **Esquisse d'une science pédagogique.** *Les faits et les lois de l'éducation.* (*Récompensé par l'Institut*). 1910 ... 7 fr. 50

CROCE (B.). **La Philosophie de la pratique.** *Économie et esthétique.* Traduit par H. Buriot et le Dr Jankélévitch. 1911 ... 7 fr. 50

DARBON (A.), docteur ès lettres. **L'explication mécanique et le nominalisme.** 1910. 3 fr. 75

DAVID (Alexandra), professeur à l'Université nouvelle de Bruxelles. **Le modernisme bouddhiste et le bouddhisme du bouddha.** 1911 ... 5 fr.

DROMARD (G.). **Essai sur la sincérité.** 1910 ... 5 fr.

DUBOIS (J.), docteur en philosophie. **Le problème pédagogique.** *Essai sur la position du problème et la recherche de ses solutions.* 1910 ... 7 fr. 50

DUPRÉ (Dr E.) et NATHAN (Dr M.). **Le langage musical.** *Étude médico-psychologique.* Préface de Ch. Malherbe, bibliothécaire de l'Opéra. 1911 ... 3 fr. 75

DURKHEIM (E.), professeur à la Sorbonne. **L'Année sociologique.** Tome XI (1906-1909). 1 fort vol. in-8. 1910 ... 15 fr.

EUCKEN (R.), professeur à l'Université d'Iéna. * **Les grands courants de la pensée contemporaine.** Trad. H. Buriot et G.-H. Luquet. Avant-propos de *E. Boutroux*, de l'Institut. 1910 ... 10 fr.

FOUILLÉE (A.), de l'Institut. * **La démocratie politique et sociale en France.** 2e édition. 1910 ... 3 fr. 75

— **La pensée et les nouvelles écoles anti-intellectualistes.** 1911 ... 7 fr. 50

GOURD (J.-J.). **Philosophie de la Religion.** Préface de E. Boutroux, de l'Institut. 1910 ... 5 fr.

HAMELIN (O.), chargé de Cours à la Sorbonne. * **Le Système de Descartes,** publié par L. Robin, chargé de Cours à l'Université de Caen. Préface de E. Durkheim, professeur à la Sorbonne. 1910 ... 7 fr. 50

HOFFDING (H.), prof. à l'Univ. de Copenhague. **La pensée humaine.** *Ses formes, ses problèmes.* Trad. par J. de Coussange. Avant-propos de E. Boutroux, de l'Institut. 1911. 7 fr. 50

JEUDON (L.), professeur au collège de Vannes. **La morale de l'honneur.** 1911 ... 5 fr.

MÉNARD (A.), docteur ès lettres. **Analyse et critique des principes de la psychologie de W. James.** 1910 ... 7 fr. 50

MENDOUSSE (P.), docteur ès lettres, professeur au lycée de Digne. * **L'âme de l'adolescent.** 2e édit. 1911 ... 5 fr.

MORTON PRINCE, professeur de pathologie du système nerveux à l'École de médecine de « Tufts collège ». **La dissociation d'une personnalité.** *Étude biographique de psychologie pathologique.* Traduit par R. Ray et J. Ray. 1911 ... 10 fr.

PILLON (F.), lauréat de l'Institut. **L'Année philosophique.** *21e année, 1910* ... 5 fr.

ROEHRICH (E.). * **Philosophie de l'éducation.** *Essai de pédagogie générale.* (*Récompensé par l'Institut*). 1910 ... 5 fr.

SEGOND (J.), docteur ès lettres. * **La prière.** *Essai de psychologie religieuse.* 1910. 7 fr. 50

TASSY (E.). **Le travail d'idéation.** *Hypothèses sur les réactions centrales dans les phénomènes mentaux.* 1911 ... 5 fr.

Précédemment publiés :

ADAM, recteur de l'Académie de Nancy. * **La Philosophie en France** (première moitié du XIXe siècle) ... 7 fr. 50

ARRÉAT. * **Psychologie du Peintre** ... 5 fr.

AUBRY (Dr P.). **La Contagion du Meurtre.** 3e édit. 1896 ... 5 fr.

BAIN (Alex.). **La Logique inductive et déductive.** Trad. Compayré. 5e édit. 2 vol. ... 20 fr.

BALDWIN (Mark), professeur à l'Université de Princeton (États-Unis). **Le Développement mental chez l'Enfant et dans la Race.** Trad. Nourry. 1897 ... 7 fr. 50

BARDOUX (J.). * **Essai d'une Psychologie de l'Angleterre contemporaine.** *Les crises belliqueuses.* (*Couronné par l'Académie française*). 1906 ... 7 fr. 50

— **Essai d'une Psychologie de l'Angleterre contemporaine.** *Les crises politiques. Protectionnisme et Radicalisme.* 1907 ... 5 fr.

BARTHÉLEMY-SAINT-HILAIRE, de l'Institut. **La Philosophie dans ses Rapports avec les Sciences et la Religion** ... 5 fr.

VOLUMES IN-8

BARZELOTTI, prof. à l'Univ. de Rome. * **La Philosophie de H. Taine.** 1900...... 7 fr. 50
BAYET (A.). **L'Idée de Bien.** Essai sur le principe de l'art moral rationnel. 1908.. 3 fr. 75
BAZAILLAS (A.), docteur ès lettres, prof. au lycée Condorcet. * **La Vie personnelle.** 1905. 5 fr.
— **Musique et Inconscience.** *Introduction à la psychologie de l'inconscient.* 1907.... 5 fr.
BELOT (G.), prof. au lycée Louis-le-Grand. **Études de Morale positive.** (*Récompensé par l'Institut.*) 1907........ 7 fr. 50
BERGSON (H.), de l'Institut. * **Matière et Mémoire.** 6ᵉ édit. 1910........ 5 fr.
— **Essai sur les données immédiates de la conscience.** 8ᵉ édit. 1911........ 3 fr. 75
— * **L'Évolution créatrice.** 8ᵉ édit. 1911........ 7 fr. 50
BERTHELOT (R.), membre de l'Académie de Belgique. * **Évolutionnisme et Platonisme.** 1908........ 5 fr.
BERTRAND, prof. à l'Université de Lyon. * **L'Enseignement intégral.** 1898........ 5 fr.
— **Les Études dans la démocratie.** 1900........ 5 fr.
BINET (A.). * **Les Révélations de l'écriture,** avec 67 grav........ 5 fr.
BLOCH (L.), docteur ès lettres, agrégé de philos. * **La Philosophie de Newton.** 1908. 10 fr.
BOEX-BOREL (J.-H. Rosny aîné). **Le Pluralisme.** 1909........ 5 fr.
BOIRAC (Émile), recteur de l'Académie de Dijon. * **L'Idée du Phénomène**........ 5 fr.
— * **La Psychologie inconnue.** Introduction et contribution à l'étude expérimentale des sciences psychiques. 1908........ 5 fr.
BOUGLÉ, chargé de cours à la Sorbonne. * **Les Idées égalitaires.** 2ᵉ édit. 1908... 3 fr. 75
— **Essais sur le Régime des Castes.** (*Travaux de l'Année sociologique publiés sous la direction de M. Émile Durkheim*). 1908........ 5 fr.
BOURDEAU (L.). **Le Problème de la mort.** 4ᵉ édit. 1904........ 5 fr.
— **Le Problème de la vie.** 1901........ 7 fr. 50
BOURDON, prof. à l'Univ. de Rennes. * **L'Expression des émotions**........ 7 fr. 50
BOUTROUX (E.), de l'Institut. **Études d'histoire de la philosophie.** 3ᵉ édit. 1908. 7 fr. 50
BRAUNSCHVIG, docteur ès lettres. **Le Sentiment du beau et le sentiment poétique.** 1904........ 3 fr. 75
BRAY (L.). **Du Beau.** 1902........ 5 fr.
BROCHARD (V.), de l'Institut. **De l'Erreur.** 2ᵉ édit. 1897........ 5 fr.
BRUNSCHVICG (E.), maître de conférences à la Sorbonne. **La Modalité du jugement.** 5 fr.
— * **Spinoza.** 2ᵉ édit. 1906........ 3 fr. 75
CARRAU (Ludovic), prof. à la Sorbonne. **Philosophie religieuse en Angleterre**........ 5 fr.
CHABOT (Ch.), prof. à l'Univ. de Lyon. * **Nature et Moralité.** 1897........ 5 fr.
CHIDE (A.), agrégé de philosophie. * **Le Mobilisme moderne.** 1908........ 5 fr.
CLAY (R.). * **L'Alternative,** *Contribution à la Psychologie.* 2ᵉ édit........ 10 fr.
COLLINS (Howard). * **La Philosophie de Herbert Spencer.** 5ᵉ édit. 1911........ 10 fr.
COSENTINI (F.). **La Sociologie génétique.** *Pensée et vie sociale préhist.* 1905... 3 fr. 75
COSTE. (Ad.). **Les Principes d'une sociologie objective**........ 3 fr. 75
— **L'Expérience des peuples et les prévisions qu'elle autorise.** 1900........ 10 fr.
COUTURAT (L.). **Les Principes des Mathématiques.** 1905........ 5 fr.
CRÉPIEUX-JAMIN. **L'Écriture et le Caractère.** 5ᵉ édit. 1909........ 7 fr. 50
CRESSON, docteur ès lettres, prof. au lycée St-Louis. **La Morale de la raison théorique.** 1903........ 5 fr.
CYON (E. de). **Dieu et Science.** 1909........ 7 fr. 50
DAURIAC (L.). * **Essai sur l'esprit musical.** 1904........ 5 fr.
DELACROIX (H.), maître de conf. à la Sorbonne. * **Études d'Histoire et de Psychologie du Mysticisme.** Les grands mystiques chrétiens. 1908........ 10 fr.
DE LA GRASSERIE (R.), lauréat de l'Institut. **Psychologie des religions.** 1899........ 5 fr.
DELBOS (V.), membre de l'Institut, professeur adjoint à la Sorbonne. **La philosophie pratique de Kant.** 1905. (Ouvrage couronné par l'Académie française)........ 12 fr. 50
DELVAILLE (J.), agr. de philosophie. * **La Vie sociale et l'éducation.** 1907. (Récompensé par l'Institut)........ 3 fr. 75
DELVOLVE (J.), maître de conf. à l'Univ. de Montpellier. * **Religion, critique et philosophie positive chez Pierre Bayle.** 1906........ 7 fr. 50
DRAGHICESCO (D.), prof. à l'Université de Bucarest. **L'Individu dans le déterminisme social**........ 7 fr. 50
— * **Le problème de la conscience.** 1907........ 3 fr. 75
DUGAS (L.), docteur ès lettres. * **Le Problème de l'Éducation.** *Essai de solution par la critique des doctrines pédagogiques,* 2ᵉ édition revue, 1911........ 5 fr.
DUMAS (G.), professeur adjoint à la Sorbonne. **Psychologie de deux messies positivistes.** *Saint-Simon et Auguste Comte.* 1905........ 5 fr.
DUPRAT (G.-L.), docteur ès lettres. **L'Instabilité mentale.** 1899........ 5 fr.
DUPROIX (P.), doyen de la Faculté des lettres de Genève. **Kant et Fichte et le problème de l'éducation.** 2ᵉ édit. (Cour. par l'Acad. franç.)........ 5 fr.
DURAND (de Gros). **Aperçus de Taxinomie générale.** 1898........ 5 fr.
— **Nouvelles Recherches sur l'esthétique et la morale.** 1899........ 5 fr.
— **Variétés philosophiques.** 2ᵉ édit. revue et augmentée. 1900........ 5 fr.
DURKHEIM (E.), prof. à la Sorbonne. * **De la division du travail social.** 3ᵉ édit. 1911. 7 fr. 50
— **Le Suicide,** *étude sociologique.* 1897........ 7 fr. 50

VOLUMES IN-8

DURKHEIM (suite). * **L'Année sociologique** : 11 volumes parus.

1re Année (1896-1897). — DURKHEIM : La prohibition de l'inceste et ses origines. — G. SIMMEL : Comment les formes sociales se maintiennent. — *Analyses* des travaux de sociologie publiés du 1er juillet 1896 au 30 juin 1897. 10 fr.

2e Année (1897-1898). — DURKHEIM : De la définition des phénomènes religieux. — HUBERT et MAUSS : La nature et la fonction du sacrifice. — *Analyses*. 10 fr.

3e Année (1898-1899). — RATZEL : Le sol, la société, l'État. — RICHARD : Les crises sociales et la criminalité. — STEINMETZ : Classif. des types sociaux. — *Analyses*. 10 fr.

4e Année (1899-1900). — BOUGLÉ : Remarques sur le régime des castes. — DURKHEIM : Deux lois de l'évolution pénale. — CHARMONT : Notes sur les causes d'extinction de la propriété corporative. — *Analyses*. 10 fr.

5e Année (1900-1901). — F. SIMIAND : Remarques sur les variations du prix du charbon au XIXe siècle. — DURKHEIM : Sur le Totémisme. — *Analyses*. 10 fr.

6e Année (1901-1902). — DURKHEIM et MAUSS : De quelques formes primitives de classification. Contribution à l'étude des représentations collectives. — BOUGLÉ : Les théories récentes sur la division du travail. — *Analyses*. 12 fr. 50

7e Année (1902-1903). — HUBERT et MAUSS : Théorie générale de la magie. — *Analyses*. 12 fr. 50

8e Année (1903-1904). — H. BOURGIN : La boucherie à Paris au XIXe siècle. — E. DURKHEIM : L'organisation matrimoniale australienne. — *Analyses*. 12 fr. 50

9e Année (1904-1905). — H. MEILLET : Comment les noms changent de sens. — MAUSS et BEUCHAT : Les variations saisonnières des sociétés eskimos. — *Analyses*. 12 fr. 50

10e année (1905-1906). — P. HUVELIN : Magie et droit individuel. — R. HERTZ : Contribution à une étude sur la représentation collective de la mort. — C. BOUGLÉ : Note sur le droit et la caste en Inde. — *Analyses*. 12 fr. 50

TOME XI. — (1906-1909). 15 fr.

DWELSHAUVERS, prof. à l'Université de Bruxelles. * **La Synthèse mentale.** 1908. 5 fr.

EBBINGHAUS (H.), prof. à l'Université de Halle. **Précis de psychologie.** Trad. de l'allemand par G. RAPHAEL. 1909. 5 fr.

EGGER (V.), professeur à la Sorbonne. **La parole intérieure.** 2e édit. 1904. 5 fr.

ENRIQUES. (F.). * **Les Problèmes de la Science et la Logique**, trad. J. Dubois. 1908. 3 fr. 75

ESPINAS (A.), de l'Institut. * **La Philosophie sociale du XVIIIe siècle et la Révolution française.** 1898. 7 fr. 50

EVELLIN (F.), de l'Institut. **La Raison pure et les antinomies.** Essai critique sur la philosophie kantienne. (*Couronné par l'Institut.*) 1907. 5 fr.

FERRERO (G.). **Les Lois psychologiques du symbolisme.** 1895. 5 fr.

FERRI (Enrico). **La Sociologie criminelle.** Traduction L. Terrier. 1905. 10 fr.

FERRI (Louis). **La Psychologie de l'association, depuis Hobbes.** 7 fr. 50

FINOT (J.). **Le préjugé des races.** 3e édit. 1908. (Récompensé par l'Institut). 7 fr. 50

— **La Philosophie de la longévité.** 12e édit. refondue. 1908. 5 fr.

FONSEGRIVE, prof. au lycée Buffon. * **Essai sur le libre arbitre.** 2e édit. 1895. 10 fr.

FOUCAULT, professeur à l'Univ. de Montpellier. **La psychophysique.** 1901. 7 fr. 50

— * **Le Rêve.** 1906. 5 fr.

FOUILLÉE (Alf.), de l'Institut. * **La Liberté et le Déterminisme.** 5e édit. 7 fr. 50

— **Critique des systèmes de morale contemporains.** 5e édit. 7 fr. 50

— * **La Morale, l'Art, la Religion**, D'APRÈS GUYAU. 7e édit. augmentée. 3 fr. 75

— **L'Avenir de la Métaphysique fondée sur l'expérience.** 2e édit. 5 fr.

— * **L'Évolutionnisme des idées-forces.** 4e édit. 7 fr. 50

— * **La Psychologie des idées-forces.** 2 vol. 15 fr.

— * **Tempérament et caractère.** 3e édit. 7 fr. 50

— **Le Mouvement positiviste et la conception sociologique du monde.** 2e édit. 7 fr. 50

— **Le Mouvement idéaliste et la réaction contre la science positive.** 2e édit. 7 fr. 50

— * **Psychologie du peuple français.** 4e édit. 7 fr. 50

— * **La France au point de vue moral.** 5e édit. 7 fr. 50

— * **Esquisse psychologique des peuples européens.** 4e édit. 10 fr.

— * **Nietzsche et l'immoralisme.** 2e édit. 5 fr.

— * **Le moralisme de Kant et l'amoralisme contemporain.** 1907. 7 fr. 50

— * **Les éléments sociologiques de la morale.** 1905. 7 fr. 50

— * **Morale des idées-forces.** 2e édit. 1908. 7 fr. 50

— **Le socialisme et la sociologie réformiste.** 2e édit. 1909. 7 fr. 50

FOURNIÈRE (E.). * **Les théories socialistes au XIXe siècle.** 1901. 7 fr. 50

FULLIQUET. **Essai sur l'Obligation morale.** 1898. 7 fr. 50

GAROFALO, prof. à l'Univ. de Naples. **La Criminologie.** 5e édit. refondue. 7 fr. 50

— **La Superstition socialiste.** 1895. 5 fr.

GÉRARD-VARET, prof. à l'Université de Dijon. **L'Ignorance et l'Irréflexion.** 1899. 5 fr.

GLEY (Dr E.), professeur au Collège de France. **Études de psychologie physiologique et pathologique**, avec fig. 1903. 5 fr.

GORY (G.). **L'Immanence de la raison dans la connaissance sensible.** 5 fr.

GRASSET (J.), prof. à l'Univ. de Montpellier. **Demi-fous et demi-responsables.** 2e éd. 5 fr.

— **Introduction physiologique à l'Étude de la Philosophie.** *Conférences sur la physiologie du système nerveux de l'homme.* 2e édition 1910. Avec figures. 1903. 5 fr.

VOLUMES IN-8

GREEF (de), prof. à l'Univ. nouvelle de Bruxelles. **Le Transformisme social**...... 7 fr. 50
— **La sociologie économique.** 1904........ 3 fr. 75
GROOS (K.), professeur à l'Université de Bâle. * **Les jeux des animaux.** 1902..... 7 fr. 50
GURNEY, MYERS et PODMORE. **Les Hallucinations télépathiques.** 4e édit...... 7 fr. 50
GUYAU (M.). * **La Morale anglaise contemporaine.** 5e édit........ 7 fr. 50
— **Les Problèmes de l'esthétique contemporaine.** 7e édit. 1911........ 5 fr.
— **Esquisse d'une morale sans obligation ni sanction.** 9e édit........ 5 fr.
— **L'irréligion de l'Avenir,** étude de sociologie. 13e édit........ 7 fr. 50
— * **L'Art au point de vue sociologique.** 8e édit........ 7 fr. 50
— * **Éducation et Hérédité,** étude sociologique. 10e édit........ 5 fr.
HALÉVY (Élie), doct. ès lettres. **Formation du radicalisme philosoph.,** 3 v. chacun. 7 fr. 50
HAMELIN (O.), chargé de cours à la Sorbonne. * **Les Éléments principaux de la Représentation.** 1907........ 7 fr. 50
HANNEQUIN, prof. à l'Univ. de Lyon. **L'hypothèse des atomes.** 2e édit. 1899... 7 fr. 50
— * **Études d'Histoire des Sciences et d'Histoire de la Philosophie,** préface de R. THAMIN, introduction de M. Grosjean. 2 vol. 1908. *(Couronné par l'Institut)*........ 15 fr.
HARTENBERG (Dr Paul). **Les Timides et la Timidité.** 3e édit. 1910........ 5 fr.
— * **Physionomie et Caractère.** *Essai de physiognomonie scientifique.* 2e édit. 1911... 5 fr.
HÉBERT (Marcel). **L'Évolution de la foi catholique.** 1905........ 5 fr.
— * **Le divin.** *Expériences et hypothèses, étude psychologique.* 1907........ 5 fr.
HÉMON (C.), agrégé de philosophie. * **La philosophie de Sully Prudhomme.** Préface de Sully Prudhomme. 1907........ 7 fr. 50
HERBERT SPENCER. * **Les premiers Principes.** Traduct. Cazelles. 11e édit. 1907.. 10 fr.
— * **Principes de biologie.** Traduct. Cazelles. 6e édit. 1910. 2 vol........ 20 fr.
— * **Principes de psychologie.** Trad. par MM. Ribot et Espinas. 2 vol........ 20 fr.
— * **Principes de sociologie.** 5 vol. : Tome I. *Données de la sociologie.* 10 fr. — Tome II. *Inductions de la sociologie. Relations domestiques.* 7 fr. 50. — Tome III. *Institutions cérémonielles et politiques.* 15 fr. — Tome IV. *Institutions ecclésiastiques.* 3 fr. 75. — Tome V. *Institutions professionnelles.* 7 fr. 50.
— **Essais sur le progrès.** Trad. A. Burdeau. 5e édit........ 7 fr. 50
— **Essais de politique.** Trad. A. Burdeau. 4e éd........ 7 fr. 50
— **Essais scientifiques.** Trad. A. Burdeau. 3e édit........ 7 fr. 50
— * **De l'Éducation physique, intellectuelle et morale.** 13e édit........ 5 fr.
— **Justice.** Trad. Castelot........ 7 fr. 50
— **Le rôle moral de la bienfaisance.** Trad. Castelot et Martin St-Léon........ 7 fr. 50
— **La Morale des différents peuples.** Trad. Castelot et Martin St-Léon........ 7 fr. 50
— **Problèmes de morale et de sociologie.** Trad. H. de Varigny........ 7 fr. 50
— * **Une Autobiographie.** Trad. et adaptation par H. de Varigny........ 10 fr.
HERMANT (F.) et VAN DE WAELE (A.). * **Les principales théories de la logique contemporaine.** (Récompensé par l'Institut). 1909........ 5 fr.
HIRTH (G.). * **Physiologie de l'Art.** Trad. et introd. par L. Arréat........ 5 fr.
HOFFDING, prof. à l'Univ. de Copenhague. **Esquisse d'une psychologie fondée sur l'expérience.** Trad. L. Poitevin. Préf. de Pierre Janet. 4e édit. 1909........ 7 fr. 50
— * **Histoire de la Philosophie moderne.** Préf. de V. Delbos. 2e éd. 1908. 2 vol. chac. 10 fr.
— **Philosophes contemporains.** Trad. Tremesaygues. 2e édit. revue. 1908........ 3 fr. 75
— * **Philosophie de la Religion.** 1908. Trad. Schlegel........ 7 fr. 50
HUBERT (H.) et MAUSS (M.), directeurs adjoints à l'École pratique des Hautes Études. **Mélanges d'histoire des religions.** *(Travaux de l'Année sociologique publiés sous la direction de M. Émile Durkheim).* 1909........ 5 fr.
IOTEYKO et STEFANOWSKA (Drs). * **Psycho-Physiologie de la Douleur.** 1908. *(Couronné par l'Institut)*........ 5 fr.
ISAMBERT (G.). **Les idées socialistes en France** (1815-1848). 1905........ 7 fr. 50
IZOULET, prof. au Collège de France. **La Cité moderne.** 7e édition. 1908........ 10 fr.
JACOBY (Dr P.). **Études sur la sélection chez l'homme.** 2e édition. 1904........ 10 fr.
JANET (Paul), de l'Institut. * **Œuvres philosophiques de Leibniz.** 2e édit. 2 vol..... 20 fr.
JANET (Pierre), prof. au Collège de France. * **L'Automatisme psychologique.** 6e éd. 7 fr. 50
JASTROW (J.), prof. à l'Univ. de Wisconsin. **La Subconscience,** trad. E. Philippi, préface de P. Janet. 1908........ 7 fr. 50
JAURÈS (J.), docteur ès lettres. **De la réalité du monde sensible.** 2e édit. 1902... 7 fr. 50
KARPPE (S.), docteur ès lettres. **Essais de critique d'histoire et de philosophie**.. 3 fr. 75
KEIM (A.), docteur ès lettres. * **Helvétius,** *sa vie, son œuvre.* 1907........ 10 fr.
LACOMBE (P.). **Psychologie des individus et des sociétés chez Taine.** 1906...... 7 fr. 50
LALANDE (A.), maître de conférences à la Sorbonne. * **La Dissolution opposée à l'évolution,** dans les sciences physiques et morales. 1899........ 7 fr. 50
LALO (Ch.), docteur ès lettres. * **Esthétique musicale scientifique.** 1908........ 5 fr.
— * **L'Esthétique expérimentale contemporaine.** 1908........ 3 fr. 75
— **Les sentiments esthétiques.** 1909........ 5 fr.
LANDRY (A.), docteur ès lettres. * **Principes de morale rationnelle.** 1906........ 5 fr.
LANESSAN (J.-L. de). * **La Morale des religions.** 1905........ 10 fr.
— * **La Morale naturelle.** 1908........ 7 fr. 50

VOLUMES IN-8

LAPIE (P.), professeur à l'Univ. de Bordeaux. **Logique de la volonté.** 1902........ 7 fr. 50
LAUVRIÈRE, docteur ès lettres, prof. au lycée Louis-le-Grand. **Edgar Poë.** *Sa vie et son œuvre.* 1904.. 10 fr.
LAVELEYE (de). * **De la propriété et de ses formes primitives.** 5e édit............ 10 fr.
— * **Le Gouvernement dans la démocratie.** 2 vol. 3e édit. 1896..................... 15 fr.
LEBLOND (M.-A.). * **L'Idéal du XIXe siècle.** 1909...................................... 5 fr.
LE BON (Dr Gustave). * **Psychologie du socialisme.** 6e éd. revue. 1910............ 7 fr. 50
LECHALAS (G.). * **Études esthétiques.** 1902... 5 fr.
— **Étude sur l'espace et le temps.** 2e édit. revue et augmentée. 1909................ 5 fr.
LECHARTIER (G.). **David Hume, moraliste et sociologue.** 1900 .... 5 fr.
LECLÈRE (A.), prof. à l'Univ. de Berne. **Essai critique sur le droit d'affirmer**....... 5 fr.
LE DANTEC, chargé de cours à la Sorbonne. * **L'unité dans l'être vivant.** 1902... 7 fr. 50
— * **Les limites du connaissable,** *la vie et les phénomènes naturels.* 3e édit. 1908.. 3 fr. 75
LÉON (Xavier). * **La philosophie de Fichte.** Préf. de E. Boutroux. 1902. (Cour. par l'Institut).. 10 fr.
LEROY (E. Bernard). **Le Langage.** *Sa fonction normale et pathologique.* 1905....... 5 fr.
LÉVY (A.), professeur à l'Univ. de Nancy. **La Philosophie de Feuerbach.** 1904..... 10 fr.
LÉVY-BRUHL (L.), professeur à la Sorbonne, * **La Philosophie de Jacobi.** 1894.... 5 fr.
— * **Lettres de J.-S. Mill à Auguste Comte,** avec *les réponses de Comte et une introduction.* 1899.. 10 fr.
— * **La Philosophie d'Auguste Comte.** 2e édit. 1905................................. 7 fr. 50
— * **La Morale et la Science des mœurs.** 4e édit. 1910................................ 5 fr.
— **Les fonctions mentales dans les sociétés inférieures** (*Travaux de l'Année sociologique publiés sous la direction de M. Émile Durkheim*). 1909.................. 7 fr. 50
LIARD, de l'Institut, vice-recteur de l'Acad. de Paris. * **Descartes.** 3e éd. 1911...... 5 fr.
— * **La Science positive et la Métaphysique.** 5e édit.. 7 fr. 50
LICHTENBERGER (H.), professeur adjoint à la Sorbonne. * **Richard Wagner, poète et penseur.** 5e édit. revue. 1911. (Couronné par l'Académie française)................ 10 fr.
— **Henri Heine penseur.** 1905.. 3 fr. 75
LOMBROSO (César). * **L'Homme criminel.** 2e éd., 2 vol. et atlas. 1895............ 36 fr.
— **Le Crime.** *Causes et remèdes.* 2e édit.. 10 fr.
— **L'homme de génie,** avec planches. 4e édit. 1909.. 10 fr.
— et FERRERO. **La femme criminelle et la prostituée**.. 15 fr.
— et LASCHI. **Le Crime politique et les Révolutions.** 2 vol................................. 15 fr.
LUBAC (E.), agr. de philos. * **Psychologie rationnelle.** Préf. de H. BERGSON. 1904.. 3 fr. 75
LUQUET (G.-H.), agrégé de philosophie * **Idées générales de psychologie.** 1906.... 5 fr.
LYON (G.), recteur de l'Acad. de Lille. * **L'Idéalisme en Angleterre au XVIIIe siècle.** 7 fr. 50
— * **Enseignement et religion.** Études philosophiques.................................... 3 fr. 75
MALAPERT (P.), docteur ès lettres, prof. au lycée Louis-le-Grand. * **Les Éléments du caractère et leurs lois de combinaison.** 2e édit. 1906.. 5 fr.
MARION (H.), prof. à la Sorbonne. * **De la Solidarité morale.** 6e édit. 1907.......... 5 fr.
MARTIN (Fr.). * **La Perception extérieure et la Science positive.** 1894.............. 5 fr.
MATAGRIN (Amédée). **La psychologie sociale de Gabriel Tarde.** 1909.............. 5 fr.
MAXWELL (J.). **Les Phénomènes psychiques.** Préf. du Pr Ch. RICHET. 4e édit. 1909. 5 fr.
MEYERSON (E.). **Identité et Réalité.** 1908. .... 7 fr. 50
MULLER (Max), prof. à l'Univ. d'Oxford. * **Nouvelles études de mythologie.** 1898. 12 fr. 50
MYERS. **La personnalité humaine.** Trad. Jankélevitch. 3e édit. 1910............ 7 fr. 50
NAVILLE (Ernest). * **La Logique de l'hypothèse.** 2e édit.................................. 5 fr.
— * **La Définition de la philosophie.** 1894.. 5 fr.
— **Le Libre Arbitre.** 2e édit. 1898... 5 fr.
— **Les Philosophies négatives.** 1899... 5 fr.
— **Les systèmes de philosophie ou les philosophies affirmatives.** 1909............ 7 fr. 50
NAYRAC (J.-P.). * **Physiologie et Psychologie de l'attention.** Préface de Th. Ribot. (*Récompensé par l'Institut.*) 1906. .... 3 fr. 75
NORDAU (Max). * **Dégénérescence,** 7e éd. 1909. 2 vol. Tome I. 7 fr. 50. Tome II.. 10 fr.
— **Les Mensonges conventionnels de notre civilisation.** 10e édit. 1908............ 5 fr.
— * **Vus du dehors.** *Essais de critique sur quelques auteurs français contemp.* 1903. 5 fr.
— **Le sens de l'histoire.** Trad. JANKELEVITCH. 1909.. 7 fr. 50
NOVICOW. **Les Luttes entre Sociétés humaines.** 3e édit. 1904........................ 10 fr.
— * **Les Gaspillages des sociétés modernes.** 2e édit. 1899................................ 5 fr.
— * **La Justice et l'expansion de la vie.** *Essai sur le bonheur des sociétés.* 1905.. 7 fr. 50
— **La critique du Darwinisme social.** 1909.. 7 fr. 50
OLDENBERG, prof. à l'Univ. de Kiel. * **Le Bouddha.** Trad. par P. Foucher, chargé de cours à la Sorbonne. Préf. de Sylvain Lévi, prof. au Collège de France. 2e édit. 1903.. 7 fr. 50
— * **La religion du Véda.** Traduit par V. Henry, professeur à la Sorbonne. 1903 ... 10 fr.
OSSIP-LOURIÉ. **La philosophie russe contemporaine.** 2e édit. 1905..................... 5 fr.
— * **La Psychologie des romanciers russes au XIXe siècle.** 1905......................... 7 fr. 50
OUVRÉ (H.). * **Les Formes littéraires de la pensée grecque.** (Cour. par l'Acad. franç.) 10 fr.
PALANTE (G.), agrégé de philosophie. **Combat pour l'individu.** 1904 .... 3 fr. 75

VOLUMES IN-8

PAULHAN, correspondant de l'Institut. * **Les caractères.** 3ᵉ édit. revue. 1909....... 5 fr.
— **Les Mensonges du caractère.** 1905........ 5 fr.
— **Le Mensonge de l'Art.** 1907........ 5 fr.
PAYOT (J.), recteur de l'Académie d'Aix. **La croyance.** 3ᵉ édit. 1911........ 5 fr.
— * **L'Éducation de la volonté.** 35ᵉ édit. 1911........ 5 fr.
PERÈS (Jean), professeur au lycée de Caen. * **L'Art et le Réel.** 1898........ 3 fr. 75
PÉREZ (Bernard). **Les Trois premières années de l'enfant.** 6ᵉ édit. 1911........ 5 fr.
— **L'Enfant de trois à sept ans.** 4ᵉ édit. 1907........ 5 fr.
— **L'Éducation morale dès le berceau.** 4ᵉ édit. 1901........ 5 fr.
— * **L'Éducation intellectuelle dès le berceau.** 2ᵉ édit. 1901........ 5 fr.
PIAT (C.), prof. à l'Inst. cathol. **La Personne humaine.** 1898. (Couronné par l'Institut). 7 fr. 50
— * **Destinée de l'homme.** 1898........ 5 fr.
— **La morale du bonheur.** 1909........ 5 fr.
PICAVET (E.), chargé de cours à la Sorbonne. * **Les Idéologues.** (Cour. par l'Ac. franç.). 10 fr.
PIDERIT. **La Mimique et la Physiognomonie.** Trad. de l'allem. par M. Girot........ 5 fr.
PILLON (F.), lauréat de l'Institut. * **L'Année philosophique** (*Couronné par l'Institut*). 1890 à 1910. 21 vol. Chacun (1893 et 1894 épuisés)........ 5 fr.
PIOGER (Dʳ J.). **La Vie et la pensée.** 1893........ 5 fr.
— **La Vie sociale, la morale et le progrès.** 1894........ 5 fr.
PRAT (L.), doct. ès lettres. **Le caractère empirique et la personne.** 1905........ 7 fr. 50
PREYER, prof. à l'Université de Berlin. **Éléments de physiologie**........ 5 fr.
PROAL, conseiller à la Cour de Paris. * **La Criminalité politique.** 2ᵉ éd. 1908........ 5 fr.
— * **Le Crime et la Peine.** 3ᵉ édit. (Couronné par l'Institut.)........ 10 fr.
— **Le Crime et le Suicide passionnels.** 1900. (Cour. par l'Ac. franç.)........ 10 fr.
RAGEOT (G.). * **Le Succès.** *Auteurs et Public.* 1906........ 3 fr. 75
RAUH (F.), prof. adjoint à la Sorbonne. * **De la méthode dans la psychologie des sentiments.** (Couronné par l'Institut). 1899........ 5 fr.
— * **L'Expérience morale.** 2ᵉ édition revue. 1909 (Récompensé par l'Institut)........ 3 fr. 75
RÉCEJAC, docteur ès lettres. **Les fondements de la Connaissance mystique.** 1897........ 5 fr.
RENARD (G.), prof. au Collège de France. * **La Méthode scient. de l'histoire littéraire.** 10 fr.
RENOUVIER (Ch.), de l'Institut. * **Les Dilemmes de la métaphysique pure.** 1901........ 5 fr.
— * **Histoire et solution des problèmes métaphysiques.** 1901........ 7 fr. 50
— **Le personnalisme**, avec une étude sur la *perception externe et la force.* 1903........ 10 fr.
— * **Critique de la doctrine de Kant.** 1906........ 7 fr. 50
— * **Science de la Morale.** Nouv. édit. 2 vol. 1908........ 15 fr.
REVAULT D'ALLONNES (G.), docteur ès lettres, agrégé de philosophie. **Psychologie d'une religion.** *Guillaume Monod (1800-1896)*. 1908........ 5 fr.
— * **Les Inclinations.** Leur rôle dans la psychologie des sentiments. 1908........ 3 fr. 75
REY (A.), chargé de cours à l'Université de Dijon. * **La Théorie de la physique chez les physiciens contemporains.** 1907........ 7 fr. 50
RIBERY, doct. ès lettres. **Essai de classification naturelle des caractères.** 1903. 3 fr. 75
RIBOT (Th.), de l'Institut. * **L'Hérédité psychologique.** 9ᵉ édit. 1910........ 7 fr. 50
— * **La Psychologie anglaise contemporaine.** 3ᵉ édit. 1907........ 7 fr. 50
— * **La Psychologie allemande contemporaine**, 7ᵉ édit. 1909........ 7 fr. 50
— **La Psychologie des sentiments.** 8ᵉ édit. 1911........ 7 fr. 50
— **L'Évolution des idées générales.** 3ᵉ édit. 1909........ 5 fr.
— * **Essai sur l'Imagination créatrice.** 3ᵉ édit. 1908........ 5 fr.
— * **La logique des sentiments.** 3ᵉ édit. 1908........ 3 fr. 75
— * **Essai sur les passions.** 3ᵉ édit. 1910........ 3 fr. 75
RICARDOU (A.), docteur ès lettres. * **De l'Idéal.** (Couronné par l'Institut.)........ 5 fr.
RICHARD (G.), professeur de sociologie à l'Univ. de Bordeaux. * **L'idée d'évolution dans la nature et dans l'histoire.** 1903. (Couronné par l'Institut.)........ 7 fr. 50
RIEMANN (H.), prof. à l'Univ. de Leipzig. * **Les éléments de l'Esthétique musicale.** 1906. 5 fr.
RIGNANO (E.). **La transmissibilité des caractères acquis.** 1908........ 5 fr.
RIVAUD (A.), chargé de cours à l'Université de Poitiers. **Les notions d'essence et d'existence dans la philosophie de Spinoza.** 1906........ 3 fr. 75
ROBERTY (E. de). **L'Ancienne et la Nouvelle Philosophie**........ 7 fr. 50
— * **La Philosophie du siècle** (positivisme, criticisme, évolutionnisme)........ 5 fr.
— * **Nouveau Programme de sociologie.** 1904........ 5 fr.
— * **Sociologie de l'Action.** 1908........ 7 fr. 50
RODRIGUES (G.), docteur ès lettres, agrégé de philosophie. **Le problème de l'action.** 3 fr. 75
ROMANES. * **L'Évolution mentale chez l'homme**........ 7 fr. 50
ROUSSEL-DESPIERRES (Fr.). * *Hors du scepticisme.* **Liberté et beauté.** 1907........ 7 fr. 50
RUSSELL. * **La Philosophie de Leibniz.** Trad. J. Ray. Préf. de M. Lévy-Bruhl. 1908. 3 fr. 75
RUYSSEN (Th.), prof. à l'Univ. de Bordeaux. * **L'évolution psychologique du jugement.** 5 fr.
SABATIER (A.), prof. à l'Univ. de Montpellier. **Philosophie de l'effort.** 2ᵉ édit. 1908. 7 fr. 50

VOLUMES IN-8

SAIGEY (E.). * **Les Sciences au XVIIIe siècle.** La Physique de Voltaire............ 5 fr.
SAINT-PAUL (Dr G.). * **Le Langage intérieur et les paraphasies.** 1904............ 5 fr.
SANZ Y ESCARTIN. **L'Individu et la Réforme sociale.** Trad. Dietrich......... 7 fr. 50
SCHILLER (F.), professeur à Corpus Christi college (Université d'Oxford). * **Études sur l'humanisme.** Trad. Dr S. JANKELEVITCH. 1909............ 10 fr.
SCHINZ (A.), professeur à l'Université de Bryn Mawr (Pensylvanie). **Anti-pragmatisme.** *Examen des droits respectifs de l'aristocratie intellectuelle et de la démocratie sociale.* 5 fr.
SCHOPENHAUER. **Aphorismes sur la sagesse dans la vie.** Trad. Cantacuzène. 9e éd. 5 fr.
— * **Le Monde comme volonté et comme représentation.** 5e édit. 3 vol., chac.... 7 fr. 50
SÉAILLES (G.), professeur à la Sorbonne. **Essai sur le génie dans l'art.** 4e édit. 1911. 5 fr.
— * **La Philosophie de Ch. Renouvier.** *Introduction au néo-criticisme.* 1905...... 7 fr. 50
SIGHELE (Scipio). **La Foule criminelle.** 2e édit. 1901............ 5 fr.
SOLLIER (Dr P.). **Le Problème de la mémoire.** 1900............ 3 fr. 75
— **Psychologie de l'idiot et de l'imbécile,** avec 12 pl. hors texte. 2e édit. 1902...... 5 fr.
— **Le Mécanisme des émotions.** 1905............ 5 fr.
— **Le doute.** *Étude de psychologie affective.* 1909............ 7 fr. 50
SOURIAU (Paul), professeur à l'Univ. de Nancy. **L'Esthétique du mouvement**....... 5 fr.
— * **La Beauté rationnelle.** 1904............ 10 fr.
— **La suggestion dans l'art.** 2e édit. 1909............ 5 fr.
STAPFER (P.). * **Questions esthétiques et religieuses.** 1906............ 3 fr. 75
STEIN (L.), prof. à l'Univ. de Berne. * **La Question sociale au point de vue philosophique** 1900............ 10 fr.
STUART MILL. * **Mes Mémoires.** Histoire de ma vie et de mes idées. 5e éd....... 5 fr.
— * **Système de Logique déductive et inductive,** 6e édit. 1909, 2 vol............ 20 fr.
— * **Essais sur la Religion.** 4e édit. 1901............ 5 fr.
— **Lettres inédites à Aug. Comte et réponses d'Aug. Comte.** 1899............ 10 fr.
SULLY (James). **Le Pessimisme.** Trad. Bertrand. 2e édit............ 7 fr. 50
— * **Essai sur le rire.** Trad. Léon Terrier. 1904............ 7 fr. 50
SULLY PRUDHOMME, de l'Acad. franç. **La vraie religion selon Pascal.** 1905.. 7 fr. 50
— **Le lien social** publié par C. HÉMON............ 3 fr. 75
TARDE (G.), de l'Institut. * **La Logique sociale.** 3e édit. 1904............ 7 fr. 50
— * **Les Lois de l'imitation.** 6e édit. 1911............ 7 fr. 50
— **L'opposition universelle.** *Essai d'une théorie des contraires.* 1897............ 7 fr. 50
— * **L'Opinion et la Foule.** 3e édit. 1910............ 5 fr.
TARDIEU (E.) * **L'Ennui.** *Étude psychologique.* 1903............ 5 fr.
THOMAS (P.-F.), docteur ès lettres. * **Pierre Leroux. sa philosophie.** 1904.......... 5 fr.
— * **L'Éducation des sentiments.** (Couronné par l'Institut.) 5e édit. 1910.......... 5 fr.
TISSERAND (P.), docteur ès lettres, professeur au lycée Charlemagne. * **L'anthropologie de Maine de Biran.** 1909............ 10 fr.
UDINE (Jean d'). **L'art et le geste.** 1909............ 5 fr.
VACHEROT (Et.), de l'Institut. * **Essais de philosophie critique**............ 7 fr. 50
— **La Religion**............ 7 fr. 50
WAYNBAUM (Dr I.). **La physionomie humaine.** 1907............ 5 fr.
WEBER (L.). * **Vers le positivisme absolu par l'idéalisme.** 1903............ 7 fr. 50

BIBLIOTHÈQUE DE PHILOSOPHIE CONTEMPORAINE

TRAVAUX DE L'ANNÉE SOCIOLOGIQUE

Publiés sous la direction de M. Émile DURKHEIM

ANNÉE SOCIOLOGIQUE, 11 volumes parus, voir détail pages 7 et 8.
BOUGLÉ (C.), chargé de cours à la Sorbonne. **Essais sur le régime des Castes.** 1 vol. in-8. 1908............ 5 fr.
HUBERT (H.) et MAUSS (M.), directeurs adjoints à l'École des Hautes Études. **Mélanges d'histoire des religions.** 1 vol. in-8. 1909............ 5 fr.
LEVY-BRUHL (L.), professeur à la Sorbonne. **Les fonctions mentales dans les sociétés inférieures.** 1 vol. in-8. 1910............ 7 fr. 50

COLLECTION HISTORIQUE DES GRANDS PHILOSOPHES

PHILOSOPHIE ANCIENNE

ARISTOTE. **La Poétique d'Aristote** par A. HATZFELD, et M. DUFOUR. 1 vol. in-8, 1900 .... 6 fr.

— **Physique, II.** trad. et commentaire par O. HAMELIN, chargé de cours à la Sorbonne. 1 vol. in-8 .... 3 fr.

— **Aristote et l'idéalisme platonicien,** par CH. WERNER, docteur ès lettres. 1910. 1 vol. in-8 .... 7 fr. 50

— **La morale d'Aristote,** par Mme JULES FAVRE, née VELTEN, 1 vol. in-18. 3 fr. 50

— **Morale à Nicomaque. Livre II.** Trad. de P. D'HÉROUVILLE et H. VERNE. Introd. et notes de P. D'HÉROUVILLE. 1910. Brochure in 8 .... 1 fr. 80

ÉPICURE. ***La Morale d'Épicure,** par M. GUYAU. 1 vol. in-8, 5e édit .... 7 fr. 50

MARC-AURÈLE. **Les pensées de Marc-Aurèle.** Trad. A.-P. LEMERCIER, doyen de l'Univ. de Caen. 1909. 1 vol. in-16. 3 fr. 50

PLATON. **La Théorie platonicienne des Sciences,** par ÉLIE HALÉVY. In-8. 1895. 5 fr.

— **Œuvres,** traduction VICTOR COUSIN revue par J. BARTHÉLEMY-SAINT-HILAIRE : *Socrate et Platon ou le Platonisme — Eutyphron — Apologie de Socrate — Criton — Phédon.* 1 v. in-8. 1896. 7 fr. 50

— **La définition de l'être et la nature des idées dans le Sophiste de Platon,** par A. DIÈS, docteur ès lettres, 1 vol. in-8 1909 .... 4 fr.

SOCRATE. ***Philosophie de Socrate,** par A. FOUILLÉE, de l'Institut. 2 vol. in-8. 16 fr.

— **Le Procès de Socrate,** par G. SOREL. 1 vol. in-8 .... 3 fr. 50

— **La morale de Socrate,** par Mme JULES FAVRE, née VELTEN, 1 vol. in-18. 3 fr. 50

STRATON DE LAMPSAQUE. ***La Physique de Straton de Lampsaque,** par G. RODIER, prof. à la Sorbonne. 1 vol. in-8 .... 3 fr.

BÉNARD. **La Philosophie ancienne,** ses systèmes. 1 vol. in-8 .... 9 fr.

DIÈS (A.), docteur ès lettres. **Le cycle mystique.** *La divinité. Origine et fin des existences individuelles dans la philosophie antésocratique,* 1909. 1 vol. in-8 .. 4 fr.

FABRE (Joseph). **La Pensée antique.** *De Moïse à Marc-Aurèle.* 3e édit .... 5 fr.

— ***La Pensée chrétienne.** *Des Évangiles à l'Imitation de J.-C.* 1 vol. in-8 .... 9 fr.

GOMPERZ. **Les penseurs de la Grèce.** Trad. REYMOND. (*Trad. cour. par l'Académie française.*)

I. *La philosophie antésocratique.* 1 vol. gr. in-8, 2e édit .... 10 fr.

II. ** Athènes, Socrate et les Socratiques, Platon.* 1 vol. gr. in-8, 2e édit .... 12 fr.

III. *L'ancienne académie. Aristote et ses successeurs : Théophraste et Straton de Lampsaque.* 1910. 1 vol. gr. in-8. 10 fr.

GUYOT (H.), docteur ès lettres. **L'Infinité divine** *depuis Philon le Juif jusqu'à Plotin.* In-8. 1906 .... 5 fr.

LAFONTAINE (A.). **Le Plaisir,** *d'après Platon et Aristote.* 1 vol. in-8 .... 6 fr.

MILHAUD (G.), prof. à la Sorbonne. ***Les philosophes géomètres de la Grèce.** In-8, 1900 (*Couronné par l'Institut*). 6 fr.

— **Études sur la pensée scientifique chez les Grecs et chez les modernes.** 1906. 1 vol. in-16 .... 3 fr.

— **Nouvelles études sur l'histoire de la pensée scientifique.** 1911. 1 vol. in-8. 5 fr.

OUVRÉ (H.). **Les formes littéraires de la pensée grecque.** 1 vol. in-8 .... 10 fr.

RIVAUD (A.), chargé de cours à l'Université de Poitiers. **Le problème du devenir et la notion de la matière,** *des origines jusqu'à Théophraste.* (*Couronné par l'Académie française.*) In-8, 1906. 10 fr.

ROBIN (L.), chargé de cours à l'Université de Caen. **La théorie platonicienne des idées et des nombres d'après Aristote.** Étude historique et critique. In-8. (*Récomp. par l'Institut*) .... 12 fr. 50

La théorie platonicienne de l'Amour. 1 vol. in-8 .... 3 fr. 75

(Ces deux volumes ont été couronnés par l'Institut et par l'Association pour l'encouragement des Études grecques.)

TANNERY (Paul). **Pour la science hellène.** 1 vol. in-8 .... 7 fr. 50

PHILOSOPHIES MÉDIÉVALE ET MODERNE

***DESCARTES,** par L. LIARD, de l'Institut, 2e édit. 1 vol. in-8 .... 5 fr.

— **Essai sur l'Esthétique de Descartes,** par E. KRANTZ, prof. à l'Univ. de Nancy. 1 vol. in-8 .... 6 fr.

— **Descartes, directeur spirituel,** par V. de SWARTE. In-16 avec planches. (*Cour. par l'Institut*) .... 4 fr. 50

— **Le système de Descartes,** par O. HAMELIN. Publié par *L. Robin.* Préface de *E. Durkheim.* 1911. 1 vol. in-8 .. 7 fr. 50

ERASME. **Stultitiæ laus des Erasmi Rot. declamatio.** Publié et annoté par J.-B. KAN, avec fig. de Holbein. 1 vol. in-8. 6 fr. 75

GASSENDI. **La Philosophie de Gassendi,** par P.-F. THOMAS. 1 vol. in-8 .... 6 fr.

LEIBNIZ. ***Œuvres philosophiques,** pub. par P. JANET. 2 vol. in-8 .... 20 fr.

— ***La logique de Leibniz,** par L. COUTURAT. 1 vol. in-8 .... 12 fr.

— **Opusc. et fragm. inédits de Leibniz,** par L. COUTURAT. 1 vol in-8 .... 25 fr.

— ***Leibniz et l'organisation religieuse de la Terre,** *d'après des documents inédits,* par JEAN BARUZI. 1 vol. in-8 (*Couronné par l'Académie française*) .... 10 fr.

— **La philosophie de Leibniz,** par B. RUSSELL, trad. par M. RAY, préface de M. LÉVY-BRUHL. 1 vol. in-8. (*Cour. par l'Acad. franç.*) .... 3 fr. 75

— **Discours de la métaphysique,** introduction et notes par H. LESTIENNE. 1 vol. in-8 .... 2 fr.

— **Leibniz historien.** *Essai sur l'activité et la méthode historique de Leibniz.* par L. DAVILLÉ, docteur ès lettres. 1 vol. in-8 1909 .... 12 fr.

MALEBRANCHE. ***La Philosophie de Malebranche,** par OLLÉ-LAPRUNE, de l'Institut. 2 vol. in-8 .... 16 fr.

PASCAL. **Le Septicisme de Pascal,** par DROZ, professeur à l'Université de Besançon. 1 vol. in-8 .... 6 fr.

ROSCELIN. **Roscelin philosophe et théologien,** d'après la légende et d'après l'histoire, sa place dans l'histoire générale et comparée des philosophies médiévales, par F. PICAVET, chargé de cours à la Sorbonne, 1911. 1 vol. gr. in-8 .... 4 fr.

ROUSSEAU (J.-J.). * **Du Contrat social**, avec les versions primitives; Introduction par Edmond Dreyfus-Brisac. 1 fort volume grand in-8 .... 12 fr.

SAINT-THOMAS-D'AQUIN. **L'Intellectualisme de Saint-Thomas**, par P. Rousselot, docteur ès lettres. 1908. 1 vol. in-8. 6 fr.

— **Thesaurus philosophiæ thomisticæ** seu selecti textus philosophici ex sancti Thomæ aquinatis operibus deprompti et secundum ordinem in scholis hodie usurpatum dispositi, par G. Bulliat, docteur en théologie et en droit canon. 1 vol. gr. in-8. 6 fr. 50

— **L'idée de l'État dans Saint-Thomas-d'Aquin**, par J. Zeiller. 1 v. in-8. 3 fr. 50

SPINOZA. **Benedicti de Spinosa opera**, quotquot reperta sunt. Édition J. Van Vloten et J.-P.-N. Land. 3 vol. in-18, cartonnés .... 18 fr.

— **Ethica ordine geometrico demonstrata**, édition J. Van Vloten et J.-P.-N. Land. 1 vol. gr. in-8 .... 4 fr. 50

— **Sa Philosophie**, par L. Brunschvicg, maître de conférences à la Sorbonne. 2e édit. 1 vol. in-8 .... 3 fr. 75

VOLTAIRE. **Les Sciences au XVIIIe siècle.** Voltaire physicien, par Em. Saigey. 1 vol. in-8 .... 5 fr.

DAMIRON. **Mémoires pour servir à l'Histoire de la Philosophie au XVIIIe siècle.** 3 vol. in-18 .... 15 fr.

DELVAILLE (J.), docteur ès lettres. **Essai sur l'histoire de l'idée de progrès jusqu'à la fin du XVIIIe siècle.** 1911. 1 vol. in-8. 12 fr.

FABRE (Joseph). * **L'Imitation de Jésus-Christ.** Trad. nouvelle avec préface. 1 vol. in-8. 1907 .... 7 fr.

— * **La pensée moderne.** *De Luther à Leibniz.* 1 vol. in-8. 1908 .... 8 fr.

— **Les pères de la Révolution.** *De Bayle à Condorcet.* 1 vol. in-8. 1909 ...... 10 fr.

FIGARD (L.), docteur ès lettres. **Un Médecin philosophe au XVIe siècle.** *La psychologie de Jean Fernel.* 1 vol. in-8. 1903 .... 7 fr. 50

PICAVET, chargé de cours à la Sorbonne. **Histoire générale et comparée des philosophies médiévales.** In-8. 2e éd. .... 7 fr. 50

WULF (M. de). **Histoire de la philosophie médiévale.** 2e éd. 1 vol. in-8 ..... 10 fr.

— **Introduction à la Philosophie néo-scolastique.** 1904. 1 vol. gr. in-8 ..... 5 fr.

PHILOSOPHIE ANGLAISE

BERKELEY. **Œuvres choisies.** *Nouvelle théorie de la vision. Dialogues d'Hylas et de Philonoüs.* Trad. par MM. Beaulavon et Parodi. 1 vol. in-8 .... 5 fr.

— **Le Journal philosophique de Berkeley.** (*Commonplace Book*). Étude et traduction par R. Gourg, docteur ès lettres. 1 vol. gr. in-8 .... 4 fr.

GODWIN. **William Godwin (1756-1836).** Sa vie, ses œuvres principales. *La « Justice politique »*, par R. Gourg, docteur ès lettres. 1 vol. in-8 .... 6 fr.

HOBBES. **La philosophie de Hobbes**, par G. Lyon, recteur de l'Académie de Lille. 1 vol. in-16 .... 2 fr. 50

LOCKE. * **La Philosophie générale de John Locke**, par H. Ollion, docteur ès lettres. 1909. 1 vol. in-8 .... 7 fr. 50

NEWTON. **La philosophie de Newton**, par L. Bloch, docteur ès lettres. 1908. 1 vol. in-8 .... 10 fr.

DUGALD-STEWART. * **Philosophie de l'esprit humain.** 3 vol. in-12 ...... 9 fr.

LYON (G.), recteur de l'Académie de Lille. * **L'Idéalisme en Angleterre au XVIIIe siècle.** 1 vol. in-8 .... 7 fr. 50

PHILOSOPHIE ALLEMANDE

BÉGUELIN. **Nicolas de Béguelin (1714-1789).** Fragment de l'histoire des idées philosophiques en Allemagne dans la seconde moitié du XVIIIe siècle, par P. Dumont. 1 vol. gr. in-8 .... 4 fr.

FEUERBACH. **Sa Philosophie**, par A. Lévy, prof. à l'Univ. de Nancy. 1 vol. in-8. 10 fr.

HEGEL. * **Logique.** 2 vol. in-8 .... 14 fr.

— * **Philosophie de la Nature.** 3 v. in-8. 25 fr.

— * **Philosophie de l'Esprit.** 2 vol. in-8 .... 18 fr.

— * **Philosophie de la Religion.** 2 vol. 20 fr.

— **La Poétique.** 2 vol. in-8 .... 12 fr.

— **Esthétique.** 2 vol. in-8 .... 16 fr.

— **Antécédents de l'Hégélianisme dans la philosophie française**, par E. Beaussire. 1 vol. in-18 .... 2 fr. 50

— **Introduction à la Philosophie de Hegel**, par Véra. 1 vol. in-8 .... 6 fr. 50

— * **La Logique de Hegel**, par Eug. Noël. 1 vol. in-8 .... 3 fr.

HERBART. * **Principales Œuvres pédagogiques**, trad. Pinloche. In-8 .... 7 fr. 50

— **La Métaphysique de Herbart et la critique de Kant**, par M. Mauxion, prof. à l'Univ. de Poitiers. 1 vol. in-8. 7 fr. 50

— **L'Éducation par l'Instruction** *et Herbart*, par *le même*. 2e éd. 1 v. in-16. 1906. 2 fr. 50

JACOBI. **Sa Philosophie**, par L. Lévy-Bruhl. 1 vol. in-8 .... 5 fr.

KANT. **Critique de la Raison pratique**, trad., introd. et notes, par M. Picavet, 3e édit., 1 vol. in-8 .... 6 fr.

— * **Critique de la Raison pure**, traduction par MM. Pacaud et Tremesaygues. 2e éd., in-8 .... 12 fr.

— **Éclaircissements sur la Critique de la Raison pure**, trad. Tissot, 1 vol. in-8. 6 fr.

— **Doctrine de la Vertu**, traduction Barni. 1 vol. in-8 .... 8 fr.

— * **Mélanges de Logique**, traduction Tissot, 1 vol. in-8 .... 6 fr.

— * **Essai sur l'Esthétique de Kant**, par V. Basch. 1 vol. in-8 .... 10 fr.

— **Sa Morale**, par A. Cresson. 2e édit., 1 vol. in-16 .... 2 fr. 50

— **Sa philosophie pratique**, par V. Delbos, membre de l'Institut. 1 vol. in-8. 12 fr. 50

— **L'Idée ou Critique du Kantisme**, par C. Piat. 2e édit. 1 vol. in-8 .... 6 fr.

KANT et FICHTE **et le Problème de l'Éducation**, par Paul Duproix, 1 vol. in-8. 1896 .... 5 fr.

KNUTZEN. * **Martin Knutzen.** *La Critique de l'Harmonie préétablie*, par Van Biéma, docteur ès lettres. 1908. 1 vol. in-8. 3 fr.

SCHELLING. **Bruno, ou du Principe divin.** 1 vol. in-8 .... 3 fr. 50

SCHILLER. **Sa Poétique**, par V. BASCH, chargé de cours à la Sorbonne. 2e édit. revue. 1911. 1 vol. in-8.......... 7 fr. 50

SCHLEIERMACHER. **Sa philosophie religieuse**, par E. CRAMAUSSEL, doct. ès lettres, agrégé de phil. 1 vol. in-8. 1909... 5 fr.

SCHOPENHAUER (A.). **Le Monde comme Volonté et comme Représentation.** Trad. par A. Burdeau, 5e édit., 3 volumes in-8. Chaque volume .... 7 fr. 50

— **Essai sur le Libre Arbitre.** Trad. et introd. par Salomon Reinach, 11e édition. 1 vol. in-16.................... 2 fr. 50

— **Le Fondement de la Morale.** Trad. par A. Burdeau. 10e édit. 1 vol. in-16. 2 fr. 50

— **Pensées et Fragments.** *Vie et Correspondance. — Les Douleurs du Monde. — L'Amour. — La Mort. — L'Art et la Morale.* Traduit par J. Bourdeau, 23e édition. 1 vol. in-16.............. 2 fr. 50

Parerga et Paralipomena.

—**Aphorismes sur la Sagesse dans la Vie.** Traduit par M. Cantacuzène, 9e édit. 1 vol. in-8.............................. 5 fr.

— **Ecrivains et Style.** Trad., introd. et notes par A. Dietrich. 1 vol. in-16, 2e éd. 2 fr. 50

SCHOPENHAUER. (Suite des *Parerga et Paralipomena.*)

—**Sur la Religion.** Trad., introd. et notes de A. Dietrich. 1 vol. in-16, 2e édit. 2 fr. 50

— **Philosophie et Philosophes.** Trad., introd. et notes par A. Dietrich. 1 v. in-16. 2 fr. 50

— **Ethique, Droit et Politique.** Trad., introd. et notes par A. Dietrich. 1 v. in-16. 2 fr. 50

—**Métaphysique et Esthétique.** Trad., introd. et notes par A. Dietrich. 1 v. in-16. 2 fr. 50

— **Philosophie et science de la nature.** Trad., introduct. et notes par A. DIETRICH. 1 vol. in-16........................ 2 fr. 50

— **La Philosophie de Schopenhauer**, par Th. RIBOT, 12e éd., 1 vol. in-16. 2 fr. 50

— **L'Optimisme de Schopenhauer.** *Étude sur Schopenhauer*, par S. RZEWUSKI. 1 vol. in-16....................... 2 fr. 50

STRAUSS (David-Frédéric). **Sa vie et son œuvre**, par A. LÉVY, prof. de littérature allemande à l'Université de Nancy. 1 vol. in-8. 1910.................. 5 fr.

DELACROIX (H.), maître de conférences à la Sorbonne. **Essai sur le Mysticisme spéculatif en Allemagne au XIVe siècle.** 1 vol. in-8. 1900................ 5 fr.

VAN BIEMA (E.), docteur ès lettres, agrégé de philosophie. ***L'Espace et le Temps chez Leibniz et chez Kant.** 1908. 1 vol. in-8. 6 fr.

LES GRANDS PHILOSOPHES

Publiés sous la direction de M. C. PIAT

Agrégé de philosophie, docteur ès lettres, professeur à l'Institut catholique de Paris.

Liste des volumes par ordre d'apparition.

* **Kant**, par M. RUYSSEN, professeur à l'Université de Bordeaux. 2e édition. 1 vol. in-8. (*Couronné par l'Institut*)........................ 7 fr. 50
* **Socrate**, par C. PIAT. 1 vol. in-8........................ 5 fr.
* **Avicenne**, par le baron CARRA DE VAUX. 1 vol. in-8........................ 5 fr.
* **Saint Augustin**, par Jules MARTIN. 2e édition. 1 vol. in-8........................ 7 fr. 50
* **Malebranche**, par Henri JOLY, de l'Institut. 1 vol. in-8........................ 5 fr.
* **Pascal**, par A. HATZFELD. 1 vol. in-8........................ 5 fr.
* **Saint Anselme**, par le Cte DOMET DE VORGES. 1 vol. in-8........................ 5 fr.

Spinoza, par P.-L. COUCHOUD, agrégé de l'Université. 1 vol. in-8. (*Couronné par l'Académie française*)........................ 5 fr.
Aristote, par C. PIAT. 1 vol. in-8........................ 5 fr.
Gazali, par le baron CARRA DE VAUX. 1 vol. in-8. (*Couronné par l'Académie française*). 5 fr.

* **Maine de Biran**, par Marius COUAILHAC. 1 vol. in-8. (*Récompensé par l'Institut*). 7 fr. 50
* **Platon**, par C. PIAT. 1 vol. in-8........................ 7 fr. 50

Montaigne, par F. STROWSKI, professeur à l'Université de Bordeaux. 1 vol. in-8...... 6 fr.
Philon, par Jules MARTIN. 1 vol. in-8........................ 5 fr.
Rosmini, par J. PALHORIÈS, docteur ès lettres. 1 vol. in-8........................ 7 fr. 50

* **Saint Thomas d'Aquin**, par A. D. SERTILLANGES, professeur à l'Institut catholique de Paris. 2 volumes in-8 (*Couronné par l'Institut*)........................ 12 fr.
* **Epicure**, par E. JOYAU, professeur à l'Université de Clermont-Ferrand. 1 vol. in-8. 5 fr.

Chrysippe, par E. BRÉHIER, maître de conférences à l'Université de Rennes. 1 vol. in-8 (*Récompensé par l'Institut*)........................ 5 fr.

* **Schopenhauer**, par TH. RUYSSEN. 1 vol. in-8........................ 7 fr. 50

LES MAITRES DE LA MUSIQUE

Études d'Histoire et d'Esthétique, publiées sous la direction de **M. JEAN CHANTAVOINE**

Chaque volume in-8 écu de 250 pages environ........................ 3 fr. 50

Collection honorée d'une souscription du Ministère des Beaux-Arts.

Viennent de paraître :

L'art grégorien, par AMÉDÉE GASTOUÉ (2e éd.).
Lully, par LIONEL DE LA LAURENCIE.
* **Haendel**, par ROMAIN ROLLAND (2e édit.).
Liszt, par JEAN CHANTAVOINE (1e édit.).
* **Gounod**, par CAMILLE BELLAIGUE (2e édit.).

Précédemment parus :

* **Gluck**, par JULIEN TIERSOT.
Wagner, par HENRI LICHTENBERGER (5e édit.).
Trouvères et Troubadours, par PIERRE AUBRY (2e édit.).
* **Haydn**, par MICHEL BRENET (2e édit.).
* **Rameau**, par LOUIS LALOY (2e édit.).
* **Moussorgsky**, p. M.-D. CALVOCORESSI (2e éd.)
* **J.-S. Bach**, par ANDRÉ PIRRO (3e édit.).
* **César Franck**, par VINCENT D'INDY (5e édit.).
* **Palestrina**, par MICHEL BRENET (3e édit.).
* **Beethoven**, par JEAN CHANTAVOINE (6e édit.).
* **Mendelssohn**, par CAMILLE BELLAIGUE (3e édit.).
* **Smetana**, par WILLIAM RITTER.

BIBLIOTHÈQUE GÉNÉRALE

DES

SCIENCES SOCIALES

Secrét. de la Rédaction : DICK MAY, Secrét. général de l'École des Hautes-Études Sociales.

Chaque volume in-8 de 300 pages environ, cartonné à l'anglaise............ **6 fr.**

1. **L'Individualisation de la peine**, par R. SALEILLES, professeur à la Faculté de droit de l'Université de Paris, 2e édit. mise au point par G. MORIN, docteur en droit.
2. **L'Idéalisme social**, par Eug. FOURNIÈRE, prof. au Conservatoire des Arts et Métiers. 2e éd.
3. * **Ouvriers du temps passé** (xve et xvie siècles), par H. HAUSER, professeur à l'Université de Dijon. 3e édit.
4. * **Les Transformations du pouvoir**, par G. TARDE, de l'Institut. 2e édit.
5. * **Morale sociale**, par MM. G. BELOT, MARCEL BERNÈS, BRUNSCHVICG, F. BUISSON DARLU, DAURIAC, DELBET, CH. GIDE, M. KOVALEVSKY, MALAPERT, le R. P. MAUMUS, DE ROBERTY, G. SOREL, le Pasteur WAGNER. Préf. d'E. Boutroux, de l'Institut. 2e éd.
6. * **Les Enquêtes**, pratique et théorie, par P. DU MAROUSSEM. (*Couronné par l'Institut.*)
7. * **Questions de Morale**, par MM. BELOT, BERNÈS, F. BUISSON, A. CROISET, DARLU, DELBOS, FOURNIÈRE, MALAPERT, MOCH, PARODI, G. SOREL. 2e édit.
8. **Le Développement du catholicisme social** depuis l'encyclique *Rerum novarum*, par Max TURMANN, professeur à la Faculté de droit de l'Université de Fribourg. 2e édit.
9. **Le Socialisme sans doctrine.** *La Question ouvrière et la Question agraire en Australie et en Nouvelle-Zélande*, par Albert MÉTIN, agrégé de l'Université, 2e édit.
10. * **Assistance sociale.** *Pauvres et Mendiants*, par Paul STRAUSS, sénateur.
11. * **L'Éducation morale dans l'Université**, par MM. LÉVY-BRUHL, DARLU, M. BERNÈS, KORTZ, CLAIRIN, ROCAFORT, BIOCHE, Ph. GIDEL, MALAPERT, BELOT.
12. * **La Méthode historique appliquée aux sciences sociales**, par Charles SEIGNOBOS, professeur à la Sorbonne. 2e édit.
13. * **L'hygiène sociale**, par E. DUCLAUX, de l'Institut, directeur de l'Institut Pasteur.
14. **Le Contrat de travail.** *Le rôle des syndicats professionnels*, par P. BUREAU, professeur à la Faculté libre de droit de Paris.
15. * **Essai d'une philosophie de la solidarité**, par MM. DARLU, RAUH, F. BUISSON, GIDE, X. LÉON, LA FONTAINE, E. BOUTROUX. 2e édit.
16. * **L'Exode rural et le retour aux champs**, par E. VANDERVELDE. 2e édit.
17. * **L'Éducation de la démocratie**, par MM. E. LAVISSE, A. CROISET, Ch. SEIGNOBOS, P. MALAPERT, G. LANSON, J. HADAMARD. 2e édit.
18. * **La lutte pour l'existence et l'évolution des sociétés**, par J.-L. de LANESSAN.
19. * **La Concurrence sociale et les devoirs sociaux**, par le MÊME.
20. * **L'Individualisme anarchiste. Max Stirner**, par V. BASCH, professeur à la Sorbonne.
21. * **La Démocratie devant la science**, par C. BOUGLÉ, chargé de cours à la Sorbonne, 2e édit. revue. (*Récompensé par l'Institut.*)
22. * **Les Applications sociales de la solidarité**, par MM. P. BUDIN, Ch. GIDE, H. MONOD, PAULET, ROBIN, SIEGFRIED, BROUARDEL. Préface de M. Léon Bourgeois.
23. **La Paix et l'Enseignement pacifiste**, par MM. Fr. PASSY, Ch. RICHET, d'ESTOURNELLES DE CONSTANT, E. BOURGEOIS, A. WEISS, H. LA FONTAINE, G. LYON.
24. * **Études sur la philosophie morale au XIXe siècle**, par MM. BELOT, DARLU, M. BERNÈS, A. LANDRY, GIDE, ROBERTY, ALLIER, H. LICHTENBERGER, L. BRUNSCHVICG.
25. * **Enseignement et Démocratie**, par MM. APPELL, J. BOITEL, A. CROISET, A. DEVINAT Ch.-V. LANGLOIS, G. LANSON, A. MILLERAND, Ch. SEIGNOBOS.

26. * **Religions et Sociétés**, par MM. Th. Reinach, A. Puech, R. Allier, A. Leroy-Beaulieu, le baron Carra de Vaux, H. Dreyfus.

27. * **Essais socialistes**. *La religion, l'art, l'alcool*, par E. Vandervelde.

28. * **Le surpeuplement et les habitations à bon marché**, par H. Turot, conseiller municipal de Paris, et H. Bellamy.

29. * **L'individu, l'Association et l'État**, par E. Fournière.

30. * **Les Trusts et les Syndicats de producteurs**, par J. Chastin, professeur au lycée Voltaire. (*Récompensé par l'Institut.*)

31. * **Le droit de grève**, par MM. Ch. Gide, H. Barthélemy, P. Bureau, A. Keufer, C. Perreau, Ch. Picquenard, A.-E. Sayous, F. Fagnot, E. Vandervelde.

32. * **Morales et Religions**, par R. Allier, G. Belot, le Baron Carra de Vaux, F. Challaye, A. Croiset, L. Dorison, E. Ehrhardt, E. de Faye, Ad. Lods, W. Monod, A. Puech.

33. **La Nation armée**, par MM. le Général Bazaine-Hayter, C. Bouglé, E. Bourgeois, le Cne Bourguet, E. Boutroux, A. Croiset, G. Demeny, G. Lanson, L. Pineau, le Cne Potez, F. Rauh.

34. * **La criminalité dans l'adolescence**. *Causes et remèdes d'un mal social actuel*, par G.-L. Duprat, docteur ès lettres. (*Couronné par l'Institut.*)

35. * **Médecine et pédagogie**, par MM. le Dr Albert Mathieu, le Dr Gillet, le Dr H. Méry, le Dr Grancher, P. Malapert, le Dr Lucien Butte, le Dr Pierre Régnier, le Dr L. Dufestel, le Dr Louis Guinon, le Dr Nobécourt, L. Bougier. Préface de M. le Dr E. Mosny.

36. **La lutte contre le crime**, par J.-L. de Lanessan.

37. **La Belgique et le Congo**, *Le passé, le présent, l'avenir*, par E. Vandervelde.

38. **La dépopulation de la France**. *Ses conséquences. Ses causes. Mesures à prendre pour la combattre*, par le Dr J. Bertillon, chef des travaux statistiques de la Ville de Paris. (*Couronné par l'Institut*).

39. * **L'enseignement du français**, par H. Bourgin, A. Croiset, P. Crouzet, M. Lacabe-Plasteig, G. Lanson, Ch. Maquet, J. Prettre, G. Rudler, A. Weil (*École des Hautes-Études sociales*).

PUBLICATIONS HISTORIQUES ILLUSTRÉES

* **DE SAINT-LOUIS A TRIPOLI, PAR LE LAC TCHAD**, par le lieutenant-colonel Monteil. 1 beau vol. in-8 colombier, précédé d'une préface de M. de Vogüé, de l'Académie française, illustrations de Riou. 1895. (*Ouvrage couronné par l'Académie française. Prix Montyon*), broché, 20 fr. — Relié amateur.. 28 fr.

* **HISTOIRE ILLUSTRÉE DU SECOND EMPIRE**, par Taxile Delord. 6 vol. in-8, avec 500 gravures. Chaque vol. broché.. 8 fr.

MINISTRES ET HOMMES D'ÉTAT

H. Welschinger, de l'Institut. — * **Bismarck**. 1 vol. in-16........................ 2 fr. 50

H. Léonardon. — * **Prim**. 1 vol. in-16........................ 2 fr. 50

M. Courcelle. — * **Disraëli**. 1 vol. in-16........................ 2 fr. 50

M. Courant. — **Okoubo**. 1 vol. in-16 avec un portrait........................ 2 fr. 50

A. Viallate. — **Chamberlain**. Préface de E. Boutmy. 1 vol. in-16........................ 2 fr. 50

BIBLIOTHÈQUE DE PHILOLOGIE ET DE LITTÉRATURE MODERNES

Liste des volumes par ordre d'apparition :

SCHILLER (Études sur), par MM. Schmidt, Fauconnet, Andler, Xavier Léon, Spenlé, Baldensperger, Dresch, Tibal, Ehrhard, Mme Talayrach d'Eckardt, H. Lichtenberger, A. Lévy. 1 vol. in-8. 1906........................ 4 fr.

Chaucer (G.). * **Les contes de Canterbury**. Traduction française avec une introduction et des notes. 1 vol. grand in-8. 1908........................ 12 fr.

Meyer (André). **Étude critique sur les relations d'Érasme et de Luther**. Préface de M. Ch. Andler. 1 vol. in-8. 1909........................ 4 fr.

François Poncet (A.). **Les affinités électives de Gœthe**. Préface de M. H. Lichtenberger. 1 vol. in-8. 1910........................ 5 fr.

Bianquis (G.), docteur ès lettres, agrégé d'allemand. **Caroline de Günderode (1780-1806)**, avec des lettres inédites. 1910. 1 vol. in-8........................ 10 fr.

Loiseau (H.), maître de conférences à l'Université de Toulouse. **L'évolution morale de Gœthe**. *Les années de libre formation 1749-1794*. 1 vol. gr. in-8........................ 15 fr.

***

BIBLIOTHÈQUE D'HISTOIRE CONTEMPORAINE

Volumes in-16 brochés à 3 fr. 50. — Volumes in-8 brochés de divers prix.

Volumes parus en 1910 et 1911 :

ALBIN (P.). **Les grands traités politiques.** *Récits des principaux textes diplomatiques depuis 1815 jusqu'à nos jours.* Avec des commentaires et des notes. Préface de M. Herbette. 1910. 1 vol. in-8........ 10 fr.

AUGIER (Ch.), inspecteur principal des douanes à Nice, et MARVAUD (A.), docteur en droit. **La politique douanière de la France.** Préface de L.-L. Klotz, ancien ministre des finances. 1911. 1 vol. in-8........ 7 fr.

BUSSON (H.), FÈVRE (J.) et HAUSER (H.). ***Notre empire colonial.** 1 vol. in-8 avec 108 grav. et cartes dans le texte........ 5 fr.

CONARD (P.), docteur ès lettres. **Napoléon et la Catalogne (1808-1814).** Tome I. *La captivité de Barcelone. (Février 1808-Janvier 1810).* 1910. 1 vol. in-8 avec 1 carte hors texte. (Prix Peyrat, 1910)........ 10 fr.

HUBERT (L.), député. **L'effort allemand.** *L'Allemagne et la France au point de vue économique.* 1911. 1 vol. in-16........ 3 fr. 50

LEBÈGUE (E.), doct. ès lettres, agrégé d'histoire. ***Thouret (1746-1794).** *La vie et l'œuvre d'un constituant.* 1910. 1 vol. in-8........ 7 fr.

MARVAUD (A.). **La question sociale en Espagne.** 1910. 1 vol. in-8........ 7 fr.

LEGER (L.), de l'Institut, prof. au Collège de France. **La renaissance tchèque au dix-neuvième siècle.** 1911. 1 vol. in-16........ 3 fr. 50

PAUL-LOUIS. **Le syndicalisme contre l'État.** 1910. 1 vol. in-16........ 3 fr. 50

PERNOT (M.). **La politique de Pie X (1906-1910).** *Modernistes. Affaires de France. Catholiques d'Allemagne et d'Italie. Réformes romaines. La correspondance de Rome et de la France.* Préface de M. E. Boutroux, de l'Institut. 1910. 1 vol. in-16........ 3 fr. 50

PIERRE-MARCEL (R.). **Essai politique sur Alexis de Tocqueville,** avec un grand nombre de documents inédits. 1910. 1 vol. in-8........ 7 fr.

Questions actuelles de politique étrangère en Asie. *L'Asie ottomane. Les compétitions dans l'Asie centrale et les réactions indigènes. La transformation de la Chine. La politique et les aspirations du Japon. La France et la situation politique en Extrême-Orient,* par MM. le Baron de Courcel, P. Deschanel, P. Doumer, E. Etienne, le général Lebon, Victor Bérard, R. de Caix, M. Revon, Jean Rodes, Dr Rouire, 1910. 1 vol. in-16, avec 4 cartes hors texte........ 3 fr. 50

Questions actuelles de politique étrangère en Europe. *La politique anglaise. La politique allemande. La question d'Autriche-Hongrie. La question de Macédoine et des Balkans. La question russe,* par MM. F. Charmes, A. Leroy-Beaulieu, R. Millet, A. Ribot, A. Vandal, R. de Caix, R. Henry, G. Louis-Jaray, R. Pinon, A. Tardieu. Nouvelle édition refondue et mise à jour. 1911. 1 vol. in-16 avec 5 cartes hors texte........ 3 fr. 50

Questions actuelles de politique étrangère dans l'Amérique du Nord. *Le Canada et l'impérialisme britannique. Le canal de Panama. Le Mexique et son développement économique. Les États-Unis et la crise des partis. La doctrine de Monroë et le panaméricanisme,* par A. Siegfried, P. de Rousiers, de Périgny, F. Roz, A. Tardieu. 1911. 1 vol. in-16, avec 5 cartes hors texte........ 3 fr. 50

RUVILLE (A. de), professeur à l'Université de Halle. ***La restauration de l'empire allemand,** *Le rôle de la Bavière.* Traduit de l'allemand par P. Albin, avec une introduction sur *les papiers de Cerçay et le secret des correspondances diplomatiques,* par J. Reinach, député. 1911. 1 vol. in-8........ 7 fr.

La vie politique dans les Deux Mondes. Publiée sous la direction de A. Viallate, et M. Caudel, professeur à l'École libre des Sciences politiques, avec la collaboration de professeurs et d'anciens élèves de l'École.
4e année (1909-1910). 1 fort vol. in-8........ 10 fr.

Précédemment publiés :

EUROPE

DEBIDOUR (A.), professeur à la Sorbonne. ***Histoire diplomatique de l'Europe, de 1815 à 1878.** 2 vol. in-8. *(Ouvrage couronné par l'Institut.)*........ 18 fr.

DRIAULT (E.), agrégé d'histoire. ***Vue générale de l'histoire de la civilisation.** I. *Les origines.* II. *Les temps modernes.* 3e édition revue, 1910. 2 vol. in-16 avec 218 gravures et 31 cartes. *(Récompensés par l'Institut.)*........ 7 fr.

DOELLINGER (I. de). **La papauté, ses origines au moyen âge, son influence jusqu'en 1870.** Traduit par A. Giraud-Teulon. 1904. 1 vol. in-8........ 7 fr.

LÉMONON (E.). **L'Europe et la politique britannique (1882-1909).** Préface de M. Paul Deschanel, de l'Académie française. 1 vol. in-8........ 10 fr.

SYBEL (H. de). ***Histoire de l'Europe pendant la Révolution française,** traduit de l'allemand par Mlle Dosquet. Ouvrage complet en 6 vol. in-8........ 42 fr.

TARDIEU (A.), secrétaire honoraire d'ambassade. **La Conférence d'Algésiras.** *Histoire diplomatique de la crise marocaine* (15 janvier-7 avril 1906). 3e édit. revue et augmentée d'un appendice sur *Le Maroc après la Conférence (1906-1909).* 1 vol. in-8. 1909........ 10 fr.

— ***Questions diplomatiques de l'année 1904.** 1 vol. in-16. *(Ouvrage couronné par l'Académie française.)* 1905........ 3 fr. 50

FRANCE

Révolution et Empire.

AULARD (A.), professeur à la Sorbonne. ***Le Culte de la Raison et le Culte de l'Être suprême,** étude historique (1793-1794). 3e édit. 1 vol. in-16........ 3 fr. 50

— ***Études et leçons sur la Révolution française.** 6 vol. in-16. Chacun........ 3 fr. 50

BOITEAU (P.). **État de la France en 1789.** 2e édition. 1 vol. in-8........ 10 fr.

BORNAREL (E.), docteur ès lettres. * **Cambon et la Révolution française.** 1 vol. in-8. 1906 ... 7 fr.

CAHEN (L.), docteur ès lettres, professeur au lycée Condorcet. * **Condorcet et la Révolution française.** 1 vol. in-8. (*Récompensé par l'Institut*) ... 10 fr.

CARNOT (H.), sénateur. * **La Révolution française,** résumé historique. 1 vol. in-16. 3 fr. 50

DEBIDOUR (A.), professeur à la Sorbonne. * **Histoire des rapports de l'Église et de l'État en France (1789-1870).** 1 fort vol. in-8. (*Couronné par l'Institut.*) 1898 ... 12 fr.

DRIAULT (E.), agrégé d'histoire. **La politique orientale de Napoléon.** SÉBASTIANI et GARDANE (1806-1808). 1 vol. in-8. (*Récompensé par l'Institut*). 1902 ... 7 fr.

— * **Napoléon en Italie (1800-1812).** 1 vol. in-8. 1906 ... 10 fr.

— **La politique extérieure du 1er Consul (1800-1803).** (*Napoléon et l'Europe*). 1 vol. in-8. 1909 ... 7 fr.

DUMOULIN (Maurice). * **Figures du temps passé.** 1 vol. in-16. 1906 ... 3 fr. 50

GOMEL (G.). **Les causes financières de la Révolution française.** *Les ministères de Turgot et de Necker.* 1 vol. in-8 ... 8 fr.

— **Les causes financières de la Révolution française.** *Les derniers Contrôleurs généraux.* 1 vol. in-8 ... 8 fr.

— **Histoire financière de l'Assemblée Constituante (1789-1791).** 2 vol. in-8. 16 fr. — Tome I : (1789). 8 fr. Tome II : (1790-1791) ... 8 fr.

— **Histoire financière de la Législative et de la Convention.** 2 vol. in-8. 15 fr. — Tome I : (1792-1793). 7 fr. 50. Tome II : (1793-1795) ... 7 fr. 50

HARTMANN (Lieut.-Colonel). **Les officiers de l'armée royale et la Révolution.** 1 vol. in-8. 1909. (*Récompensé par l'Institut*) ... 10 fr.

MATHIEZ (A.), agrégé d'histoire, docteur ès lettres. * **La théophilanthropie et le culte décadaire (1796-1801).** 1 vol. in-8. 1903 ... 12 fr.

— * **Contributions à l'histoire religieuse de la Révolution française.** In-16. 1906 ... 3 fr. 50

MARCELLIN PELLET, ancien député. **Variétés révolutionnaires.** 3 vol. in-16, précédés d'une préface de A. Ranc. Chaque vol. séparément ... 3 fr. 50

MOLLIEN (Cte). **Mémoires d'un ministre du trésor public (1780-1815),** publiés par M. Ch. Gomel. 3 vol. in-8 ... 15 fr.

SILVESTRE, professeur à l'École des Sciences politiques. **De Waterloo à Sainte-Hélène** (20 juin-16 octobre 1815). 1 vol. in-16 ... 3 fr. 50

SPULLER (Eug.), ancien ministre de l'Instruction publique. **Hommes et choses de la Révolution.** 1 vol. in-18 ... 3 fr. 50

STOURM (R.), de l'Institut. **Les finances de l'ancien régime et de la Révolution.** 2 vol. in-8 ... 16 fr.

— **Les finances du Consulat.** 1 vol. in-8 ... 7 fr. 50

THENARD (L.) et GUYOT (R.). * **Le Conventionnel Goujon (1766-1793).** 1 vol. in-8. (*Récompensé par l'Institut.*) 1908 ... 5 fr.

VALLAUX (C.). * **Les campagnes des armées françaises (1792-1815).** 1 vol. in-16, avec 17 cartes dans le texte ... 3 fr. 50

Époque contemporaine.

BLANC (Louis). * **Histoire de Dix ans (1830-1840).** 5 vol. in-8 ... 25 fr.

CHALLAYE (F.). **Le Congo Français.** *La question internationale du Congo.* In-8. 1909. 5 fr.

DEBIDOUR, professeur à la Sorbonne. * **Histoire des rapports de l'Église et de l'État en France (1789-1870).** 2e édit. 1 fort vol. in-8. (*Couronné par l'Institut*) ... 12 fr.

— * **L'Église catholique en France sous la troisième République (1870-1906).** — I. (1870-1889), 1 vol. in-8. 1906. 7 fr. — II. (1889-1906). 1 vol. in-8. 1909 ... 10 fr.

DELORD (Taxile). * **Histoire du second Empire (1848-1870).** 6 vol. in-8 ... 42 fr.

FÈVRE (J.), professeur à l'École normale de Dijon, et H. HAUSER, professeur à l'Université de Dijon. * **Régions et pays de France.** 1 vol. in-8, avec 147 gravures et cartes dans le texte. 1909 (*Récompensé par l'Institut*) ... 7 fr.

GAFFAREL (P.), professeur à l'Université d'Aix-Marseille. * **La politique coloniale en France (1789-1830).** 1 vol. in-8. 1907 ... 7 fr.

— * **Les Colonies françaises.** 1 vol. in-8. 6e édition revue et augmentée ... 5 fr.

GAISMAN (A.). * **L'Œuvre de la France au Tonkin.** Préface de M. J.-L. de Lanessan. 1 vol. in-16 avec 4 cartes en couleurs, 1906 ... 3 fr. 50

HUBERT (L.), député. * **L'éveil d'un monde.** *L'œuvre de la France en Afrique Occidentale.* 1 vol. in-16. 1909 ... 3 fr. 50

LANESSAN (J.-L. de). * **L'Indo-Chine française.** Étude économique, politique et administrative. 1 vol. in-8, avec 5 cartes en couleurs hors texte ... 15 fr.

— * **L'État et les Églises en France.** *Histoire de leurs rapports, des origines jusqu'à la Séparation.* 1 vol. in-16. 1906 ... 3 fr. 50

— * **Les Missions et leur protectorat.** 1 vol. in-16. 1907 ... 3 fr. 50

LAPIE (P.), professeur à l'Université de Bordeaux. **Les Civilisations tunisiennes** (Musulmans, Israélites, Européens). In-16. 1898 (*Couronné par l'Académie française.*) ... 3 fr. 50

LEBLOND (Marius-Ary). **La société française sous la troisième République.** 1 vol. in-8. 1905 ... 5 fr.

NOEL (O.). **Histoire du commerce extérieur de la France depuis la Révolution.** 1 vol. in-8 ... 6 fr.

PIOLET (J.-B.). **La France hors de France,** notre émigration, sa nécessité, ses conditions, 1 vol. in-8. 1900 (*Couronné par l'Institut*) ... 10 fr.

SCHEFER (Ch.), professeur à l'École des sciences politiques. **La France moderne et le problème colonial (1815-1830).** 1 vol. in-8 ... 7 fr.

SPULLER (E.), ancien ministre de l'Instruction publique. * **Figures disparues,** portraits contemporains littéraires et politiques. 3 vol. in-16. Chacun ... 3 fr. 50

TARDIEU (A.), Secrétaire honoraire d'ambassade. * **La France et les Alliances.** *La lutte pour l'équilibre.* 3e édition refondue et complétée, 1910. 1 vol. in-16. (*Récompensé par l'Institut*) ... 3 fr. 50

TCHERNOFF (J.). **Associations et Sociétés secrètes sous la deuxième République (1848-1851).** 1 vol. in-8. 1905 .... 7 fr.

VIGNON (L.), professeur à l'École coloniale. **La France dans l'Afrique du nord.** 2e édition. 1 vol. in-8. (*Récompensé par l'Institut.*) .... 7 fr.

— **L'Expansion de la France.** 1 vol. in-18. 3 fr. 50. — LE MÊME. Édition in-8 .... 7 fr.

WAHL, inspecteur général de l'Instruction publique, et A. BERNARD, professeur à la Sorbonne. * **L'Algérie.** 1 vol. in-8. 5e édit., 1908. (*Ouvrage couronné par l'Institut.*) 5 fr.

WEILL (G.), prof. adjoint à l'Univ. de Caen. **Le Parti républicain en France de 1814 à 1870.** 1 vol. in-8. 1900. (*Récompensé par l'Institut.*) .... 10 fr.

— * **Histoire du mouvement social en France (1852-1910).** 2e édition. 1 vol. in-8 .... 10 fr.

— **L'École saint-simonienne,** son histoire, son influence jusqu'à nos jours. In-16. 1896. 3 fr. 50

— **Histoire du catholicisme libéral en France (1828-1908).** 1 vol. in-16 .... 3 fr. 50

ZEVORT (E.), recteur de l'Académie de Caen. **Histoire de la troisième République :**

Tome I. * *La Présidence de M. Thiers.* 1 vol. in-8. 3e édit .... 7 fr.

Tome II. * *La Présidence du Maréchal.* 1 vol. in-8. 2e édit .... 7 fr.

Tome III. * *La Présidence de Jules Grévy.* 1 vol. in-8. 2e édit .... 7 fr.

Tome IV. *La Présidence de Sadi Carnot.* 1 vol. in-8 .... 7 fr.

ANGLETERRE

MANTOUX (P.), docteur ès lettres. **A travers l'Angleterre contemporaine.** *La guerre sud-africaine et l'opinion. L'organisation du parti ouvrier. L'évolution du Gouvernement et de l'État.* Préface de M. G. Monod, de l'Institut. 1 vol. in-16 .... 3 fr. 50

MÉTIN (Albert), prof. à l'École Coloniale. * **Le Socialisme en Angleterre.** 1 vol. in-16. 3 fr. 50

ALLEMAGNE

ANDLER (Ch.), prof. à la Sorbonne. * **Les origines du socialisme d'État en Allemagne.** 2e édition, revue, 1911. 1 vol. in-8 .... 7 fr.

GUILLAND (A.), professeur d'histoire à l'École polytechnique suisse. * **L'Allemagne nouvelle et ses historiens.** 1 vol. in-8. 1899 .... 5 fr.

MATTER (P.), doct. en droit, substitut au tribunal de la Seine. * **La Prusse et la Révolution de 1848.** 1 vol. in-16. 1903 .... 3 fr. 50

— * **Bismarck et son temps.** (*[illegible]onné par l'Institut.*)

I. * *La préparation* (1815-1863). 1 vol. in-8. 1905 .... 10 fr.

II. * *L'action* (1863-1870). 1 vol. in-8. 1906 .... 10 fr.

III. * *Triomphe, splendeur et déclin* (1870-1898). 1 vol. in-8. 1908 .... 10 fr.

MILHAUD (E.), professeur à l'Université de Genève. * **La Démocratie socialiste allemande.** 1 vol. in-8. 1903 .... 10 fr.

SCHMIDT (Ch.), docteur ès lettres. **Le grand-duché de Berg (1806-1813).** 1905. 1 vol. in-8. 10 fr.

VÉRON (Eug.). * **Histoire de la Prusse,** depuis la mort de Frédéric II. In-16. 6e édit. 3 fr. 50

— * **Histoire de l'Allemagne,** depuis la bataille de Sadowa jusqu'à nos jours. 1 vol. in-16. 3e édit., mise au courant des événements par P. Bondois .... 3 fr. 50

AUTRICHE-HONGRIE

ASSELINE (L.). **Histoire de l'Autriche,** *depuis la mort de Marie-Thérèse jusqu'à nos jours.* 2e édit. 1 vol. in-18 avec une carte. 1881 .... 3 fr. 50

AUERBACH, professeur à l'Université de Nancy. * **Les races et les nationalités en Autriche-Hongrie.** 1 vol. in-8. (2e éd. *sous presse*) .... 5 fr.

BOURLIER (J.). * **Les Tchèques et la Bohême contemporaine.** 1 vol. in-16 .... 3 fr. 50

JARAY (G.-Louis), auditeur au Conseil d'État. **La question sociale et le socialisme en Hongrie.** 1 vol. in-8, avec 5 cartes hors texte. 1909. (*Récompensé par l'Institut.*) .... 7 fr.

MAILATH (Cte J. de). **La Hongrie rurale, sociale et politique.** Préface de M. René Henry. 1 vol. in-8. 1909 .... 5 fr.

RECOULY (R.). * **Le pays magyar.** 1903. 1 vol. in-16 .... 3 fr. 50

POLOGNE

HANDELSMAN (M.). **Napoléon et la Pologne (1806-1807).** 1 vol. in-8 .... 5 fr.

ITALIE

BOLTON KING (M. A.). * **Histoire de l'unité italienne.** Histoire politique de l'Italie, de 1814 à 1871. Introd. de M. Yves Guyot. 2 vol. in-8 .... 15 fr.

COMBES DE LESTRADE (Vte). **La Sicile sous la maison de Savoie.** 1 vol. in-18. 3 fr. 50

GAFFAREL (P.), professeur à l'Université d'Aix-Marseille. * **Bonaparte et les Républiques italiennes (1796-1799).** 1895. 1 vol. in-8 .... 5 fr.

SORIN (Élie). * **Histoire de l'Italie,** depuis 1815 jusqu'à la mort de Victor-Emmanuel. 1 vol. in-16. 1888 .... 3 fr. 50

ESPAGNE

REYNALD (H.). * **Histoire de l'Espagne,** depuis la mort de Charles III. 1 vol. in-16. 3 fr. 50

ROUMANIE

DAMÉ (Fr.). * **Histoire de la Roumanie contemporaine,** depuis l'avènement des princes indigènes jusqu'à nos jours. 1 vol. in-8. 1900 .... 7 fr.

SUÈDE

SCHEFER (C.). * **Bernadotte roi (1810-1818-1844).** 1 vol. in-8. 1899 .... 5 fr.

SUISSE

DAENDLIKER. * **Histoire du peuple suisse.** Trad. de l'allem. par Mme Jules Favre et précédé d'une Introduction de Jules Favre. 1 vol. in-8.......................... 5 fr.

GRÈCE, TURQUIE, ÉGYPTE

BÉRARD (V.), docteur ès lettres. **La Turquie et l'Hellénisme contemporain.** (*Ouvrage cour. par l'Acad. française*). 1 vol. in-16. 6e édit. 1911.......................... 3 fr. 50
DRIAULT (E.), agrégé d'histoire. * **La question d'Orient**, préface de G. Monod, de l'Institut, 1 vol. in-8. 4e édit. 1910 (*Couronné par l'Institut*).......................... 7 fr.
MÉTIN (Albert), professeur à l'École coloniale. * **La Transformation de l'Égypte.** 1 vol. in-16. 1903 (Cour. par la Soc. de géogr. commerciale).......................... 3 fr. 50
RODOCANACHI (E.). * **Bonaparte et les îles Ioniennes.** 1 vol. in-8.......................... 5 fr.

INDE

PIRIOU (E.), agrégé de l'Université. * **L'Inde contemporaine et le mouvement national.** 1905. 1 vol. in-16.......................... 3 fr. 50

CHINE, JAPON

ALLIER (R.). **Le protestantisme au Japon (1859-1907).** 1 vol. in-16. 1908.......... 3 fr. 50
CORDIER (H.), de l'Institut, professeur à l'École des langues orientales. * **Histoire des relations de la Chine avec les puissances occidentales (1860-1902)**, avec cartes. 3 vol. in-8, chacun séparément.......................... 10 fr.
— * **L'Expédition de Chine de 1857-58.** Histoire diplomat. 1905. 1 vol. in-8....... 7 fr.
— * **L'Expédition de Chine de 1860.** Histoire diplomat. 1906. 1 vol. in-8........ 7 fr.
COURANT (M.), maître de conférences à l'Université de Lyon. **En Chine.** *Mœurs et Institutions. Hommes et Faits.* 1 vol. in-16.......................... 3 fr. 50
DRIAULT (E.), agrégé d'histoire. * **La Question d'Extrême-Orient.** 1 vol. in-8. 1907. 7 fr.
RODES (Jean). **La Chine nouvelle.** 1 vol. in-16. 1909.......................... 3 fr. 50

AMÉRIQUE

DEBERLE (Alf.). * **Histoire de l'Amérique du Sud.** 1 vol. in-16. 3e éd........... 3 fr. 50
STEVENS. **Les Sources de la Constitution des États-Unis.** 1 vol. in-8........... 7 fr. 50
VIALLATE (A.), professeur à l'École des Sciences politiques. **L'Industrie américaine.** 1 vol. in-8. 1908.......................... 10 fr.

QUESTIONS POLITIQUES ET SOCIALES

BARNI (Jules). * **Histoire des idées morales et politiques en France au XVIIIe siècle.** 2 vol. in-16. Chaque volume.......................... 3 fr. 50
— * **Les Moralistes français au XVIIIe siècle.** 1 vol. in-16.......................... 3 fr. 50
LOUIS BLANC. **Discours politiques (1848-1881).** 1 vol. in-8.......................... 7 fr. 50
BONET-MAURY. **La Liberté de conscience en France (1598-1905).** 1 vol. in-8, 2e édit. 5 fr.
D'EICHTHAL (Eug.), de l'Institut. **Souveraineté du Peuple et Gouvernement.** 1 vol. in-16, 1895.......................... 3 fr. 50
DEPASSE (Hector), député. **Transformations sociales.** 1 vol. in-16. 1894.......... 3 fr. 50
— **Du Travail et de ses conditions.** 1 vol. in-16. 1895.......................... 3 fr. 50
DESCHANEL (E.). * **Le Peuple et la Bourgeoisie.** 1 vol. in-8.......................... 5 fr.
DRIAULT (E.), agrégé d'histoire. * **Problèmes politiques et sociaux.** 1 vol. in-8. 2e édit. 1906.......................... 7 fr.
— * **Le monde actuel.** *Tableau politique et économique.* 1 vol. in-8. 1909........... 7 fr.
— et MONOD (G.). **Histoire politique et sociale (1815-1911).** (*Évolution du monde moderne.*) 2e édition. 1 vol. in-16, avec gravures et cartes.......................... 5 fr.
GUYOT (Yves), ancien ministre. **Sophismes socialistes et faits économiques.** 1 vol. in-16. 1908.......................... 3 fr. 50.
LICHTENBERGER (A.). * **Le Socialisme utopique**, *étude sur quelques précurseurs du Socialisme.* 1 vol. in-16. 1898.......................... 3 fr. 50
— * **Le Socialisme et la Révolution française.** 1 vol. in-8. 1898.......................... 5 fr.
MATTER (P.). **La Dissolution des Assemblées parlementaires.** 1 vol. in-8. 1898.... 5 fr.
NOVICOW. **La Politique internationale.** 1 vol. in-8.......................... 7 fr.
PAUL LOUIS. **L'Ouvrier devant l'État.** Étude de la législation ouvrière dans les deux mondes. 1 vol. in-8. 1904.......................... 7 fr.
— **Histoire du Mouvement syndical en France (1789-1910).** 2e éd., 1 vol. in-16. 1911. 3 fr 50
REINACH (Joseph), député. **Pages républicaines.** 1 vol. in-16.......................... 3 fr. 50
— * **La France et l'Italie devant l'Histoire.** 1 vol. in-8.......................... 5 fr.
Le socialisme à l'étranger. *Angleterre, Allemagne, Autriche, Italie, Espagne, Hongrie, Russie, Japon, États-Unis*, par MM. J. Bardoux, G. Gidel, Kinzo-Gorai, G. Isambert, G. Louis-Jaray, A. Marvaud, Da Motta de San Miguel, P. Quentin-Bauchart, M. Revon, A. Tardieu. Préface de A. Leroy-Beaulieu, de l'Institut, directeur de l'École des Sciences politiques, conclusion de J. Bourdeau, correspondant de l'Institut. 1 vol. in-16. 1909.......................... 3 fr. 50
SPULLER (E.). * **L'Éducation de la Démocratie.** 1 vol. in-16. 1892.......... 3 fr. 50
— **L'Évolution politique et sociale de l'Église.** 1 vol. in-12. 1893.......... 3 fr. 50
* **La Vie politique dans les Deux Mondes.** Publiée sous la direction de A. VIALLATE et M. CAUDEL, professeurs à l'École des Sciences politiques, avec la collaboration de professeurs et d'anciens élèves de l'École des Sciences politiques.
1re année, 1906-1907. 1 fort vol. in-8. 1908.......................... 10 fr.
2e année, 1907-1908. 1 fort vol. in-8. 1909.......................... 10 fr.
3e année, 1908-1909. 1 vol. in-8. 1910.......................... 10 fr.
4e année 1909-1910. 1 vol. in-8. 1911.......................... 10 fr.

BIBLIOTHÈQUE DE LA FACULTÉ DES LETTRES DE L'UNIVERSITÉ DE PARIS

HISTOIRE ET LITTÉRATURE ANCIENNES

* **De l'Authenticité des Épigrammes de Simonide**, par M. le Professeur H. Hauvette. 1 vol. in-8 .... 5 fr.

De la Flexion dans Lucrèce, par M. le Professeur Cartault. 1 vol. in-8 .... 4 fr.

* **La Main d'Œuvre industrielle dans l'ancienne Grèce**, par M. le Professeur P. Guiraud. 1 vol. in-8 .... 7 fr.

* **Recherches sur le Discours aux Grecs de Tatien**, suivies d'une *traduction française du discours*, avec notes, par A. Puech, professeur adjoint à la Sorbonne. 1 vol. in-8 ... 6 fr.

* **Les « Métamorphoses » d'Ovide et leurs modèles grecs**, par A. Lafaye, professeur adjoint à la Sorbonne. 1 vol. in-8 .... 8 fr. 50

* **Mélanges d'histoire ancienne**, par MM. G. Bloch, J. Carcopino et L. Gernet. 1 vol. in-8 .... 12 fr. 50

Le dystique élégiaque chez Tibulle, Sulpicia, Lygdamus, par M. le professeur A. Cartault. 1 vol. in-8 .... 11 fr. (*Vient de paraître.*)

MOYEN AGE

* **Premiers Mélanges d'Histoire du Moyen Age**, par MM. le Professeur A. Luchaire, de l'Institut, Dupont-Ferrier et Poupardin. 1 vol. in-8 .... 3 fr. 50

Deuxièmes Mélanges d'Histoire du Moyen Age, par MM. le Professeur Luchaire, Halphen et Huckel. 1 vol. in-8 .... 6 fr.

Troisièmes Mélanges d'Histoire du Moyen Age, par MM. les Prof. Luchaire, Beyssier, Halphen et Cordey. 1 vol. in-8 .... 8 fr. 50

Quatrièmes Mélanges d'Histoire du Moyen Age, par MM. Jacqueмin, Faral, Beyssier. 1 vol. in-8 .... 7 fr. 50

Cinquièmes Mélanges d'Histoire du Moyen Age, publiés sous la dir. de M. le Professeur A. Luchaire, par MM. Aubert, Carru, Dulong, Guébin, Huckel, Loirette, Lyon, Max Fazy, et Mlle Machkewitch. 1 vol. in-8 .... 5 fr.

* **Essai de Restitution des plus anciens Mémoriaux de la Chambre des Comptes de Paris**, par MM. J. Petit, Gavrilovitch, Maury et Téodoru, préface de M. le Professeur adjoint Ch.-V. Langlois. 1 vol. in-8 .... 9 fr.

Constantin V, empereur des Romains (740-775). *Étude d'histoire byzantine*, par A. Lombard, licencié ès lettres. Préf. de M. le Professeur Ch. Diehl. 1 vol. in-8 .... 6 fr.

Étude sur quelques Manuscrits de Rome et de Paris, par M. le Professeur A. Luchaire. 1 vol. in-8 .... 6 fr.

Les Archives de la Cour des Comptes, Aides et Finances de Montpellier, par L. Martin-Chabot, archiviste paléographe. 1 vol. in-8 .... 8 fr.

Le latin de Saint-Avit, évêque de Vienne (450?-526?), par M. le Professeur H. Goelzer avec la collaboration de A. Mey. 1 vol. in-8 .... 25 fr.

PHILOLOGIE ET LINGUISTIQUE

* **Le Dialecte alaman de Colmar (Haute-Alsace) en 1870**, grammaire et lexique, par M. le Professeur Victor Henry. 1 vol. in-8 .... 8 fr.

* **Études linguistiques sur la Basse-Auvergne, phonétique historique du patois de Vinzelles (Puy-de-Dôme)**, par Albert Dauzat. Préface de M. le Professeur A. Thomas. 1 vol. in-8 .... 6 fr.

* **Antinomies linguistiques**, par M. le Professeur Victor Henry. 1 vol. in-8 .... 2 fr.

Mélanges d'Étymologie française, par M. le Professeur A. Thomas. 1 vol. in-8 .... 7 fr.

* **A propos du Corpus Tibullianum.** *Un siècle de philologie latine classique*, par M. le Professeur A. Cartault. 1 vol. in-8 .... 18 fr.

PHILOSOPHIE

L'Imagination et les Mathématiques selon Descartes, par P. Boutroux, prof. à l'Université de Nancy. 1 vol. in-8 .... 2 fr.

GÉOGRAPHIE

La Rivière Vincent-Pinzon. *Étude sur la cartographie de la Guyane*, par M. le Professeur Vidal de la Blache, de l'Institut. 1 vol. in-8 .... 6 fr.

LITTÉRATURE MODERNE

* **Mélanges d'Histoire littéraire**, par MM. Freminet, Dupin et Des Cognets. Préface de M. le Professeur Lanson. 1 vol. in-8 .... 6 fr. 50

HISTOIRE CONTEMPORAINE

* **Le treize Vendémiaire an IV**, par Henry Zivy, agrégé d'histoire. 1 vol. in-8 ..... 4 fr.

PUBLICATIONS DIPLOMATIQUES

RECUEIL DES INSTRUCTIONS

DONNÉES AUX AMBASSADEURS ET MINISTRES DE FRANCE

Depuis les Traités de Westphalie jusqu'à la Révolution française.

Publié sous les auspices de la Commission des archives diplomatiques au Ministère des Affaires étrangères.

Beaux vol. in-8 raisin, imprimés sur papier de Hollande, avec Introduction et notes.

I. — **AUTRICHE**, par M. Albert Sorel, de l'Académie française.................. *Épuisé*.
II. — **SUÈDE**, par M. A. Geffroy, de l'Institut.................................. 20 fr.
III. — **PORTUGAL**, par le Vicomte de Caix de Saint-Aymour.......................... 20 fr.
IV et V. — **POLOGNE**, par M. Louis Farges, chef de bureau aux Archives du Ministère des affaires étrangères. 2 vol.................................... 30 fr.
VI. — **ROME (1648-1687)** (tome I), par G. Hanotaux, de l'Académie française....... 20 fr.
VII. — **BAVIÈRE, PALATINAT ET DEUX-PONTS**, par M. André Lebon.................... 25 fr.
VIII et IX. — **RUSSIE**, par M. Alfred Rambaud, de l'Institut. 2 vol. Le 1er volume. 20 fr. Le second volume.................................... 25 fr.
X. — **NAPLES ET PARME**, par M. Joseph Reinach, député............................ 20 fr.
XI. — **ESPAGNE (1649-1750)** (tome I), par MM. Morel-Fatio, professeur au Collège de France, et Léonardon.................................... 20 fr.
XII et XII *bis*. — **ESPAGNE (1750-1789)** (tomes II et III), par les mêmes........ 40 fr.
XIII. — **DANEMARK**, par A. Geffroy, de l'Institut................................ 14 fr.
XIV et XV. — **SAVOIE-SARDAIGNE-MANTOUE**, par Horric de Beaucaire, ministre plénipotentiaire. 2 vol.................................... 40 fr.
XVI. — **PRUSSE**, par M. A. Waddington, professeur à l'Université de Lyon. 1 vol. (*Couronné par l'Institut.*).................................... 28 fr.

INVENTAIRE ANALYTIQUE

DES ARCHIVES DU MINISTÈRE DES AFFAIRES ÉTRANGÈRES

Publié sous les auspices de la Commission des Archives diplomatiques.

Correspondance politique de MM. de CASTILLON et de MARILLAC, ambassadeurs de France en Angleterre (1537-1542), par M. Jean Kaulek, avec la collaboration de MM. Louis Farges et Germain Lefèvre-Pontalis. 1 vol. in-8 raisin.................... 15 fr.

Papiers de BARTHÉLEMY, ambassadeur de France en Suisse, de 1792 à 1797, 6 volumes in-8 raisin. I. Année 1792. 15 fr. — II. Janvier-août 1793. 15 fr. — III. Septembre 1793 à mars 1794. 18 fr. — IV. Avril 1794 à février 1795. 20 fr. — V. Septembre 1795 à septembre 1796, par M. Jean Kaulek. 20 fr. — Tome VI et dernier, Novembre 1796 à Février 1797, par M. Alexandre Tausserat-Radel.................... 12 fr.

Correspondance politique d'ODET DE SELVE, ambassadeur de France en Angleterre (1546-1549), par G. Lefèvre-Pontalis. 1 vol. in-8 raisin.................... 15 fr.

Correspondance politique de GUILLAUME PELLICIER, ambassadeur de France à Venise (1540-1542), par M. Alexandre Tausserat-Radel. 1 fort vol. in-8 raisin............ 40 fr.

Correspondance des Deys d'Alger avec la Cour de France (1759-1833), recueillie par Eug. Plantet. 2 vol. in-8 raisin.................... 30 fr.

Correspondance des Beys de Tunis et des Consuls de France avec la Cour (1577-1830), recueillie par Eugène Plantet. 3 vol. in-8. Tome I (1577-1700). *Épuisé*. — Tome II (1700-1770). 20 fr. — Tome III (1770-1830).................... 20 fr.

Les Introducteurs des Ambassadeurs (1589-1900). 1 vol. in-4, avec figures dans le texte et planches hors texte.................... 20 fr.

Histoire de la représentation diplomatique de la France auprès des cantons suisses, de leurs alliés et de leurs confédérés, publiée sous les auspices des archives fédérales suisses par E. Rott. Tome I (1430-1559), 1 vol. gr. in-8. 12 fr. — Tome II (1559-1610), 1 vol. gr. in-8, 15 fr. — Tome III (1610-1626). *L'affaire de la Valteline* (1re partie) (1620-1626). 1 vol. gr. in-8, 20 fr. — Tome IV (1626-1635) (1re partie). *L'affaire de la Valteline* (2e partie) (1626-1633). 1 vol. gr. in-8.................... 15 fr.

HISTOIRE DIPLOMATIQUE

Voir *Bibliothèque d'histoire contemporaine*, p. 18 à 21 du présent Catalogue.

PUBLICATIONS PÉRIODIQUES

*REVUE PHILOSOPHIQUE
DE LA FRANCE ET DE L'ÉTRANGER

Dirigée par TH. RIBOT, membre de l'Institut, professeur honoraire au Collège de France.
(36e année, 1911). — Paraît tous les mois.

Abonnement du 1er janvier : Un an : Paris, **30** fr. — Départements et étranger, **33** fr.
La livraison, **3** fr.

Les années écoulées, chacune **30** fr. et la livraison **3** fr.

---

*REVUE DU MOIS

DIRECTEUR : **Émile BOREL**, professeur à la Sorbonne.
SECRÉTAIRE DE LA RÉDACTION : A. BIANCONI, agrégé de l'Université.

(6e année 1911) Paraît le 10 de chaque mois par livraisons de 128 pages grand in-8 (25 × 16)

Chaque année forme deux volumes de 750 à 800 pages chacun.

La Revue du Mois, qui est entrée en janvier 1910 dans sa cinquième année, suit avec attention dans toutes les parties du savoir le mouvement des idées. Rédigée par des spécialistes éminents, elle a pour objet de tenir sérieusement les esprits cultivés au courant de tous les progrès. Dans des articles de fonds aussi nombreux que variés, elle dégage les résultats les plus généraux et les plus intéressants de chaque ordre de recherches, ceux qu'on ne peut ni ne doit ignorer. Dans des notes plus courtes, elle fait place aux discussions, elle signale et critique les articles de Revues, les livres qui méritent intérêt.

Abonnement :

Un an : Paris, **20** fr. — Départements, **22** fr. — Étranger, **25** fr.
Six mois : — **10** fr. — — **11** fr. — — **12** fr. **50**.
La livraison, **2** fr. **25**.

Les abonnements partent du dix de chaque mois.

---

*Journal de Psychologie Normale et Pathologique

DIRIGÉ PAR LES DOCTEURS

Pierre JANET, Professeur au Collège de France, et **Georges DUMAS**, Professeur adjoint à la Sorbonne.

(8e année, 1911.) — Paraît tous les deux mois.

Abonnement du 1er janvier : France et Étranger, **14** fr. — La livraison, **2** fr. **60**

Le prix d'abonnement est de 12 fr. pour les abonnés de la Revue Philosophique.

---

*REVUE HISTORIQUE

Dirigée par MM. G. MONOD, de l'Institut, **et Ch. BÉMONT.**

(36e année, 1911.) — Paraît tous les deux mois.

Abonnement du 1er janvier : Un an : Paris, **30** fr. — Départements et étranger, **33** fr.
La livraison, **6** fr.

Les années écoulées, chacune **30** fr., le fascicule, **6** fr. Les fascicules de la 1re année, **9** fr.

* REVUE DES SCIENCES POLITIQUES

Suite des ANNALES DES SCIENCES POLITIQUES.

Revue bimestrielle publiée avec la collaboration des professeurs et des anciens élèves de l'École libre des Sciences Politiques
(25e année, 1911.)

Rédacteur en chef : **M. ESCOFFIER**, professeur à l'École.

Abonnement du 1er janvier : Un an : Paris, **18** fr.; Départ. et Étranger, **19** fr.
La livraison : **3** fr. **50**.

La *Revue des Sciences politiques* est publiée avec la collaboration des professeurs et des anciens élèves de l'École. Elle traite de toutes les grandes questions de politique contemporaine : questions économiques, sociales, internationales. Par des articles spéciaux, consacrés à l'étude des questions les plus importantes, et par une série de chroniques annuelles, elle tient ses lecteurs, d'une manière très complète, au courant du mouvement politique contemporain.

---

* JOURNAL DES ÉCONOMISTES

Revue mensuelle de la science économique et de la statistique.
(70e année, 1911.) Paraît le 15 de chaque mois.

Rédacteur en chef : **Yves Guyot**, ancien ministre, vice-président de la Société d'économie politique.

Abonnement : France : Un an, **36** fr. Six mois, **19** fr.
Union postale : Un an, **3[illegible]** fr. Six mois, **20** fr. — Le numéro, **3** fr. **50**
Les abonnements partent de janvier, avril, juillet ou octobre.

M. de Molinari qui, pendant de longues années, a dirigé le *Journal des Économistes* avec la distinction que l'on sait, s'est retiré; il a désigné comme son successeur M. Yves Guyot. Le nouveau rédacteur en chef, entré en fonctions le 1er novembre 1909, bien connu et apprécié des lecteurs de ce *Journal* et de tous les économistes, saura maintenir ce périodique à la hauteur de sa réputation et lui conserver sa valeur scientifique.

---

* REVUE ANTHROPOLOGIQUE

Suite de la REVUE DE L'ÉCOLE D'ANTHROPOLOGIE DE PARIS.

Recueil mensuel publié par les professeurs. (21e année, 1911.)

Abonnement, du 1er janvier : France et Étranger, **10** fr. — Le numéro, **1** fr.

SCIENTIA

Revue internationale de synthèse scientifique.

(5e année 1911). 4 livraisons par an, de 150 à 200 pages chacune; publie un supplément contenant la traduction française des articles publiés en langues étrangères.

Abonnement du 1er janvier : Un an (Union postale), **25** francs

---

REVUE ÉCONOMIQUE INTERNATIONALE

(8e année, 1911) **Mensuelle.**

Abonnement du 1er janvier : Un an, France et Belgique, **50** fr. Autres pays, **56** fr.

BULLETIN DE LA SOCIÉTÉ LIBRE POUR L'ÉTUDE PSYCHOLOGIQUE DE L'ENFANT

10 numéros par an. — **Abonnement du 1er octobre** : **3** fr.

LES DOCUMENTS DU PROGRÈS

Revue mensuelle internationale (5e année, 1911).

Dr R. BRODA, Directeur.

Abonnement du 1er de chaque mois : 1 an : France, **10** fr. — Étranger **12** fr.
La livraison, **1** fr.

BIBLIOTHÈQUE SCIENTIFIQUE INTERNATIONALE

(L'astérisque indique les ouvrages adoptés par le ministère de l'Instruction publique).

116 VOLUMES IN-8, CARTONNÉS A L'ANGLAISE; OUVRAGES A 6, 9 ET 12 FRANCS.

Derniers volumes parus :

CYON (E. de). **L'oreille.** *Organe d'orientation dans le temps et dans l'espace.* 1 vol. in-8 avec 45 grav. dans le texte, 3 planches hors texte et 1 portrait de Flourens....... 6 fr.

ANDRADE (J.), professeur à la Faculté des sciences de Besançon. **Le Mouvement.** *Mesures de l'étendue et mesures du temps.* 1 vol. in-8, avec 46 fig. dans le texte.. 6 fr.

CUÉNOT (L.), professeur à la Faculté des sciences de Nancy. *** La Genèse des espèces animales.** 1 vol. in-8 avec 123 grav. dans le texte.............................. 12 fr.

ROUBINOVITCH (Dr J.), médecin en chef de l'hospice de Bicêtre. *** Aliénés et anormaux.** 1 vol. in-8 avec 63 gravures.. 6 fr.

LE DANTEC (F.), chargé de cours à la Sorbonne. **La Stabilité de la vie.** *Étude énergétique de l'évolution des espèces.* 1 vol. in-8.................................. 6 fr.

PRÉCÉDEMMENT PARUS :

ANGOT (A.), directeur du Bureau météorologique. *** Les Aurores polaires.** 1 vol. in-8, avec figures.. 6 fr.

ARLOING, prof. à l'École de médecine de Lyon. *** Les Virus.** 1 vol. in-8........... 6 fr.

BAGEHOT. *** Lois scientifiques du développement des nations.** 1 vol. in-8. 7e éd... 6 fr.

BAIN. *** L'Esprit et le Corps.** 1 vol. in-8. 6e édition.......................... 6 fr.

— *** La Science de l'éducation.** 1 vol. in-8. 11e édition......................... 6 fr.

BALFOUR STEWART. *** La Conservation de l'énergie,** avec fig. 1 vol. in-8. 6e édit.. 6 fr.

BERNSTEIN. *** Les Sens.** 1 vol. in-8, avec 91 figures. 5e édition.................. 6 fr.

BERTHELOT, de l'Institut. *** La Synthèse chimique.** 1 vol. in-8 8e édition......... 6 fr.

— *** La Révolution chimique, Lavoisier.** 1 vol. in-8. 2e éd........................ 6 fr.

BINET. *** Les Altérations de la personnalité.** 1 vol. in-8. 2e édition............ 6 fr.

BINET et FÉRÉ. *** Le Magnétisme animal.** 1 vol. in-8. 5e édition.................. 6 fr.

BLASERNA et HELMHOLTZ. *** Le Son et la Musique.** 1 vol. in-8. 5e édition......... 6 fr.

BOURDEAU (L.). **Histoire de l'habillement et de la parure.** 1 vol. in-8............ 6 fr.

BRUNACHE (P.). *** Le Centre de l'Afrique. Autour du Tchad.** 1 vol. in-8, avec figures.. 6 fr.

CANDOLLE (de). *** L'Origine des plantes cultivées.** 1 vol. in-8. 4e édition........ 6 fr.

CARTAILHAC (E.). **La France préhistorique,** d'après les sépultures et les monuments. 1 vol. in-8, avec 162 figures. 2e édition................................ 6 fr.

CHARLTON BASTIAN. *** Le Cerveau, organe de la pensée chez l'homme et chez les animaux.** 2 vol. in-8, avec figures. 2e édition............................. 12 fr.

— **L'Évolution de la vie** 1 vol. in-8, avec fig. et pl.............................. 6 fr.

COLAJANNI (N.). *** Latins et Anglo-Saxons.** 1 vol. in-8............................ 9 fr.

CONSTANTIN (Capitaine). **Le rôle sociologique de la guerre et le sentiment national.** Suivi de la traduction de *La guerre, moyen de sélection collective,* par le Dr STEINMETZ. 1 vol in-8... 6 fr.

COOKE et BERKELEY. *** Les Champignons.** 1 vol. in-8, avec figures. 4e édition... 6 fr.

COSTANTIN (J.), prof. au Muséum. *** Les Végétaux et les Milieux cosmiques** (adaptation, évolution). 1 vol. in-8, avec 171 gravures................................ 6 fr.

— *** La Nature tropicale.** 1 vol. in-8, avec gravures.............................. 6 fr.

— *** Le Transformisme appliqué à l'agriculture.** 1 vol. in-8, avec 105 gravures.. 6 fr.

DAUBRÉE, de l'Institut. **Les Régions invisibles du globe et des espaces célestes.** 1 vol. in-8, avec 85 fig. dans le texte. 2e édition................................ 6 fr.

DEMENY (G.). *** Les bases scientifiques de l'éducation physique.** 1 vol. in-8, avec 198 gravures. 5e édition.. 6 fr.

— **Mécanisme et éducation des mouvements.** 1 vol. in-8, avec 565 gravures. 2e édit. 9 fr.

DEMOOR, MASSART et VANDERVELDE. *** L'évolution régressive en biologie et en sociologie.** 1 vol. in-8, avec gravures...................................... 6 fr.

DRAPER. **Les Conflits de la science et de la religion.** 1 vol. in-8. 12e édition....... 6 fr.

DUMONT (L.). *** Théorie scientifique de la sensibilité.** 1 vol. in-8. 4e édition....... 6 fr.

GELLÉ (F.-M.). * **L'audition et ses organes.** 1 vol. in-8, avec gravures............ 6 fr.
GRASSET (J.), prof. à la Faculté de médecine de Montpellier. — **Les Maladies de l'orientation et de l'équilibre.** 1 vol. in-8, avec gravures........................ 6 fr.
GROSSE (E.). * **Les débuts de l'art.** 1 vol. in-8, avec gravures..................... 6 fr.
GUIGNET et GARNIER. * **La Céramique ancienne et moderne.** 1 vol. in-8, avec gravures.. 6 fr.
HERBERT SPENCER. * **Les Bases de la morale évolutionniste.** 1 vol. in-8. 6e édit... 6 fr.
— * **La Science sociale.** 1 vol. in-8. 11e édition.................................... 6 fr.
HUXLEY. * **L'Écrevisse,** introduction à l'étude de la Zoologie. 1 vol. in-8, avec figures. 2e édition.. 6 fr.
JACCARD, professeur à l'Académie de Neuchâtel (Suisse). * **Le pétrole, le bitume et l'asphalte au point de vue géologique.** 1 vol. in-8, avec figures.................. 6 fr.
JAVAL (E.), de l'Académie de médecine. * **Physiologie de la lecture et de l'écriture.** 1 vol. in-8, avec 96 gravures. 2e édition.. 6 fr.
LAGRANGE (F.). * **Physiologie des exercices du corps.** 1 vol. in-8. 10e édition... 6 fr.
LALOY (L.). * **Parasitisme et mutualisme dans la nature.** Préface du Prof. A. GIARD, de l'Institut. 1 vol. in-8, avec 82 gravures..................................... 6 fr.
LANESSAN (DE). * **Introduction à l'Étude de la botanique** (*le Sapin*). 1 vol. in-8. 2e édition, avec 143 figures.. 6 fr.
— * **Principes de colonisation.** 1 vol. in-8... 6 fr.
LE DANTEC, chargé de cours à la Sorbonne. — * **Théorie nouvelle de la vie.** 4e édit. 1 vol. in-8, avec figures... 6 fr.
— **L'évolution individuelle et l'hérédité.** 1 vol. in-8...................................... 6 fr.
— **Les lois naturelles.** 1 vol. in-8, avec gravures....................................... 6 fr.
LOEB, professeur à l'Université Berkeley. * **La dynamique des phénomènes de la vie.** Traduit de l'allemand par MM. DAUDIN et SCHAEFFER, agrégés de l'Université, préface de M. le prof. A. GIARD, de l'Institut. 1 vol. in-8 avec fig........................ 9 fr.
LUBBOCK (SIR JOHN). * **Les Sens et l'instinct chez les animaux,** principalement chez les insectes. 1 vol. in-8, avec 150 figures.. 6 fr.
MALMEJAC (F.). **L'eau dans l'alimentation.** 1 vol. in-8, avec fig...................... 6 fr.
MAUDSLEY. * **Le Crime et la Folie.** 1 vol. in-8. 7e édition................................ 6 fr.
MEUNIER (Stan.), professeur au Muséum. — * **La Géologie comparée.** 1 vol. in-8, avec gravures. 2e édition... 6 fr.
— * **La Géologie générale.** 1 vol. in-8, avec gravures. 2e édit............................ 6 fr.
— * **La Géologie expérimentale.** 1 vol. in-8, avec gravures. 2e édit........................ 6 fr.
MEYER (de). * **Les Organes de la parole et leur emploi pour la formation des sons du langage.** 1 vol. in-8, avec 51 gravures.. 6 fr.
MORTILLET (G. de). * **Formation de la Nation française.** 2e édit. 1 vol. in-8, avec 150 gravures et 18 cartes... 6 fr.
MOSSO (A.), professeur à l'Univ. de Turin. * **Les exercices physiques et le développement intellectuel.** 1 vol. in-8... 6 fr.
NIEWENGLOWSKI (H.). * **La photographie et la photochimie.** 1 vol. in-8, avec gravures et une planche hors texte... 6 fr.
NORMAN LOCKYER. * **L'Évolution inorganique.** 1 vol. in-8 avec gravures....... 6 fr.
PERRIER (Edm.), de l'Institut. **La Philosophie zoologique avant Darwin.** 1 vol. in-8. 3e édition... 6 fr.
PETTIGREW. * **La Locomotion chez les animaux,** marche, natation et vol. 1 vol. in-8, avec figures. 2e édition.. 6 fr.
QUATREFAGES (DE), de l'Institut. * **L'Espèce humaine.** 1 vol. in-8. 15e édit........ 6 fr.
— * **Darwin et ses précurseurs français.** 1 vol. in-8. 2e édit. refondue.............. 6 fr.
— * **Les Émules de Darwin.** 2 vol. in-8, avec préfaces de MM. Ed. PERRIER et HAMY. 12 fr.
RICHET (Ch.), professeur à la Faculté de médecine de Paris. **La Chaleur animale.** 1 vol. in-8, avec figures.. 6 fr.
ROCHÉ (G.). * **La Culture des Mers** (pisciculture, pisciculture, ostréiculture). 1 vol. in-8, avec 81 gravures.. 6 fr.
SCHMIDT (O.). * **Les Mammifères dans leurs rapports avec leurs ancêtres géologiques.** 1 vol. in-8, avec 51 figures.. 6 fr.
SCHUTZENBERGER, de l'Institut. * **Les Fermentations.** 1 vol. in-8. 6e édition.... 6 fr.
SECCHI (le Père). * **Les Étoiles.** 2 vol. in-8, avec fig. et pl. 3e édition............ 12 fr.
STALLO. * **La Matière et la Physique moderne.** 1 vol. in-8. 3e édition.............. 6 fr.
STARCKE. * **La Famille primitive.** 1 vol. in-8.. 6 fr.
THURSTON (R.). * **Histoire de la machine à vapeur,** 2 vol. in-8, avec 140 figures et 16 planches hors texte. 3e édition.. 12 fr.
TOPINARD. **L'Homme dans la Nature.** 1 vol. in-8, avec figures...................... 6 fr.
VAN BENEDEN. * **Les Commensaux et les Parasites dans le règne animal.** 1 vol. in-8, avec figures. 4e édition... 6 fr.
VRIES (Hugo de). **Espèces et Variétés,** trad. de l'allemand par L. BLARINGHEM, chargé d'un cours à la Sorbonne, avec préface. 1 vol. in-8.......................... 12 fr.
WHITNEY. * **La Vie du Langage.** 1 vol. in-8. 4e édition................................ 6 fr.
WURTZ de l'Institut. * **La Théorie atomique.** 1 vol. in-8, 10e édition............... 6 fr.

NOUVELLE
COLLECTION SCIENTIFIQUE

Directeur : **ÉMILE BOREL**

Sous-directeur de l'École normale supérieure.
Professeur à la Sorbonne.

VOLUMES IN-16 A 3 FR. 50

Volumes publiés en 1910 et 1911

De la méthode dans les sciences : (*2e série*).
Avant-propos, par Émile Borel. — *Astronomie, jusqu'au milieu du XVIIIe siècle*, par B. Baillaud, de l'Institut, directeur de l'observatoire de Paris. — *Chimie physique*, par Jean Perrin, professeur à la Sorbonne. — *Géologie*, par Léon Bertrand, professeur-adjoint à la Sorbonne. — *Paléobotanique*, par R. Zeiller, de l'Institut, professeur à l'École des Mines. — *Botanique*, par Louis Blaringhem, chargé de cours à la Sorbonne. — *Archéologie*, par Salomon Reinach, de l'Institut. — *Histoire littéraire*, par Gustave Lanson, professeur à la Sorbonne. — *Statistique*, par Lucien March, directeur de la statistique générale de la France. — *Linguistique*, par A. Meillet, professeur au Collège de France 1 vol. in-16.......... 3 fr. 50

BUAT (E.), chef d'escadron au 25e régiment d'artillerie de campagne. **L'artillerie de campagne.** *Son histoire, son évolution, son état actuel.* 1 vol. in-16 avec 75 grav. 3 fr. 50

MEUNIER (Stanislas), professeur de géologie au Muséum d'histoire naturelle. * **L'évolution des Théories géologiques.** 1 vol. in-16, avec gravures.......... 3 fr. 50

NIEDERLE (Lubor), professeur à l'Université de Prague. * **La Race slave,** *Statistique démographie, anthropologie.* Traduit du tchèque et précédé d'une préface, par L. Leger, de l'Institut. 1 vol. in-16.......... 3 fr. 50

PAINLEVÉ (Paul), de l'Institut, et BOREL (Émile). * **L'Aviation.** 4e édition ; revue et augmentée. 1 vol. in-16, avec gravures.......... 3 fr. 50

DUCLAUX (Jacques), préparateur à l'Institut Pasteur. * **La Chimie de la Matière vivante.** 2e édition. 1 vol. in-16.......... 3 fr. 50

MAURAIN (Ch.), professeur à la Faculté des sciences de Caen. * **Les États physiques de la Matière.** 2e éd. 1 vol. in-16, avec gravures.......... 3 fr. 50

Précédemment parus.

LE DANTEC (F.), chargé du cours de biologie générale à la Sorbonne. **Éléments de Philosophie biologique.** 1 vol. in-16. 3e édition.......... 3 fr. 50

BONNIER (Dr P.). Laryngologiste de la clinique médicale de l'Hôtel-Dieu. **La Voix.** *Sa culture physiologique. Théorie nouvelle de la phonation.* 3e édition. 1 vol. in-16, avec gravures.......... 3 fr. 50

* **De la Méthode dans les Sciences** : (*1re série*).
1. *Avant-propos*, par M. P.-F. Thomas, docteur ès lettres, professeur de philosophie au lycée Hoche. — 2. *De la Science*, par M. Émile Picard, de l'Institut. — 3. *Mathématiques pures*, par M. J. Tannery, de l'Institut. — 4. *Mathématiques appliquées*, par M. Painlevé, de l'Institut. — 5. *Physique générale*, par M. Bouasse, professeur à la Faculté des Sciences de Toulouse. — 6. *Chimie*, par M. Job, professeur au Conservatoire des Arts et Métiers. — 7. *Morphologie générale*, par M. A. Giard, de l'Institut. — 8. *Physiologie*, par M. Le Dantec, chargé de cours à la Sorbonne. — 9. *Sciences médicales*, par M. Pierre Delbet, professeur à la Faculté de médecine de Paris. — 10. *Psychologie*, par M. Th. Ribot, de l'Institut. — 11. *Sciences médicales*, par M. Durkheim, professeur à la Sorbonne. — 12. *Morale*, par M. Lévy-Bruhl, professeur à la Sorbonne. — 13. *Histoire*, par M. G. Monod, de l'Institut. 2e édition, 1 vol. in-16.......... 3 fr. 50

THOMAS (P.-F.), professeur au lycée Hoche. * **L'Éducation dans la Famille.** *Les péchés des parents.* 3e édition. 1 vol. in-16 (*Couronné par l'Institut*).......... 3 fr. 50

LE DANTEC (F.). **La Crise du Transformisme.** 2e édition. 1 vol. in-16.......... 3 fr. 50

OSTWALD (W.), professeur à l'Université de Leipzig. **L'Énergie,** traduit de l'allemand par E. Philippi, licencié ès sciences. 3e édition. 1 vol. in-16.......... 3 fr. 50

Bibliothèque Utile

AGRICULTURE — TECHNOLOGIE INDUSTRIELLE ET COMMERCIALE
HYGIÈNE ET MÉDECINE USUELLE — PHYSIQUE ET CHIMIE
SCIENCES NATURELLES — ÉCONOMIE POLITIQUE ET SOCIALE
PHILOSOPHIE ET DROIT — HISTOIRE — GÉOGRAPHIE ET COSMOGRAPHIE

Élégants volumes in-32, de 192 pages ; chaque volume broché, **60** *cent.*

Derniers volumes parus :

COLLAS ET DRIAULT. **Histoire de l'Empire ottoman** *jusqu'à la Révolution de 1909.*

YVES GUYOT. **Les Préjugés économiques.**

EISENMENGER (G.). **Les Tremblements de terre,** avec gravures.

FAQUE (L.). **L'Indo-Chine française.** *Cochinchine, Cambodge, Annam, Tonkin.* 2e édition, mise à jour jusqu'en 1910.

AGRICULTURE

Acloque. Insectes nuis.
Bergot. Viticulture.
— Pratique des vins.
— Les Vins de France.
Larbalétrier. L'agriculture française.
— Plantes d'appartem.
Petit. Économie rurale.
Vaillant. Petite chimie de l'agriculteur.

TECHNOLOGIE

Bellot. Grands ports maritimes.
Brothier. Hist. de la terre.
Dufour. Dict. des falsif.
Gastineau. Génie et science.
Genevoix. Matières premières.
— Procédés industriels.
Gossin. La machine à vapeur.
Maigne. Mines de France.
Mayer. Les chem. de fer.

HYGIÈNE — MÉDECINE

Cruveilhier. Hygiène.
Laumonier. Hygiène de la cuisine.
Merklen. La tuberculose.
Monin. Les maladies épidémiques.
Sérieux et Mathieu. L'alcool et l'alcoolisme.
Turck. Médecine populaire.

PHYSIQUE — CHIMIE

Bouant. Hist. de l'eau.
— Princ. faits de la chimie.
Huxley. Premières notions sur les sciences.
Albert Lévy. Hist. de l'air.
Zurcher. L'atmosphère.

SCIENCES NATURELLES

H. Beauregard. Zoologie.
Coupin. Vie dans les mers.
Eisenmenger. Tremblements de terre.
Geikie. Géologie.
Gérardin. Botanique.
Jouan. La chasse et la pêche des anim. marins.
Zaborowski. L'homme préhistorique.
— Migrations des anim.
— Les grands singes.
— Les mondes disparus.
Zurcher et Margollé. Télescope et microscope.

ÉCONOMIE POLITIQUE ET SOCIALE

Coste. Richesse et bonh.
— Alcoolisme ou Épargne.
Guyot (Yves). Préjugés économiques.
Jevons. Économie polit.
Larrivé. L'assistance publique.
Leneveux. Budget du foyer.
— Le travail manuel.
Mongredien. Libre-échange en Angleterre.
Paul-Louis. Lois ouvr.

ENSEIGNEMENT BEAUX-ARTS

Collier. Les beaux-arts.
Jourdy. Le patriotisme à l'école.
G. Meunier. Hist. de l'art.
— Hist. de la littérature française.
Pichat. L'art et les artist.
H. Spencer. De l'éducat.

PHILOSOPHIE — DROIT

Enfantin. La vie éternelle.
Ferrière. Darwinisme.
Jourdan. Justice crimin.
Morin. La loi civile.
Eug. Noël. Voltaire et Rousseau.
F. Paulhan. La physiologie de l'esprit.
Renard. L'homme est-il libre ?
Robinet. Philos. posit.
Zaborowski. L'origine du langage.

HISTOIRE

Antiquité.

Combes. La Grèce.
Creighton. Histoire rom.
Mahaffy. L'ant. grecque
Ott. L'Asie et l'Égypte.

France.

Bastide. La Réforme.
Bère. L'armée française.
Buchez. Mérovingiens.
— Carlovingiens.
Carnot. La Révolution française. 2 vol.
Debidour. Rapports de l'Église et de l'État (1789-1871).
Doneaud. La marine française.
Faque. L'Indo-Chine française.
Larrivière. Origines de la guerre de 1870.
Fréd. Lock. Jeanne d'Arc.
— La Restauration.
Quesnel. Conquête de l'Algérie.
Zevort. Louis-Philippe.

Pays étrangers.

Bondois. L'Europe cont.
Collas et Driault. L'Empire ottoman.
Eug. Despois. Les révolutions d'Angleterre.
Doneaud. La Prusse.
Faque. Indo-Chine.
Henneguy. L'Italie.
E. Raymond. L'Espagne.
Regnard. L'Angleterre.
Ch. Rolland. L'Autriche.

GÉOGRAPHIE COSMOGRAPHIE

Amigues. A travers le ciel.
Blerzy. Colon. anglaises.
— Torrents, fleuves et canaux.
Boillot. La pluralité des mondes de Fontenelle.
Catalan. Astronomie.
Gaffarel. Frontières françaises.
Girard de Rialle. Peuples de l'Asie et de l'Europe.
Grove. Continents, Océans.
Jouan. Iles du Pacifique.
Zurcher et Margollé. Les phénomènes célestes.

PUBLICATIONS

HISTORIQUES, PHILOSOPHIQUES ET SCIENTIFIQUES

qui ne se trouvent pas dans les collections précédentes.

Volumes parus en 1910 et 1911 :

AMICUS. **Pensées libres.** *Questions internationales, religieuses, bio-sociologiques, historiques, philosophiques. Les Femmes.* 1911. 1 vol. in-8........................ 5 fr.

ARRÉAT. **Réflexions et Maximes.** 1911. 1 vol. in-16........................ 2 fr. 50

BESANÇON (A.), docteur ès lettres. **Les adversaires de l'hellénisme à Rome pendant la période républicaine.** 1910. 1 vol. gr. in-8 (*Couronné par l'Institut*)........... 10 fr.

BRENET (M.). **Musique et musiciens de la vieille France.** *Les musiciens de Philippe le Hardi. Ockeghem. Mauduit. Origines de la musique descriptive.* 1911. 1 vol. in-16. 3 fr. 50

BRUNHES (J.), professeur aux Universités de Fribourg et de Lausanne. **La géographie humaine.** *Essai de classification positive. Principes et exemples.* 1910. 1 vol. grand in-8, avec 202 grav. et cartes dans le texte et 4 cartes hors texte (*Médaille d'or de la Société de Géographie.* 1911.)........................ 20 fr.

COHEN (H.), professeur à l'Université de Marburg. **Le Judaïsme et le progrès religieux de l'humanité.** Trad. de l'allemand. 1911. Broch. in-8........................ 0 fr. 50

COIGNET (C.). **De Kant à Bergson.** *Réconciliation de la Religion et de la science dans un spiritualisme nouveau.* 1911. 1 vol. in-16........................ 2 fr. 50 (V. p. 3).

DARBON (A.), docteur ès lettres. **Le concept du hasard dans la philosophie de Cournot.** 1910. Brochure in-8........................ 2 fr.

DELVAILLE (J.), docteur ès lettres. **La Chalotais éducateur.** 1911. 1 vol. in-8. 5 fr. (V. p. 7 et 11).

DEPLOIGE (S.), prof. à l'Université catholique de Louvain. **Le conflit de la morale et de la sociologie.** 1911. 1 vol. gr. in-8........................ 7 fr. 50

DUPUY (P.). **Le positivisme d'Auguste Comte.** 1911. 1 vol. in-8........................ 5 fr.

GASTÉ (M. DE). **Réalités imaginatives.... Réalités positives.** *Essai d'un code moral basé sur la science.* Préface de F. LE DANTEC. 1910. 1 vol. in-8........................ 7 fr. 50

HOCHREUTINER (B.-P. G.), docteur ès sciences. **La philosophie d'un naturaliste.** *Essai de synthèse du monisme mécaniste et de l'idéalisme solipsiste.* 1910. 1 vol. in-8. 7 fr. 50

JAELL (Mme Marie). **Un nouvel état de conscience.** *La coloration des sensations tactiles.* 1910. 1 vol. in-8 avec 33 planches........................ 4 fr.

LANESSAN (DE), ancien ministre de la marine. **Nos forces navales.** *Organisation, répartition.* 1911. 1 vol. in-16........................ 3 fr. 50

LEBÈGUE (E.), docteur ès lettres, agrégé d'histoire. **Procès-verbal de la Commission intermédiaire de l'Assemblée provinciale de Haute-Normandie** (analyse et extraits). Publié avec introduction et notes. 1910. 1 vol. in-8........................ 4 fr.

Mélanges littéraires, publiés à l'occasion du centenaire de la Faculté des lettres de Clermont-Ferrand (1810-1910). 1 vol. gr. in-8, avec planches........................ 10 fr.

PETIT (Édouard), inspecteur général de l'Instruction publique. **De l'école à la cité.** *Étude sur l'éducation populaire.* 1910. 1 vol. in-16........................ 3 fr. 50

POCHHAMMER (A.). **L'anneau du Nibelung de Richard Wagner.** *Analyse dramatique et musicale*, traduit de l'allemand par J. C[illegible]. 1911. 1 vol. in-16.......... 2 fr. 50

REMACLE. **La philosophie de S. S. Laurie.** 1910. 1 vol. in-8........................ 7 fr. 50

ROZET (L.). **Défense et illustration de la race française.** 1911. 1 vol. in-16.... 3 fr. 50

SERMYN (Dr W. C.). **Contribution à l'étude de certaines facultés cérébrales méconnues.** *Philosophie scientifique.* 1911. 1 vol. in-8........................ 7 fr. 50

VAN BIERVLIET (J. J.), professeur à l'Université de Gand, membre de l'Académie royale de Belgique. **Premiers éléments de pédagogie expérimentale.** *Les Bases.* Préface de G. COMPAYRÉ, de l'Institut. 1911. 1 vol. in-8........................ 2 fr. 50

VAN BRABANT (W.). **Psychologie du vice infantile.** 1910. 1 vol. gr. in-8...... 3 fr. 50

WULFF (M. DE). **Histoire de la philosophie en Belgique.** 1910. 1 vol. gr. in-8. Prof. à l'Université de Louvain........................ 7 fr. 50

Précédemment parus :

ALAUX. **Philosophie morale et politique.** 1 vol. in-8. 1893........................ 7 fr. 50

— **Théorie de l'âme humaine.** 1 vol. in-8. 1895........................ 10 fr.

— **Dieu et le Monde.** *Essai de philosophie première.* 1901. 1 vol. in-12. 2 fr. 50 (Voir p. 2).

AMIABLE (Louis). **Une loge maçonnique d'avant 1789.** 1 vol. in-8........................ 6 fr.

ANDRÉ (L.), docteur ès lettres. **Michel Le Tellier et l'organisation de l'armée monarchique.** 1 vol. in-8 (*Couronné par l'Institut*). 1906........................ 14 fr.

— **Deux mémoires inédits de Claude Le Pelletier.** 1 vol. in-8. 1906........................ 3 fr. 50

ARDASCHEFF (P.), professeur d'histoire à l'Université de Kiew. * **Les intendants de province sous Louis XVI.** Traduit du russe par L. Jousserandot, bibliothécaire à l'Université de Lille. 1 vol. grand in-8. (*Cour. par l'Acad. Impér. de St-Pétersbourg*). 10 fr.

ARMINJON (P.), prof. à l'École Khédiviale de Droit du Caire. **L'enseignement, la doctrine et la vie dans les universités musulmanes d'Égypte.** 1 vol. in-8. 1907......... 6 fr. 50

ARRÉAT. **Une Éducation intellectuelle.** 1 vol. in-18 .... 2 fr. 50

— **Journal d'un philosophe.** 1 vol. in-18. 3 fr. 50 (Voy. p. 2 et 6).

* **Autour du monde,** par les BOURSIERS DE VOYAGE DE L'UNIVERSITÉ DE PARIS. (*Fondation Albert Kahn.*) 1 vol. gr. in-8. 1904 .... 10 fr.

ASLAN (G.). **La Morale selon Guyau.** 1 vol. in-16. 1906 .... 2 fr.

— **Le jugement chez Aristote.** Br. in-18. 1908 .... 1 fr. (Voir p. 2).

BACHA (E.). **Le Génie de Tacite.** 1 vol. in-18 .... 4 fr.

BELLANGER (A.), docteur ès lettres. **Les concepts de cause et l'activité intentionnelle de l'esprit.** 1 vol. in-8. 1905 .... 5 fr.

BÉMONT (Ch.), et MONOD (G.). — **Histoire de l'Europe au Moyen âge** (395-1270). Nouvelle édit. 1 vol. in-18, avec grav. et cartes en couleurs .... 5 fr. (Voir p. 24).

BENOIST-HANAPPIER (L.), maître de conférences à l'Université de Nancy. **Le drame naturaliste en Allemagne.** 1 v. in-8. 1905. (*Couronné par l'Académie française*). 7 fr. 50

BLUM (E.), professeur au lycée de Lyon. **La déclaration des droits de l'homme et du citoyen.** Préface de G. COMPAYRÉ, inspecteur général. 4e édit. 1909. 1 vol. in-8 (*Récompensé par l'Institut*) .... 3 fr. 75

BOURDEAU (Louis). **Théorie des sciences.** 2 vol. in-8 .... 20 fr.

— **La Conquête du monde animal.** 1 vol. in-8 .... 5 fr.

— **La Conquête du monde végétal.** 1 vol. in-8. 1893 .... 5 fr.

— **L'Histoire et les historiens.** 1 vol. in-8 .... 7 fr. 50

— * **Histoire de l'alimentation.** 1894. 1 vol. in-8 .... 5 fr. (Voir p. 7 et 26).

BOURDIN. **Le Vivarais,** essai de géographie région de, 1 vol. in-8. (Ann. de l'Univ. de Lyon). 6 fr.

BOURGEOIS (E.). **Lettres intimes de J.-M. Alberoni adressées au comte J. Rocca.** 1 vol. in-8. (Ann. de l'Univ. de Lyon) .... 10 fr.

BOUTROUX (Em.), de l'Institut. * **De l'idée de la loi naturelle.** In-8. 2 fr. 50 (Voir p. 3 et 7).

BRANDON-SALVADOR (Mme). **A travers les moissons.** *Ancien Testament. Talmud. Apocryphes. Poètes et moralistes juifs du moyen âge.* 1 vol. in-16. 1903 .... 4 fr.

BRASSEUR. **Psychologie de la force.** 1 vol. in-8. 1907 .... 3 fr. 50

BROOKS ADAMS. **Loi de la civilisation et de la décadence.** 1 vol. in-8 .... 7 fr. 50

BROUSSEAU (K.). **Éducation des nègres aux États-Unis.** 1 vol. in-8 .... 7 fr. 50

BUDÉ (E. de). **Les Bonaparte en Suisse.** 1 vol. in-12. 1905 .... 3 fr. 50

CANTON (G.). **Napoléon antimilitariste.** 1902. 1 vol. in-16 .... 3 fr. 50

CARDON (G.), docteur ès lettres. * **La Fondation de l'Université de Douai.** 1 vol. in-8. 10 fr.

CAUDRILLIER (G.), docteur ès lettres, inspecteur d'Académie. **La trahison de Pichegru et les intrigues royalistes dans l'Est avant fructidor.** 1 vol. gr. in-8. 1908 .... 7 fr. 50

CHARRIAUT (H.). **Après la séparation.** *L'avenir des églises.* 1 vol. in-12. 1905. 3 fr. 50

CLAMAGERAN. **La lutte contre le mal.** 1 vol. in-18. 1897 .... 3 fr. 50

— **Philosophie religieuse.** *Art et voyages.* 1 vol. in-12. 1904 .... 3 fr. 50

— **Correspondance** (1849-1902). 1 vol. gr. in-8. 1905 .... 10 fr.

COLLIGNON (A.). **Diderot.** *Sa vie, ses œuvres.* 2e édit. 1907. 1 vol. in-12 .... 3 fr. 50

COMBARIEU (J.), chargé de cours au Collège de France. * **Les rapports de la musique et de la poésie.** 1 vol. in-8. 1893 .... 7 fr. 50

IVe **Congrès international de Psychologie, Paris 1900.** 1 vol. in-8 .... 20 fr.

COTTIN (Cte P.), ancien député. **Positivisme et anarchie.** Agnostiques **français.** *Auguste Comte, Littré, Taine.* 1 vol. in-16. 1908 .... 2 fr.

COUBERTIN (P. de). **La gymnastique utilitaire.** 2e édit. 1 vol. in-12 .... 2 fr. 50

DANTU (G.), docteur ès lettres. **Opinions et critiques d'Aristophane sur le mouvement politique et intellectuel à Athènes.** 1 vol. gr. in-8. 1907 .... 3 fr.

— **L'éducation d'après Platon.** 1 vol. gr. in-8. 1907 .... 6 fr.

DAREL (Th.). **Le peuple-roi.** *Essai de sociologie universaliste.* 1 vol. in-18. 1904. 3 fr. 50

DAURIAC. **Croyance et réalité.** 1 vol. in-18. 1889 .... 3 fr. 50 (V. p. 3 et 7).

DAVILLÉ (L.), docteur ès lettres. **Les prétentions de Charles III, duc de Lorraine, à la couronne de France.** 1 vol. grand in-8. 1909 .... 6 fr. 50 (Voir p. 13).

DERAISMES (Mlle Maria). **Œuvres complètes.** 4 vol. in-8. Chacun .... 3 fr. 50

DEROCQUIGNY (J.). **Charles Lamb.** *Sa vie et ses œuvres.* In-8. (Trav. de l'Univ. de Lille). 12 fr.

DESCHAMPS. **Principes de morale sociale.** 1 vol. in-8. 1903 .... 3 fr. 50

DOLLOT (R.), docteur en droit. **Les origines de la neutralité de la Belgique (1609-1830).** 1 vol. in-8. 1902 .... 10 fr.

DUBUC (P.), doct. ès lettres, * **Essai sur la méthode de la métaphysique.** 1 vol. in-8. 5 fr.

DUGAS (L.), docteur ès lettres. * **L'amitié antique.** 1 vol. in-8. 7 fr. 50 (Voir p. 3 et 7).

DUNAN. * **Sur les formes a priori de la sensibilité.** 1 vol. in-8. 5 fr. (Voir p. 2 et 3).

DUPUY (Paul). **Les fondements de la morale.** 1 vol. in-8. 1900 .... 5 fr.

— **Méthodes et concepts.** 1 vol. in-8. 1903 .... 5 fr.

* **Entre Camarades,** par les anciens élèves de l'Université de Paris. *Histoire, littérature, philologie, philosophie.* 1901. 1 vol. in-8 .... 10 fr.

FABRE (P.). **Le Polyptique du chanoine Benoît.** In-8. (Trav. de l'Univ. de Lille) ... 3 fr. 50

FERRÈRE (F.). **La situation religieuse de l'Afrique romaine depuis la fin du IVe siècle jusqu'à l'invasion des Vandales.** 1 vol. in-8. 1898 .... 7 fr. 50

Fondation universitaire de Belleville (La). Ch. GIDE. *Travail intellectuel et travail manuel.* J. BARDOUX. *Premiers efforts et première année.* 1 vol. in-16 .... 1 fr. 50

FOUCHER DE CAREIL (Cte). **Descartes,** *la Princesse Élisabeth et la Reine Christine,* d'après des lettres inédites. Nouvelle édit. 1 vol. in-8. 1909 .... 4 fr.

GELEY (G.). **Les preuves du transformisme.** 1 vol. in-8. 1901.......... 6 fr. (Voir p. 3).
GILLET (M.). **Fondement intellectuel de la morale.** 1 vol. in-8.................. 3 fr. 75
GIRAUD-TEULON. **Les origines de la papauté.** 1 vol. in-12. 1905.................. 2 fr.
GOURD, prof. Univ. de Genève. **Le Phénomène.** 1 vol. in-8......... 7 fr. 50 (Voir p. 6).
GRIVEAU (M.). **Les Éléments du beau.** 1 vol. in-18.............................. 4 fr. 50
— **La Sphère de beauté,** 1901. 1 vol. in-8.. 10 fr.
GUEX (F.), professeur à l'Université de Lausanne. **Histoire de l'Instruction et de l'Éducation.** 1 vol. in-8 avec gravures. 1906.. 6 fr.
GUYAU. **Vers d'un philosophe.** 1 vol. in-18. 7e édit. 1911.. 3 fr. 50 (Voir p. 3, 8 et 13).
HALLEUX (J.). **L'Évolutionnisme en morale** (*H. Spencer*). 1 vol. in-12........... 3 fr. 50
HALOT (C.). **L'Extrême-Orient.** 1 vol. in-16, 1905.............................. 4 fr.
HARTENBERG (Dr P.). **Sensations païennes.** 1 vol. in-16. 1907........ 3 fr. (Voir p. 9).
HOCQUART (E.). **L'Art de juger le caractère des hommes par leur écriture,** préface de J. Crépieux-Jamin. Br. in-8. 1898.. 1 fr.
HOFFDING (H.), prof. à l'Université de Copenhague. * **Morale.** *Essais sur les principes théoriques et leur application aux circonstances particulières de la vie,* trad. par L. Poitevin, prof. au Collège de Nantua. 2e édit. 1 vol. in-8. 1907........... 10 fr. (Voir p. 9).
ICARD. **Paradoxes ou vérités.** 1 vol. in-12. 1895.............................. 3 fr. 50
JAMES (W.). **L'Expérience religieuse,** traduit par F. Abauzit, agrégé de philosophie. 1 vol. in-8. 2e édit. 1908. (*Cour. par l'Acad. française*)......................... 10 fr.
— * **Causeries pédagogiques,** trad. par L. Pidoux, préface de M. Payot, recteur de l'Académie d'Aix. 2e édition augmentée. 1 vol. in-16. 1909............. 2 fr. 50 (Voir p. 3).
JANET (Pierre), professeur au Collège de France. **L'État mental des hystériques.** *Les stigmates mentaux des hystériques, les accidents mentaux des hystériques, études sur divers symptômes hystériques. Le traitement psychologique de l'hystérie.* 2e édition 1911. 1 vol. grand in-8, avec gravures.................................. 18 fr. (Voir p. 9 et 21).
— et RAYMOND (F.), professeur de la clinique des maladies nerveuses à la Salpêtrière. **Névroses et idées fixes.** I. *Études expérimentales sur les troubles de la volonté, de l'attention, de la mémoire, sur les émotions, les idées obsédantes et leur traitement.* 2e édition 1904. 1 vol. grand in-8, avec 97 fig.................................. 12 fr.
II. *Névroses, maladies produites par les émotions, les idées obsédantes et leur traitement.* 2e édition 1908. 1 vol. gr. in-8, avec 68 grav..................................... 14 fr.
(*Ouvrage couronné par l'Académie des sciences et par l'Académie de médecine.*)
— **Les obsessions et la psychasthénie.** I. *Études cliniques et expérimentales sur les idées obsédantes, les impulsions, les manies mentales, la folie du doute, les tics, les agitations, les phobies, les délires du contact, les angoisses, les sentiments d'incomplétude, la neurasthénie, les modifications des sentiments du réel, leur pathogénie et leur traitement.* 2e édition 1908. 1 vol. grand in-8, avec 32 gravures.................................. 18 fr.
II. *États neurasthéniques, aboulies, incomplétude, agitations et angoisses diffuses, algies, phobies, délires du contact, tics, manies mentales, folies du doute, idées obsédantes, impulsions.* 2e édit. 1911. 1 vol. grand in-8 avec 32 gravures........................ 14 fr.
JANSSENS (E.). **Le néo-criticisme de Ch. Renouvier.** 1 vol. in-16. 1904......... 3 fr. 50
— **La philosophie et l'apologétique de Pascal.** 1 vol. in-16........................ 4 fr.
JOURDY (Général). **L'Instruction de l'armée française, de 1815 à 1902.** 1 vol. in-16. 1903. 3 fr. 50
JOYAU. **Essai sur la liberté morale.** 1 vol. in-18.................. 3 fr. 50 (Voir p. 15).
KARPPE (S.), docteur ès lettres. **Les origines et la nature du Zohar,** précédé d'une *Étude sur l'histoire de la Kabbale.* 1901. 1 vol. in-8........................ 7 fr. 50 (Voir p. 9).
KAUFMANN. **La cause finale et son importance.** 1 vol. in-12........................ 2 fr. 50
KEIM (A.). **Notes de la main d'Helvétius,** 1 vol. in-8. 1907............... 3 fr. (Voir p. 9).
KINGSFORD (A.) et MAITLAND (E.). **La Voie parfaite ou le Christ ésotérique,** précédé d'une préface d'Édouard Schuré. 1 vol. in-8. 1892.................................. 6 fr.
KOSTYLEFF (N.). **Évolution dans l'histoire de la philosophie.** 1 vol. in-16....... 2 fr. 50
— **Les substituts de l'âme dans la psychologie moderne.** 1 vol. in-8.. 4 fr. (Voir p. 2).
LABROUE (H.), prof. agrégé d'histoire au lycée de Bordeaux. **Le conventionnel Pinet,** d'après ses mémoires inédits. Broch. in-8. 1907.. 3 fr.
— **Le Club Jacobin de Toulon (1790-1796).** Broch. gr. in-8. 1907..................... 2 fr.
LACAZE-DUTHIERS (G. de). **Le culte de l'idéal ou l'artistocratie.** In-8. 1909... 7 fr. 50
LALANDE (A.), maître de conférences à la Sorbonne. * **Précis raisonné de morale pratique** par questions et réponses. 1 vol. in-16. 2e édit. 1909.................. 1 fr. (Voir p. 9).
LANESSAN (de), ancien ministre de la Marine. **Le Programme maritime de 1900-1906.** 1 vol. in-12. 2e édit. 1903.. 3 fr. 50
— * **L'éducation de la femme moderne.** 1 vol. in-16. 1907. 3 fr. 50 (V. p. 9, 16, 17, 25 et 27).
— **Le bilan de notre marine.** 1 vol. in-16. 1909.................................... 3 fr. 50
LASSERRE (A.). **La participation collective des femmes à la Révolution française.** 1 vol. in-8. 1905.. 5 fr.
LASSERRE (E.). **Les délinquants passionnels et le criminaliste Impallomeni,** 1908. 1 vol. in-16.. 2 fr.
LAVELEYE (Em. de). **De l'avenir des peuples catholiques.** Br. in-8............. 0 fr. 25
LECLERE (A.), professeur à l'Université de Berne. * **La morale rationnelle dans ses relations avec la philosophie générale.** 1 vol. in-8. 1908................ 7 fr. 50 (Voir p. 10).
LEFEVRE G. * **Les Variations de Guillaume de Champeaux et la Question des Universaux.** Étude suivie de documents originaux. 1898. 1 vol. in-8. (*Trav. de l'Univ. de Lille*). 3 fr.
LEMAIRE (P.). **Le cartésianisme chez les Bénédictins.** 1 vol. in-8........... 6 fr. 50

LÉON (A.), docteur ès lettres. **Les éléments cartésiens de la doctrine spinoziste sur les rapports de la pensée et de son objet.** 1 vol. grand in-8. 1907 .... 6 fr.

LÉVY (L.-G.), docteur ès lettres. **La famille dans l'antiquité israélite.** 1 vol. in-8. 1905. (*Couronné par l'Académie française*) .... 5 fr.

LÉVY-SCHNEIDER (L.), professeur à l'Université de Lyon. **Le conventionnel Jean Bon Saint-André (1749-1813).** 1901. 2 vol. in-8 .... 15 fr.

LUQUET (G.-H.), agrégé de philosophie. **Éléments de logique formelle.** Br. in-8. 1 fr. 50

MABILLEAU (L.). **Histoire de la philosophie atomistique.** 1 vol. in-8. 1895 .... 12 fr.

MAC-COLL (Malcolm). **Le Sultan et les grandes puissances.** Essai historique, traduit de l'anglais par J. Hongouet, préface d'Urbain Gohier. 1899. 1 vol. gr. in-8 .... 5 fr.

MAGNIN (E.). **L'art et l'hypnose.** 1 vol. gr. in-8 avec grav. et pl. cart. 1906 .... 20 fr.

MAINDRON (Ernest). * **L'Académie des Sciences.** 1 vol. in-8 cavalier, avec 53 grav., portraits, plans, 8 pl. hors texte et 2 autographes .... 6 fr.

MARIÉTAN (J.). **La classification des sciences, d'Aristote à saint Thomas.** 1 vol. in-8. 1901 .... 3 fr.

MARTIN (W.). **La situation du catholicisme à Genève (1815-1907).** In-16. 1909. 3 fr. 50

MATAGRIN. **L'esthétique de Lotze.** 1 vol. in-12. 1900 .... 2 fr.

MATTEUZI. **Les facteurs de l'évolution des peuples.** 1900. 1 vol. in-16 .... 6 fr.

MAUGÉ (F.), docteur ès lettres. **Le rationalisme comme hypothèse méthodologique.** 1 vol. grand in-8. 1909 .... 10 fr.

MERCIER (le Cardinal). **Cours de philosophie :**

I. — *Logique*, 5e édit. 1 vol. in-8 .... 5 fr.
II. — *Notions d'ontologie ou de métaphysique générale*, 5e édit. 1 vol. in-8 .... 10 fr.
III. — *Psychologie*. 2 vol. in-8, 8e édit .... 10 fr.
IV. — *Critériologie générale*. 1 vol. in-8, 6e édit .... 6 fr.
V. — *La philosophie médiévale*, par M. de Wulf. 2e édit. 1 vol. in-8 .... 10 fr.
VI. — *Cosmologie*, par M. Nys. 1 vol. in-8. 2e édit .... 10 fr.

— **Les origines de la psychologie contemporaine.** 2e édit. 1908. 1 vol. in-18 ..... 3 fr. 50

MILHAUD (G.), professeur à la Sorbonne. * **Le positivisme et le progrès de l'esprit.** 1 vol. in-16. 1902 .... 2 fr. 50 (Voir p. 4 et 13).

MODESTOV (B.). * **Introduction à l'Histoire romaine.** *L'ethnologie préhistorique, les influences civilisatrices à l'époque préromaine et les commencements de Rome*, traduit du russe par Michel Delines. Avant-propos de M. Salomon Reinach, avec 39 planches hors texte et 27 figures dans le texte. 1907 .... 15 fr.

MONNIER (Marcel). * **Le drame chinois** (juillet-août 1900). 1 vol. in-16. 1900 ... 2 fr. 50

MORIN (Jean), archéologue. **Archéologie de la Gaule et des pays circonvoisins** *depuis les origines jusqu'à Charlemagne*, suivie d'une description raisonnée de la collection Morin. 1 vol. in-8 avec 71 fig. dans le texte et 20 pl. hors texte .... 6 fr.

NODET (V.). **Les agnoscies, la cécité psychique.** 1 vol. in-8. 1899 .... 4 fr.

NORMAND (Ch.), docteur ès lettres, prof. au lycée Condorcet. * **La Bourgeoisie française au XVIIe siècle.** *La vie publique. Les idées et les actions politiques.* (1604-1661). Études sociales 1 vol. gr. in-8, avec 8 pl. hors texte. 1907 .... 12 fr.

PALHORIÈS (F.), docteur ès lettres. **La théorie idéologique de Galuppi dans ses rapports avec la philosophie de Kant.** 1 vol. in-8. 1909 .... 4 fr. (Voir p. 15).

PARISET (G.), professeur à l'Université de Nancy. **La Revue germanique de Dollfus et Nefftzer.** Br. in-8. 1906 .... 2 fr.

PAULHAN (Fr.). **Le Nouveau mysticisme.** 1 vol. in-18... 2 fr. 50 (Voir p. 2, 4, 10 et 29).

PELLETAN (Eugène). * **La naissance d'une ville** (Royan). 1 vol. in-18 .... 2 fr

— * **Jarousseau, le pasteur du désert.** nouv. édit. 1 vol. in-18. 1907 .... 2 fr.

— * **Un Roi philosophe.** *Frédéric le Grand.* 1 vol. in-18 .... 3 fr. 50

— **Droits de l'homme.** 1 vol. in-16 .... 3 fr. 50

PENJON (A.). **Pensée et Réalité,** de A. Spir, trad. de l'allem. In-8. (Trav. de l'Univ. de Lille) .... 2 fr. 50

— **L'Énigme sociale.** 1902. 1 vol. in-8. (Travaux de l'Université de Lille) .... 2 fr. 50

PEREZ (Bernard). **Mes deux chats.** 1 vol. in-12. 2e édition .... 1 fr. 50

— **Jacotot et sa Méthode d'émancipation intellectuelle** 1 vol. in-18 .... 3 fr.

— **Dictionnaire abrégé de philosophie.** 1893. 1 vol. in-4 .... 1 fr. 50 (V. p. 11)

PHILBERT (Louis). **Le Rire.** 1 vol. in-8. (Cour. par l'Académie française.) .... 7 fr. 50

PHILIPPE (J.). **Lucrèce dans la théologie chrétienne.** 1 vol. in-8. 2 fr. 50 (Voir p. 2 et 4).

PIAT (C.). **L'Intellect actif.** 1 vol. in-8 .... 4 fr.

— **L'Idée ou critique du Kantisme.** 2e édition. 1901. 1 vol. in-8 .... 6 fr.

— **De la croyance en Dieu.** 1 vol in-18. 2e édit. 1909 .... 3 fr. 50 (Voir p. 11, 14 et 15).

PICARD (Ch.). **Sémites et Aryens.** 1 vol. in-18. 1893 .... 1 fr. 50

PICTET (Raoul). **Étude critique du matérialisme et du spiritualisme par la physique expérimentale.** 1 vol. gr. in-8 .... 10 fr.

PILASTRE (E.). **Vie et caractère de Mme de Maintenon**, 1 vol. in-8, ill. 1907.... 5 fr.
— **La religion au temps du duc de St-Simon**, d'après ses écrits rapprochés de documents anciens ou récents, avec une introduction et des notes. 1 vol. in-8. 1909.......... 6 fr.
PINLOCHE (A.), professeur honoraire de l'Université de Lille. * **Pestalozzi et l'éducation populaire moderne**. 1 vol. in-16. 1902. (*Cour. par l'Institut.*).................. 2 fr. 50
— * **Principales Œuvres de Herbart**. 1 vol. in-8. (Trav. de l'Univ. de Lille)............ 7 fr. 50
PITOLLET (C.), agrégé d'espagnol. **La querelle caldéronienne de Johan Nikolas Böhl von Faber et José Joaquin de Mora**. 1 vol. in-8. 1909............................ 15 fr.
— **Contributions à l'étude de l'hispanisme de G.-E. Lessing**. 1 vol. in-8. 1909..... 15 fr.
POEY. **Littré et Auguste Comte**. 1 vol. in-18... 3 fr. 50
— **Le positivisme**, 1 vol. in-18. 1876... 4 fr. 50
PRADINES (M.), docteur ès lettres. **Critique des conditions de l'action** (*Récompensé par l'Institut*).
Tome I. *L'Erreur morale établie par l'histoire et l'évolution des systèmes*. 1 vol. in-8. 1909.. 10 fr.
Tome II. *Principes de toute philosophie de l'action*. 1 vol. in-8. 1909............ 5 fr.
PRAT (Louis), docteur ès lettres. **Le mystère de Platon**. 1 vol. in-8................ 4 fr.
— **L'Art et la beauté**. 1 vol. in-8. 1903............................ 5 fr. (Voir page 11).
REGNAUD (P.). **Origine des idées et science du langage**. 1 vol. in-12. 1 fr. 50 (V. p. 5).
RENOUVIER, de l'Inst. **Uchronie**. 2e éd. 1901. 1 vol. in-8........ 7 fr. 50 (Voir page 11).
Revue Germanique (*Allemagne, Angleterre, Etats-Unis, Pays-Scandinaves*) 5 années — 1905 à 1909, chaque année, 1 fort volume grand in-8.............................. 14 fr.
REYMOND (A.). **Logique et mathématiques**. *Essai historique et critique sur le nombre infini*. 1 vol. in-8. 1909.. 5 fr.
ROBERTY (J.-E.). **Auguste Bouvier**, pasteur et théologien protestant. 1826-1893. 1 fort vol. in-12. 1901... 3 fr. 50
ROISEL. **Chronologie des temps préhistoriques**. In-12. 1900......... 1 fr. (Voir page 5).
ROSSIER (E.). **Profils de Reines**. *Isabelle de Castille, Catherine de Médicis, Elisabeth d'Angleterre, Anne d'Autriche, Marie-Thérèse, Catherine II, Louise de Prusse, Victoria*. Préface de G. Monod, de l'Institut. 1 vol. in-16. 1909.......................... 3 fr. 50
SABATIER (C.). **Le Duplicisme humain**. 1 vol. in-18. 1906......................... 2 fr. 50
SECRETAN (H.). **La Société et la morale**. 1 vol. in-12. 1897...................... 3 fr. 50
SEIPPEL (P.), professeur à l'Ecole polytechnique de Zurich. **Les deux Frances et leurs origines historiques**. 1 vol. in-8. 1906.. 7 fr. 50
SOREL (Albert), de l'Acad. française. **Traité de Paris de 1815**. 1 vol. in-8........ 4 fr. 50
TARDE (G.), de l'Institut. **Fragment d'histoire future**. 1 vol. in-8. 5 fr. (Voir p. 5, 12 et 16).
VAN BIERVLIET (J.-J.). **Psychologie humaine**. 1 vol. in-8.......................... 8 fr.
— **La Mémoire**. Br. in-8. 1893.. 2 fr.
— **Études de psychologie**. (*Homme droit. — Homme gauche.*) 1 vol. in-8. 1901.... 4 fr.
— **Causeries psychologiques**. 2 vol. in-8. Chacun....................................... 3 fr.
— **Esquisse d'une éducation de la mémoire**. 1904. 1 vol. in-16..................... 2 fr.
— **La psychologie quantitative**. 1 vol. in-8. 1907....................................... 4 fr.
VAN OVERBERGH. **La réforme de l'enseignement**. 2 vol. in-4. 1906.............. 10 fr.
VERMALE (F.) et ROCHET (A.). **Registre des délibérations du Comité révolutionnaire d'Aix-les-Bains** (*Documents pour l'Histoire de la Révolution en Savoie*). 1 vol. in-8. 4 fr.
VITALIS. **Correspondance politique de Dominique de Gabre**. 1 vol. in-8........ 12 fr. 50
WYLM (Dr). **La morale sexuelle**. 1 vol. in-8. 1907...................................... 5 fr.
ZAPLETAL. **Le récit de la création dans la Genèse**. 1 vol. in-8.................... 3 fr. 50

Envoi franco, **contre demande, des autres Catalogues**

DE LA LIBRAIRIE FÉLIX ALCAN

Catalogue des livres de fonds, SCIENCES ET MÉDECINE (anciennement Germer Baillière et Cie).

Catalogue des livres de fonds, ÉCONOMIE POLITIQUE, SCIENCE FINANCIÈRE (anciennement Guillaumin et Cie).

Livres classiques, ENSEIGNEMENT SECONDAIRE.

Livres classiques, ENSEIGNEMENT PRIMAIRE SUPÉRIEUR ET POPULAIRE.

Catalogue général et complet par ordre alphabétique de noms d'auteurs.

TABLE DES AUTEURS ÉTUDIÉS

TABLE ALPHABÉTIQUE DES AUTEURS

825 11. -- Coulommiers. Imp. PAUL BRODARD. -- 7-11.

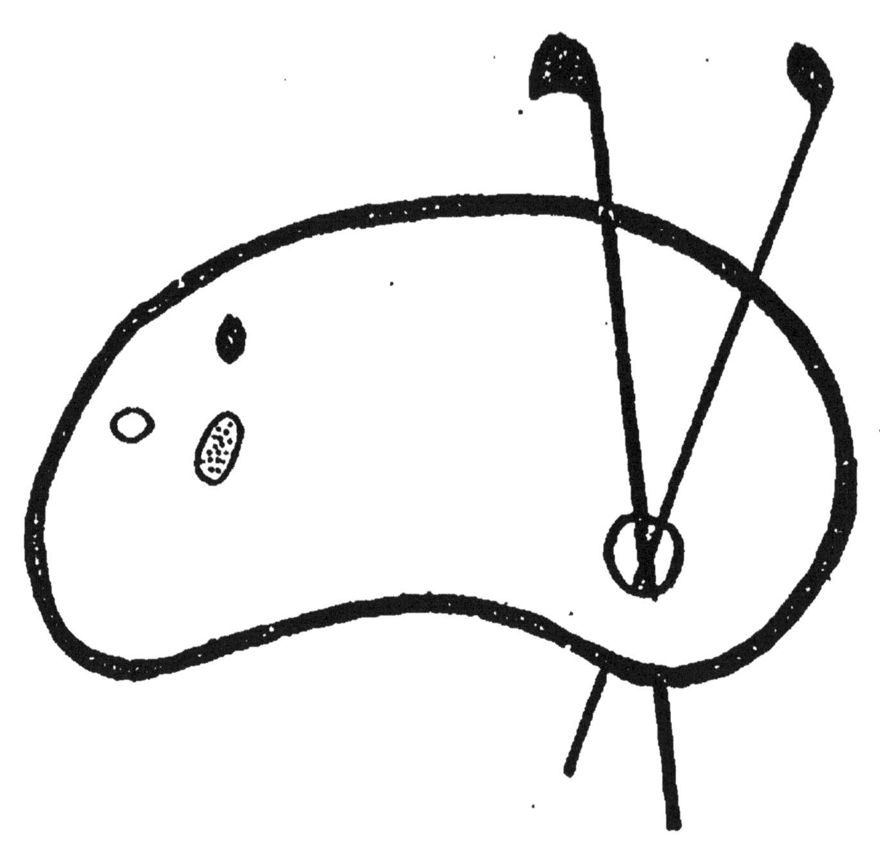

www.ingramcontent.com/pod-product-compliance
Ingram Content Group UK Ltd.
Pitfield, Milton Keynes, MK11 3LW, UK
UKHW020603230726
13926UKWH00005B/2171